Patientensicherheit und Risikomanagement in der Pflege

Helmut Paula

Patientensicherheit und Risikomanagement in der Pflege

Für Stationsleitungen und PDL

2., überarbeitete Auflage

Mit 84 Abbildungen

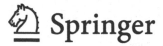 Springer

Helmut Paula
Inselspital Universitätsspital Bern
Bern
Schweiz

„Ursprünglich erschienen unter dem Titel: Patientensicherheit und Risikomanagement"

ISBN 978-3-662-53566-0   ISBN 978-3-662-53567-7   (eBook)
DOI 10.1007/978-3-662-53567-7

Die Deutsche Nationalbibliothek verzeichnet diese Publikation in der Deutschen Nationalbibliografie;
detaillierte bibliografische Daten sind im Internet über http://dnb.d-nb.de abrufbar.

© Springer-Verlag GmbH Deutschland 2007, 2017

Umschlaggestaltung: deblik Berlin
Fotonachweis Umschlag: © thinkstockphotos/sudok1

Gedruckt auf säurefreiem und chlorfrei gebleichtem Papier

Springer ist Teil von Springer Nature
Die eingetragene Gesellschaft ist Springer-Verlag GmbH Deutschland
Die Anschrift der Gesellschaft ist: Heidelberger Platz 3, 14197 Berlin, Germany

Geleitwort

Mit der Gründung der World Alliance for Patient Safety als Institut der Weltgesundheitsorganisation (WHO) wurde 2004 die Internationale Entwicklung der Patientensicherheit wesentlich angestoßen. Zu 13 Kernbereichen wurden relevante Handlungsfelder (sogenannte Action Areas) definiert, die weltweit etabliert werden sollen.

Die „Geschichte" rund um die Patientensicherheit ist damit auch im internationalen Kontext noch relativ jung. Bereits im Oktober 2006 hat Helmut Paula das Thema „Patientensicherheit und Risikomanagement in der Pflege" im interprofessionellen Kontext sehr treffend behandelt. Dabei wurde die wichtige Rolle der Pflege bei der professionellen Berufsausübung und in Interaktion mit dem Patienten und den anderen Berufsgruppen in eine neue Perspektive gerückt.

Die neue Ausgabe des Buches „Patientensicherheit und Risikomanagement in der Pflege" kommt nach 10 Jahren bewusster Sicherheitsbestrebungen bei der Pflege kranker Menschen folgerichtig mit vielen Erfahrungen und Reflexionen einher. Der Autor zeigt dankenswerter Weise auf, dass sichere Patientenpflege mit entsprechenden Struktur- und Prozessgestaltung nah verbunden ist. Qualitativ gute Ergebnisse können da erwartet werden, wo Strukturen stimmen, wache Profis arbeiten und regelhafte Reflexionen sowie konstruktive Kritik zum Arbeitsalltag gehören. Dass wir aus Fehlern lernen, Lösungen statt Schuldige suchen und unsere berufliche Entwicklung an all dem mit ausrichten, ist tröstlich und herausfordernd zugleich.

Insbesondere das Management in den Einrichtungen ist bei der Patientensicherheit gefragt: die Verortung im Leitbild, die Vorbildfunktion durch Vorleben, die Schaffung einer Sicherheitskultur für Patienten und Beschäftigte und das konsequente „Am-Ball-Bleiben". Patientensicherheit transparent zu verbessern entlastet alle bei der Bewältigung des Arbeitsalltags und der komplexen Aufgabenbewältigung. Mit der Umsetzung von Leitlinien und Standards wird die Patientenversorgung sicherer. Und wenn ein Fehler eingetreten ist und ein Patient geschädigt wurde, geht es um umfassende Kommunikation, um Transparenz, um Schadensbegrenzung und Wiedergutmachung (soweit wie möglich) und unbedingt um die Vermeidung in der Zukunft.

All das, aber auch die individuelle Verantwortung des Einzelnen wird in diesem Buch mit vielen Beispielen anschaulich aufgeführt. Das Buch bietet umfassende Antworten auf fast alle Fragen in diesem Kontext und ist sowohl für Profis als auch für Laien bestens geeignet, zu Prozessverbesserungen beizutragen.

Hedi François-Kettner
Vorsitzende im Aktionsbündnis Patientensicherheit
Am Zirkus 2, 10117 Berlin
francois-kettner@aps-ev.de

Vorwort zur 2. Auflage

Alle in der Pflege Tätigen sehen sich mit besonderen Herausforderungen konfrontiert. Kaum eine Arbeitswelt ist so umgreifenden Veränderungen ausgesetzt wie das Krankenhaus. Nicht nur medizinische, wissenschaftliche oder technische Fortschritte, auch gesellschaftliche und politische Entwicklungen prägen zunehmend diesen fortwährenden Wandel. Die Zeit, in der die erste Auflage entstand, stellte zweifellos eine besondere Phase des Umbruchs dar. Die Krankenhauslandschaft wurde dramatisch umgestaltet. Viele der damals noch bestehenden Häuser existieren mittlerweile nicht mehr, die verbleibenden Kliniken müssen seither wesentlich mehr Patienten in immer kürzer werdender Zeit versorgen. Natürliche Folge ist eine auffallend höhere „Behandlungsdichte", als sie bisher üblich war. Allein schon diese Tatsache ist Anlass genug, über Maßnahmen und Strategien für mehr Patientensicherheit nachzudenken. Aber auch die zunehmende Komplexität und die enge Verknüpfung der verschiedenen Berufsgruppen und Disziplinen, mit der sich heute jeder Krankenhausmitarbeiter konfrontiert sieht, zwingen zu solchen Überlegungen. Viele gängige Methoden und Denkweisen des modernen Risikomanagements sind im Gesundheitswesen immer noch weitgehend unbekannt.

Im Vergleich zu 2006, als die erste Auflage dieses Buches erschien, hat sich noch eine weitere, sehr bedeutsame Entwicklung ergeben. Die anfänglich große Euphorie für Patientensicherheit ist inzwischen einer seriösen Arbeitsatmosphäre gewichen. Dies ist einerseits positiv zu bewerten, da eine realistischere Beurteilung der Möglichkeiten und Grenzen vor überzogenen Hoffnungen schützt. Andererseits sind viele der anfänglich noch offenen Türen mittlerweile wieder verschlossen.

Dies stellt nicht nur vor neue Herausforderungen, sondern zeigt auch deutlich, wie sehr es sich bei der Verbesserung der Patientensicherheit um eine echte Daueraufgabe handelt.

Manche Aussagen in diesem Buch mögen auch heute noch für den einen oder anderen Leser vielleicht unbequem erscheinen. Es wäre jedoch durchaus möglich gewesen, gewisse Passagen sogar noch provozierender zu schreiben, ohne dabei den Boden der Wahrheit zu verlassen. Es ist allerdings nicht beabsichtigt, Konflikte auszulösen. Vielmehr soll der Zweck dieses Buches sein, zum Nachdenken und Meinungsaustausch im Kollegenkreis anzuregen. Ein großer Teil der hier angeschnittenen Maßnahmen ist bis heute noch nicht bzw. nur in Teilbereichen oder einzelnen Häusern verwirklicht. In diesem Kontext soll und kann dieses Buch nur eines sein – ein Diskussionsbeitrag.

Im Text dieses Buches fehlen die ansonsten üblichen Literaturangaben. Von der korrekten Form der Zitierung anderer Autoren wurde hier jedoch bewusst abgewichen. Einerseits soll damit ein möglichst ungestörter Lesefluss erreicht werden. Andererseits überschneiden sich viele Quellen so sehr, dass eine genaue Zuordnung häufig nur schwer möglich ist. Zudem existieren zur Thematik mehrere grundlegende und wichtige Veröffentlichungen, die es eigentlich wert wären, wegen ihrer besonderen Bedeutung in jedem Abschnitt zitiert zu werden. Ich bitte deshalb alle Autoren um Verständnis und Nachsicht für meine Entscheidung, auf Literatur- und Quellenangaben im Text zu verzichten.

Helmut Paula
Bern, im Herbst 2016

Danksagung

Ein Buch wird niemals ganz alleine geschrieben. Die Unterstützung und Mithilfe anderer waren für mich unerlässlich. Besonderen Dank schulde ich den folgenden Personen:

- Allen Mitstreitern und Mitdenkern in Sachen Patientensicherheit, insbesondere aus dem Aktionsbündnis Patientensicherheit (D) und der Stiftung für Patientensicherheit (CH).
- Allen Freunden, am Inselspital, Universitätsspital Bern, der gesamten Insel Gruppe AG, am Universitätsklinikum München-Großhadern und am Klinikum Memmingen, die mir mit Rat und Tat, aufmunternden Worten oder ihrer Vorbildfunktion zur Seite standen.
- Frau Susanne Sobich und den anderen Mitarbeitern des Springer Verlags für die stets angenehme Zusammenarbeit.
- Meiner Frau Silvia, die viel Verständnis für meine Arbeit aufbringt und mich immer dabei unterstützt hat.

Widmen möchte ich dieses Buch dem Team des Krankenhauses in Travnik (Bosnien und Herzegowina), das von 1992 bis 1995 inmitten des Krieges eine Oase der Menschlichkeit geschaffen hat.

Inhaltsverzeichnis

Patientensicherheit im Krankenhaus

© Springer-Verlag GmbH Deutschland 2017
H. Paula, *Patientensicherheit und Risikomanagement in der Pflege*,
DOI 10.1007/978-3-662-53567-7_1

1

Kurzüberblick
Lange Zeit verstand man in den Krankenhäusern unter dem Begriff Risikomanagement" vor allem die Absicherung von finanziellen Risiken und Haftungsansprüchen. Im Laufe der letzten Jahre gerät jedoch zunehmend auch die Sorge um den Schutz der anvertrauten Patienten in den Fokus. Ein 1999 in den USA veröffentlichter Bericht zur Thematik hat sicherlich mit zu dieser Änderung der Sichtweise beigetragen. Die darin präsentierten Zahlen erlauben der interessierten Fachwelt eindrucksvolle Rückschlüsse auf das Ausmaß von zusätzlichen Patientenschädigungen. Vom Institute of Medicine wurden jedoch nicht nur Zahlen, sondern auch die vielschichtigen Ursachen und Sicherheitsstrategien aufgezeigt. Darin ist auch die eigentliche Bedeutung des Berichtes zu sehen. So bedeutsam es auch sein mag, Daten zu kennen, so wichtig ist es auch, in der Pflege grundsätzliches Verständnis für die Problematik zu entwickeln und die daraus resultierenden Konsequenzen zu ziehen.

1.1   Ein aufsehenerregender Bericht und seine Folgen

Irren ist menschlich

Adverse Events: Schädigungen, die durch die Behandlung und nicht durch die Erkrankung hervorgerufen werden

Vielen Publikationen aus Medizin, Pflege und Gesundheitswesen wird kaum Beachtung geschenkt. Im Jahr 1999 löste eine besondere Arbeit aus den USA jedoch ein weltweites Echo aus. Das Institute of Medicine (IOM) veröffentlichte unter dem bezeichnenden Titel „To Err Is Human – Building a Safer Health System" einen Bericht, der die Patientensicherheit im amerikanischen Gesundheitswesen kritisch unter die Lupe nahm. Das Komitee führte eine Analyse einer Vielzahl von existierenden Studien durch und kam dabei zu dem Schluss, dass bei 2,9–3,7% aller Patienten sogenannte „Adverse Events" zu verzeichnen waren. Mit diesem Begriff werden Schädigungen umschrieben, die eher auf die Behandlung als auf die Grunderkrankung des Patienten zurückzuführen sind. Diese Zahlen basieren hauptsächlich auf 1984 in New York bzw. 1992 in Colorado und Utah durchgeführten Untersuchungen (◪ Abb. 1.1). Für besonders großes Aufsehen erregte hierbei die hochgerechnete Zahl der Todesfälle.

> **Die Schätzung ergab, dass jährlich mindestens 44.000 Amerikaner durch Fehler bei der Behandlung ums Leben kamen.**

Damit lägen Behandlungsfehler noch vor Verkehrsunfällen, Brustkrebs oder AIDS an achter Stelle der Todesursachen in den USA. Diese Zahlen sind seither immer wieder Gegenstand von Kontroversen. Im Trend wurden sie durch Untersuchungen aus anderen Ländern nicht nur bestätigt, sondern in ihren Ergebnissen sogar nach oben korrigiert. Eine vom Aktionsbündnis Patientensicherheit durchgeführte Analyse

Abb. 1.1 Die wichtigsten Ergebnisse der beiden Studien, auf die sich der IOM-Report u. a. bezieht

	New York (1984)	Colorado & Utah (1992)
Zahl d. untersuchten abgeschlossenen Patientenbehandlungen[1]:	30 000	15 000
Auftreten von „Adverse Events"[2]:	3,7 %	2.9 %
Vermeidbarkeit d. Adverse Events:	58 %	53 %
Todesrate durch Adverse Events:	13,6 %	6,6 %

[1] Randomisiert ausgewählt
[2] Adverse Event wird als „Schädigung, die eher durch das medizinische Management, als durch die Grunderkrankung oder den Zustand des Patienten verursacht wurde" definiert (freie Übersetzung)

von 151 Studien ergab beispielsweise, dass in Industrienationen mit vergleichbarem Gesundheitswesen bis zu 10% der in Krankenhäusern behandelten Patienten zusätzliche Schädigungen erleiden.

Man wird der eigentlichen Bedeutung des IOM-Reports allerdings nicht gerecht, wenn man sich ausschließlich auf Zahlenangaben über Patientenschädigungen konzentriert. Vielmehr werden auf den über 280 Seiten auch mögliche Ursachen und daraus resultierende Lösungsvorschläge für ein sicheres Gesundheitswesen dargestellt. Unabhängig von der Relevanz der aufgeführten Zahlen hat der Bericht die erhoffte Wirkung erreicht: die Thematik Patientensicherheit wurde seit dem Anfang der 2000er Jahre zum Diskussionsgegenstand. In Deutschland werden, mangels vergleichbarer Studien, häufig Daten von stattgefundenen oder angestrebten Schlichtungs- und Gerichtsverfahren herangezogen, um auf die Zahl der Behandlungsfehler zu schließen. Jährlich werden in Deutschland ca. 40.000 Behandlungsfehler-Vorwürfe erhoben, ca. 60% davon betreffen den Krankenhausbereich. Dabei ist zu berücksichtigen, dass nicht bekannt ist, welches quantitative Verhältnis hierbei anzulegen ist. Einerseits wird vielfach nicht geklagt, obwohl es zu Fehlern gekommen ist, während andererseits auch zahlreiche ungerechtfertigte Klagen zu verzeichnen sind. Auffällig ist außerdem die prozentuale Verteilung der Fehlervorwürfe (**Abb. 1.2**).

Die Verteilung der Fehlervorwürfe auf die einzelnen Fachdisziplinen zeigt deutliche Schwerpunkte bei den operativen Fächern und der Geburtshilfe. Fachleute gehen allerdings davon aus, dass diese

Ca. 40.000 Behandlungsfehler-Vorwürfe pro Jahr allein in Deutschland

Abb. 1.2 Verteilung von Fehlervorwürfen in den einzelnen Fachdisziplinen. (Mod. nach Hansis und Hart 2001)

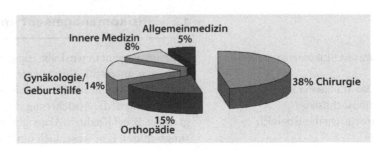

Innere Medizin 8%
Allgemeinmedizin 5%
Gynäkologie/Geburtshilfe 14%
38% Chirurgie
15% Orthopädie

Prozentzahlen nicht mit den tatsächlichen Gegebenheiten übereinstimmen. Dies ist vermutlich vor allem in der eigenen Wahrnehmung durch Patienten und Angehörige begründet. Vermeintliche oder tatsächliche Behandlungsfehler werden in diesen Disziplinen einfach eher wahrgenommen, als dies bei den konservativen Fächern der Fall ist.

Die Fehlerquote ist eine Rechnung mit vielen Unbekannten

Eine Studie der Chefärztevereinigung der Schweizerischen Gesellschaft für Innere Medizin zeigt in diesem Zusammenhang eine interessante Besonderheit. Bei der Untersuchung von mehr als 40.000 Fällen wurde eine Rate von 3,7% Adverse Events ermittelt. Dies entspricht exakt der Quote, die schon bei der New Yorker Studie im IOM-Bericht errechnet wurde. Die Verteilung der Fehlervorwürfe gibt also ziemlich sicher kein realistisches Bild wider. Der Versuch, anhand solcher Statistiken die tatsächliche Zahl der geschädigten Patienten zu ermitteln, bleibt also eine unzulässige Rechnung mit vielen Unbekannten. Ähnlich verhält es sich mit den Daten, die durch diverse gesetzliche Vorgaben (z. B. Meldung von Vorkommnissen und Beinahevorkommnissen mit Medizinprodukten an das Bundesinstitut für Arzneimittel und Medizinprodukte) gewonnen werden. Auch sie erfassen nur einen relativ geringen Teil des möglichen Spektrums. Hinzu kommt die nicht ganz unbegründete Vermutung, dass der Meldepflicht nicht immer in vollem Umfang nachgekommen wird.

Über die wirkliche Bedeutung von genauen Zahlen wird zum Teil sehr kontrovers diskutiert. Einerseits darf die Zahl der geschädigten Patienten nicht als alleinige Begründung für Maßnahmen des Risikomanagements dienen. Über die Debatte um Prozentzahlen, von Kritikern zum Teil schon als „Body-Count" bezeichnet, kann die eigentliche Problematik in Vergessenheit geraten. Studien, die nur ein geringes Auftreten von Patientenschädigungen ergeben, könnten dann evtl. auch als Argument gegen die Notwendigkeit von Veränderungen herangezogen werden. Andererseits wäre es aber auch sehr wichtig, über korrekte Daten zu verfügen. Letztlich muss sich aber jeder Entscheidungsträger im Gesundheitswesen bewusst sein, dass es unverantwortlich ist, ein erkanntes Problem nicht anzugehen, nur weil noch die entsprechenden Evidenzen fehlen.

❯ **Nur wenn die tatsächliche Ist-Situation bekannt ist, kann auch die Wirksamkeit der Maßnahmen des Risikomanagements wirklich objektiv gemessen werden.**

1.2   Risikomanagement im Krankenhaus

Was ist Risikomanagement?

Das Krankenhaus: ein Hochrisiko-/ Hochsicherheitsbereich

Risikomanagement wird, abhängig von der jeweiligen Branche, teilweise sehr unterschiedlich interpretiert. Im wirtschaftlichen Bereich, bei Unternehmen, Banken, Versicherungen etc. oder an der Börse steht vor allem die Absicherung von finanziellen Risiken im Vordergrund (z. B. bei Krediten, Aktiengeschäften, Übernahme von Versicherungsschutz). Eine wesentlich umfassendere Bedeutung kommt dem

Risikomanagement in den Bereichen zu, in denen nicht nur materielle Werte, sondern auch Menschenleben zu schützen sind. Solche Bereiche werden als Hochrisiko-/Hochsicherheitsbereiche bezeichnet, weil hier das Risiko als sehr hoch einzuschätzen ist und deswegen dem Faktor „Sicherheit" entsprechend große Bedeutung zukommt. „High-Reliability-Organization" (HRO), ein ebenfalls weit verbreiteter Begriff für solche Arbeitswelten, bedeutet in etwa „Hoch-Zuverlässigkeits-Organisation". Dieser Ausdruck gibt die besonderen Anforderungen, die an eine solche Arbeitswelt gestellt werden, deutlich wieder. Allerdings charakterisieren sich HROs durch besondere Denkweisen, mit denen die zu Grunde liegenden Risiken angegangen werden. Trotz vielfacher Bemühungen kann dies für die Pflege bzw. für den klinischen Betrieb in der Regel noch nicht erkannt werden. Zum Teil liegt das daran, dass in einem Krankenhaus ganz besondere Bedingungen gelten. Patienten sind ohnehin schon durch ihre Erkrankung oder Verletzung vorgeschädigt und müssen deshalb als besonders anfällig angesehen werden. Hinzu kommt, dass die Leistungserbringung direkt erfolgt und ihre Wirkung zumeist nicht mehr zurückgenommen werden kann. Somit kommt der präventiven Fehlervermeidung große Bedeutung zu, da nachträgliche Korrekturen von Fehlern nicht bzw. nur mit verstärktem Aufwand möglich sind.

HRO: High-Reliability-Organization

Der Begriff „Fehler" wird beim Risikomanagement gemeinhin als geplante Vorgehensweise definiert, die nicht planmäßig vollendet wurde, oder als Anwendung einer ungeeigneten Vorgehensweise. Bemerkenswert an dieser Auslegung ist vor allem, dass ein Fehler nicht zwangsläufig mit einem Schaden einhergehen muss. Im allgemeinen deutschen Sprachgebrauch wird der Begriff „Fehler" hingegen zumeist im Zusammenhang mit einer aufgetretenen Schädigung im Sinne eines persönlichen Unvermögens verwendet. Zudem ist das Wort assoziativ häufig mit anderen negativen Begriffen („Versagen", „Schuld", „Strafe" etc.) behaftet. Folglich ruft die Verwendung dieses Begriffs oftmals ablehnende Reaktionen hervor und bedeutet bei Diskussionen häufig das abrupte Ende der Sachlichkeit. Ausdrücke wie „Fehlerkultur", „Fehlertoleranz" oder gar „Fehlerfreundlichkeit" rufen deshalb bei manchen Menschen eher Befremden als Interesse hervor. In diesem Zusammenhang muss darauf hingewiesen werden, dass für das deutsche Wort „Fehler" im englischen Sprachgebrauch wesentlich mehr Begriffe (error, mistake, fault, failure, flaw) existieren und dadurch eine ganz andere Bandbreite der möglichen Bedeutungen gegeben ist. Im Rahmen dieses Buches werden daher als Synonyme auch die Begriffe „Zwischenfall", „Komplikation", „Ereignis" und „Vorkommnis" verwendet. Dies geschieht einerseits aus methodischen Gründen, andererseits auch, um die negativen Assoziationen, die mit dem Wort „Fehler" verbunden sind, zu vermeiden.

Der Fehler: geplante, jedoch nicht planmäßig vollendete Vorgehensweise oder Anwendung einer ungeeigneten Vorgehensweise

Negative Assoziationen bei Fehlern

Besonders in Krankenhäusern herrscht die Meinung vor, dass Fehler zumeist die Folge inkompetenten oder nachlässigen Handelns sind. Infolgedessen werden sie prinzipiell als negative Erscheinung angesehen.

1

> ❯ Eine der grundlegenden Thesen beim Risikomanagement lautet
> jedoch, dass ein Fehler auch als Chance genutzt werden kann.

Typisch menschliche Tendenz:
Verdrängung von Fehlern

Die Bildung des erforderlichen Risikobewusstseins und die Einsicht in die Problematik werden allerdings durch verschiedene Umstände erschwert. Alle Mitglieder der unterschiedlichen Krankenhausberufsgruppen lernen schon sehr früh, dass es nicht immer gelingt, ein wirklich zufriedenstellendes Behandlungsziel zu erreichen. Der Zustand eines Patienten kann sich, trotz aller Bemühungen, auch verschlechtern. Diese Tatsache spielt gewiss eine wichtige Rolle bei der Beurteilung der erbrachten Leistungen – aber auch bei Fehlleistungen. Im Übrigen ist es für den Einzelnen häufig nicht möglich, die tatsächliche Ursache für die Verschlechterung eines Patientenzustandes zu erkennen. Deshalb kann es geschehen, dass aufgetretene Fehler unbeachtet bleiben und ungünstige Verläufe als schicksalhaft angenommen werden. Nicht zu unterschätzen ist in diesem Zusammenhang aber auch die typisch menschliche Tendenz, Fehler bewusst oder unbewusst zu verdrängen.

> ❯ Gerade die zusätzliche Schädigung von Patienten stellt
> für einen Krankenhausmitarbeiter ein stark belastendes
> Geschehnis dar.

Neben den Selbstvorwürfen können zusätzlich berufliche sowie straf- und zivilrechtliche Konsequenzen drohen. Folglich ist es nicht einfach, sich selbst oder anderen gegenüber einen Fehler einzugestehen.

Weiterführende Literatur

Baker D, Gustafson S, Beaubien J, Salas E, Barach P (2003) Medical teamwork and
    patient safety. American Institutes for Research, Washington DC
Briner M (2011) Zweites nationales Monitoring zum klinischen Risikomanagement
    im Spital. SAEZ Schweizerische Ärztezeitung, Vol 92. EMH Schweizerischer Ärz-
    teverlag, Muttenz
Gaba MD (2000) Anaesthesiology as a model for patient safety in health care British
    Medical Journal 320: 785–788
Glazinski R, Wiedensohler R (2004) Patientensicherheit und Fehlerkultur im Gesund-
    heitswesen. Glazinski, Eschborn
Hahne K (2003) Fehler in der Medizin – eine Untersuchung des Sachverständigen-
    rates für die konzertierte Aktion im Gesundheitswesen Hessisches Ärzteblatt 6:
    290–291
Hansis M, Hart D (2001) Medizinische Behandlungsfehler in Deutschland – Inzidenz,
    Ursachen und Präventionsmöglichkeiten. Gesundheitsberichterstattung des
    Bundes 04/01. http://www.gbe-bund.de. Zugegriffen: 14. Juni 2002
Helmreich R (2000) On error management: lessons from aviation. Br Med J 320:
    781–785
Hochreutener M-A. Conen D (2005) Was bedeuten Risiken im Gesundheitswesen?
    In: Holzer E, Thomeczek C, Hauke E, Conen D, Hochreutener M-A (Hrsg) Patien-
    tensicherheit – Leitfaden für den Umgang mit Risiken im Gesundheitswesen.
    Facultas, Wien
Hofinger G, Buerschaper C (2004) Grenzen und Potenzial des Konzept-Transfers
    zwischen Luftfahrt und Medizin. In: Referateband der 11. Jahrestagung der

Gesellschaft für Qualitätsmanagement in der Gesundheitsversorgung e. V. 6 9. Marburger UQM-Kongress Patientensicherheit & Risikomanagement. GQMG, Köln

Hoppe-Tichy T, Noe-Schwenn S, Wahlig A, Taxis K (2002) Medikationsfehler bei der Applikation parenteraler Arzneimittel Krankenhauspharmazie 23: 11–17

Janssens U, Graf J (2005) Behandlungsfehler im Krankenhaus – Häufig schwer und unerkannt, nicht selten tödlich Plexus 13: 2–4

Kohn L, Corrigan J, Donaldson M (Hrsg) (2000) To err is human: Building a safer health system. National Academy Press, Washington DC

Lauterberg J (2002) Behandlungsfehler in Medizin und Pflege „Die Sicherheitskultur im deutschen Gesundheitswesen ist unterentwickelt". AOK-Presseservice Gesundheit, http://aok-bv.de/imperia/md/aokbv/presse/psg/politik/psg_politik_0502.pdf. Zugegriffen: 13. November 2016

Paula H (2003) Patientensicherheit und Risikomanagement in der Pflege. Die Schwester / Der Pfleger 42: 369–373

Rall M, Manser T, Guggenberger H, Gaba D, Unertl K (2001) Patientensicherheit und Fehler in der Medizin. Anästhesiol Intensivmed Notfallmed Schmerzther 36: 321–330

Regenstein M (2004) Understanding the first Institute of Medicine Report and its impact on patient safety. In: Youngberg B, Hatlie M (Hrsg) The patient safety handbook. Jones and Bartlett Sudbury

Roth G (2003) Fehlermanagement: Von der Blame-Kultur zur Just-Kultur. Care Management. Schweizerischer Ärzteverlag, Muttenz

Rubin I (2004) Interpersonal Relationships: The „soft stuff" of patient safety. In: Youngberg B, Hatlie M (Hrsg) The patient safety handbook. Jones and Bartlett; Sudbury

Schmidbauer W, Jacobs P, Bauer A, Gröning K, Prinzl-Wimmer D (1992) Pflegenotstand – das Ende der Menschlichkeit. Rowohlt, Reinbeck bei Hamburg

Stäubli M (2001) Komplikationen in der Inneren Medizin – Eine Untersuchung zur klinischen Epidemiologie und zur Verminderung der Komplikationen in Schweizer Spitälern. Z Ärztl Fortbild Qualität Gesundheitswesen 95: 485–488

Weingart S, Wilson R, Gibberd R, Harrison (2000) Epidemiology of medical error. Br Med J 320: 774–777

Allgemeine Strategien des Risikomanagements

© Springer-Verlag GmbH Deutschland 2017
H. Paula, *Patientensicherheit und Risikomanagement in der Pflege*,
DOI 10.1007/978-3-662-53567-7_2

2

Kurzüberblick

So unterschiedlich die verschiedenen Hochrisiko-/Hochsicherheits-
bereiche auch sein mögen, gibt es doch Maßnahmen, die allgemein
anerkannt in jeder Branche wirksam sind. Auch der Krankenhausbereich kann – und darf – sich diesen Erkenntnissen nicht entziehen, sondern muss versuchen, von anderen Arbeitsbereichen, in denen diese
Strategien bereits erfolgreich umgesetzt wurden, zu lernen. In diesem
Kernkapitel des Buches werden 10 wichtige Grundsätze des modernen Risikomanagements dargestellt und die daraus resultierenden Lösungsmöglichkeiten aufgezeigt.

Behandlungs- und
krankheitsbedingte
Schädigungen werden nie ganz
zu vermeiden sein

Die tägliche Patientenversorgung besteht aus vielen einzelnen, teilweise ineinandergreifenden Maßnahmen unterschiedlichster Intensi-
tät. Das eigentliche Ziel, Krankheiten und Verletzungen zu erkennen,
zu heilen oder zu lindern, erfordert dabei immer wieder belastende
bzw. gefährliche Eingriffe, die naturgemäß auch mit entsprechenden
Komplikationen behaftet sind. Bei allen medizinischen und technischen Fortschritten gehörte es deshalb schon immer zu den wichtigsten Zielen, die Rate der Patientenschädigung möglichst gering zu
halten. Dennoch werden behandlungs- oder krankheitsimmanente
Beeinträchtigungen nie ganz zu vermeiden sein. Unabhängig davon
kommen aber immer wieder Patienten auch durch gänzlich andere
Ursachen zu Schaden. Diese Komplikationen wären in sehr hohem
Maße vermeidbar und stellen somit das Hauptziel des Krankenhaus-
Risikomanagements dar.

Beispiel

Als Beispiel für solche Ereignisse seien hier einige beliebig ausgewählte
Fälle genannt, die in den letzten Jahren teilweise enorme öffentliche
Aufmerksamkeit erregten:
- Beim Wechsel des Infusionssystems gelangt versehentlich der
  komplette Inhalt einer Spritze mit 50 ml Dopamin innerhalb
  kürzester Zeit in den Kreislauf des Patienten. Dieser verstirbt
  innerhalb einer Minute.
- Eine mit einem Rachenantiseptikum gefüllte Spritze, das
  ausschließlich zur lokalen Anwendung bestimmt ist, wird durch
  eine Verwechslung intravenös verabreicht. Es kommt zu schweren
  Schädigungen von Gehirn, Leber und Nieren des betroffenen
  Patienten.
- Ein Patient mit einem frischen Herzinfarkt wird wegen eines
  Missverständnisses bei der Übergabe zu Fuß zum Röntgen
  geschickt. Er verstirbt auf dem Weg dorthin.
- Während des Einschleusens in den OP stürzt eine sedierte Patientin
  so unglücklich vom OP-Tisch, dass sie wenige Tage später ihren
  Gehirnverletzungen erliegt.
- Wegen eines Fehlers im Operationsplan wird ein großer Teil des
  falschen Lungenflügels entfernt. Da die Seitenverwechslung erst

nach OP-Ende auffiel, war eine Entfernung des tumorbefallenen Lungenflügels nicht mehr möglich.

- Ein Säugling erleidet großflächige Verbrennungen durch eine Wärmflasche, die mit zu heißem Wasser gefüllt ist.
- Wegen der Ähnlichkeit der Medikamentenetiketten werden anstelle von Kalzium mehrere Ampullen Kalium in eine Kurzinfusion gegeben. Der Patient erleidet einen Herzstillstand und kann nicht mehr reanimiert werden.

Zwischenfälle tragischen Ausmaßes ereignen sich natürlich nicht nur im Krankenhaus, sondern in fast allen Arbeitsfeldern. Besonders problematisch gestaltet sich immer wieder das Zusammentreffen von Mensch und Technik. Die Technisierung fast aller Lebensbereiche hat die Palette der möglichen Unglücke extrem erweitert. Im Gegensatz zu Medizin und Pflege hat sich deshalb in vielen hochtechnisierten Branchen eine entsprechende Fehlerkultur entwickelt. Fehler werden nicht mehr nur als Versagen einer einzelnen Person, sondern als Problem des Gesamtsystems angesehen. Der dort häufig anzutreffende offene Umgang mit Fehlern und Risiken hat dazu geführt, dass in diesen Arbeitsbereichen schon seit Langem wirksame Sicherheitsstrategien entwickelt werden. Viele dieser Strategien und der daraus resultierenden Regeln sind als direkte Konsequenzen aus geschehenen Unglücken entstanden und wurden häufig erst im Nachhinein durch Erkenntnisse der Unfallforschung in ihrer Wirksamkeit bestätigt. Die dort gewonnenen positiven Erfahrungen gelten irrigerweise für viele Verantwortungsträger als nicht übertragbar für den Krankenhausbetrieb. Dabei wird jedoch das eigentliche Hauptproblem übersehen.

Technisierung der Arbeitswelt als Fehlerquelle

Von anderen Branchen lernen

> ❯ Auch wenn sich ein großer Teil der Zwischenfälle, die sich in Kliniken ereignen, auf der Ebene der Patientenversorgung manifestieren, beruhen sie im eigentlichen Sinne nicht auf fachlichen Defiziten, sondern auf allgemeinen Ursachen, wie man sie auch in anderen Arbeitsbereichen antreffen kann.

In diesem Buch ist nicht das finanzielle Risikomanagement als betriebswirtschaftliche Methode, sondern immer als Mittel zur Gewährleistung der Patientensicherheit gemeint. Hierbei ist es sehr wohl möglich, von anderen Berufszweigen zu lernen. Für die Krankenhäuser besteht hierbei noch ein enormer Nachholbedarf. Als Beispiele wären u. a. die mangelnde Akzeptanz der Grenzen des menschlichen Leistungsvermögens sowie organisatorische und hierarchische Hemmnisse zu nennen. Zehn elementare Sicherheitsstrategien, die sich für die Umsetzung im Krankenhaus und in der Pflege eignen, werden in ◘ Abb. 2.1 dargestellt.

Wie fatal sich die Missachtung dieser Regeln auswirken kann, wird aus den angeführten, jeweils passenden Negativbeispielen ersichtlich. Um negative Emotionen – und damit eventuell einhergehende Vermeidungsstrategien – zu umgehen, sind sie ganz bewusst nicht aus der Krankenhauswelt gewählt. Vielmehr sollen diese Beispiele zum

S icherheit als «Unternehmensziel» definieren

I nterdisziplinäre Zusammenarbeit fördern

C haos vermeiden

H ierarchiebarrieren abbauen

E inheitliche Arbeitsabläufe einführen

R edundanzen schaffen

H uman Factors einplanen

E ventuelle Risiken erfassen

I ncident Reports austauschen

T raditionen kritisch überdenken

◘ **Abb. 2.1**   Zehn grundlegende Strategien des Risikomanagements

Nachdenken über und Erkennen der vielen bestehenden Parallelen zu anderen Hochrisiko-/Hochsicherheitsbereichen anregen.

2.1   Sicherheit als Unternehmensziel definieren

Beispiel

Am 5. Oktober 1999 kam es nördlich von London, in der Nähe von Paddington, zu einem Zusammenstoß zweier Züge. 31 Tote und 159 Verletzte waren zu beklagen. Die Schuld wurde vor allem einem der Zugführer gegeben, der ein rotes Signal übersehen hatte. Es schien also ein typischer Fall „menschlichen Versagens" zu sein. Allerdings wurden auch bald der Trägergesellschaft des Schienennetzes „Railtrack" schwere Vorwürfe gemacht. Und in der Tat stieg die Zahl der Unglücke seit der Privatisierung der englischen Eisenbahn dramatisch an, da der drastische Sparkurs von Railtrack enorme Sicherheitseinbußen zur Folge hatte. Der Verzicht auf die Einführung eines zusätzlichen Sicherheitssystems und die Weigerung, das bereits als Fehlerquelle bekannte Signal zu versetzen, erwiesen sich als besonders schwerwiegend. Zwei Jahre zuvor war es an der gleichen Stelle schon einmal zu einem Unglück mit 7 Toten und 150 Verletzten gekommen. Als später eine Untersuchungskommission die Sicherheit der englischen Eisenbahn untersuchte, wurden die schweren Vorwürfe gegen Railtrack bestätigt. Als Konsequenz wurde u. a. die Umgestaltung des Unternehmens von Grund auf gefordert. Vor allem der Druck, möglichst hohe Dividenden an die Aktionäre auszuzahlen, förderte den Sparkurs

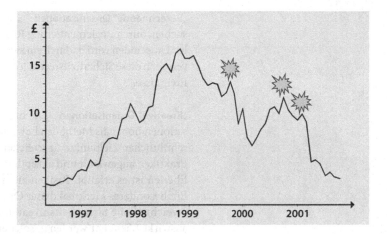

■ Abb. 2.2 Der Börsenkurs der britischen Railtrack (Datenquelle: Financial Times Deutschland)

zu Lasten der Sicherheit. Der Sparkurs zeigte an der Börse durchaus Wirkung, denn der Aktienkurs stieg in kurzer Zeit um über 350%. Dieses kurzfristig erzielte Ergebnis hatte jedoch auch einen enormen Anstieg der Unglücksfälle zur Folge, u. a. entgleiste ein Zug wegen der bekanntermaßen defekten Schienen, wobei wieder Tote und Verletzte zu beklagen waren. Nach den vielen Unglücken stieg der öffentliche Druck auf das Unternehmen, mehr in die Sicherheit zu investieren. Gleichzeitig verfiel der Wert der Aktie zunehmend, Railtrack musste im Oktober 2001 Konkurs anmelden und wurde auf Antrag der Regierung per gerichtlicher Anordnung unter Zwangsverwaltung genommen (■ Abb. 2.2).

Das Beispiel zeigt, dass die alleinige Ausrichtung eines Unternehmens auf kurzfristigen finanziellen Erfolg fatale Folgen haben kann. Besonders, wenn aus wirtschaftlichen Gründen dringend Sparmaßnahmen zu ergreifen sind, darf darunter die Sicherheit der Kunden/Passagiere/ Patienten und Angestellten nicht leiden. Das Hauptproblem ist hierbei, dass in der Bilanz die Posten für die Sicherheit eigentlich immer nur als Ausgaben auffallen. Die Effekte dieser Investitionen sind nur schwer kalkulierbar, weshalb die Versuchung groß ist, den Rotstift gerade hier anzusetzen. Unternehmen tragen jedoch nicht nur eine Verantwortung gegenüber Aktionären oder Trägergesellschaften, sondern sind in erster Linie der Sicherheit ihrer Kunden und Angestellten verpflichtet. Dies gilt ganz besonders dann, wenn mit dem Geschäftsbetrieb Risiken verbunden sind. Das Verhältnis eines Unternehmens/einer Organisation zu potenziellen Risiken wurde von dem amerikanischen Soziologen Prof. Ron Westrum wie im Folgenden beschrieben.

Unternehmen tragen Verantwortung für die Sicherheit der Kunden und Angestellten

„Kranke" Organisationen In einer „kranken" Organisation sind die Sicherheitsmaßnahmen schon unter normalen Bedingungen unzureichend. Sicherheitsregeln werden aktiv umgangen, um wirtschaftliche Vorteile zu erreichen. Mitarbeiter, die vor Risiken warnen, werden vom Management isoliert oder unter Druck gesetzt.

„Berechnende" Organisationen   „Berechnende" Organisationen versuchen, durch Reglementierung Risiken zu vermeiden. Unter normalen Umständen wird dadurch ein sicherer Betrieb gewährleistet. Häufig versagen diese Sicherheitsregeln jedoch angesichts unvorhergesehener Ereignisse.

„Kreative" Organisationen   Ergebnisse werden in „kreativen" Organisationen höher als Methoden bewertet. Um die gesetzten überdurchschnittlichen Zielpunkte zu erreichen, werden auch unkonventionelle Praktiken angewandt und akzeptiert. Auch Mitarbeitern der unteren Ebenen ist es erlaubt, Risiken zu erkennen und zu neutralisieren. Ein besonderes Merkmal dieser Organisationsform ist, dass sich das erreichte hohe Sicherheitsniveau nicht hemmend auf die Leistung auswirkt. Vielmehr werden in solchen Organisationen zumeist sogar außergewöhnliche Leistungen erbracht.

> **In einer Zeit, in der das Gesundheitswesen zunehmend von Sparzwängen und Leistungskonkurrenz geprägt wird, müssen auch in Krankenhäusern definierte Ziele festgelegt werden.**

Die Vermeidung und Reduzierung von Risiken muss immer höchste Priorität haben

Der originäre Zweck eines Krankenhauses ist – und bleibt auch zukünftig – natürlich die Versorgung von Patienten. Da diese Aufgabe praktisch immer mit Risiken verbunden ist, kann Sicherheit eigentlich nicht als primäres Unternehmensziel gesehen werden. Dennoch ist es wichtig, dass die Krankenhausleitung der Vermeidung und Reduzierung von Risiken höchste Priorität einräumt und dies auch im Firmenleitbild entsprechend verdeutlicht. Es darf allerdings nicht nur bei Lippenbekenntnissen bleiben, vielmehr ist es notwendig, durch die eigene Vorbildfunktion, deutliche Stellungnahmen und Dienstanweisungen dieses Bestreben zu untermauern.

Letztlich ist es jedoch die Umsetzung der verschiedenen Methoden des Risikomanagements in die Praxis, die Sicherheit im täglichen Krankenhausbetrieb schafft. Durch die Bereitstellung der dazu erforderlichen materiellen, finanziellen und personellen Ressourcen wird die Krankenhausleitung ihrer Organisationsverantwortung gerecht und kann so das Erreichen des angestrebten Zieles überhaupt erst ermöglichen. Neben den im Folgenden aufgeführten Maßnahmen ist es unabdingbar, die grundlegenden Anforderungen für einen sicheren Krankenhausbetrieb zu erfüllen.

2.1.1 Deckung des quantitativen und qualitativen Personalbedarfs

Es steht außer Frage, dass ein sicherer Krankenhausbetrieb und sichere Pflege nur bei ausreichender Personalstärke gewährleistet werden können. In den letzten Jahren wurden (bei gleichzeitig steigender Zahl der Behandlungsfälle) Krankenhausbetten und die durchschnittliche Verweildauer erheblich reduziert (◘ Abb. 2.3).

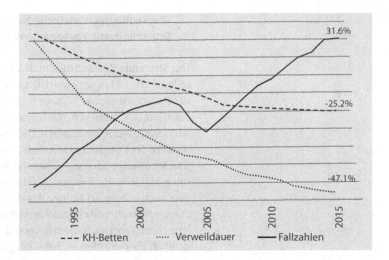

☒ **Abb. 2.3** Die steigende Zahl der Behandlungsfälle, bei gleichzeitig sinkender Zahl der Krankenhausbetten und Verkürzung der Verweildauer, führt seit 1991 kontinuierlich zu einer steigenden Behandlungsdichte (Datenquelle: Statistisches Bundesamt)

Aufgrund dieser Entwicklung müssen immer mehr Patienten in immer kürzer werdender Zeit behandelt werden. Mit Einführung der DRGs (Diagnosis Related Groups) kam es zusätzlich zu einer erhöhten Behandlungsdichte. Obwohl gerade für die Pflege der Zeitaufwand für administrative Tätigkeiten bei Aufnahme, Aufenthalt und Entlassung der Patienten enorm gestiegen ist, sich zudem die diagnostischen und therapeutischen Maßnahmen zunehmend aufwendiger gestalten, fand zumeist keine entsprechende Anhebung des Personalbestandes statt. Deswegen muss heute von einer deutlichen Mehrbelastung des Krankenhauspersonals ausgegangen werden. Die typische Reaktion der Mitarbeiter ist zumeist der Versuch, durch gesteigertes Engagement die Situation zu kompensieren. Das Gefühl der Fürsorgepflicht für die anvertrauten Patienten und der Loyalität gegenüber dem Arbeitgeber ist insbesondere in der Pflege vielfach so stark ausgeprägt, dass auch ein erheblicher Mehraufwand über längere Zeit toleriert und getragen wird. Solche gesteigerte Einsatzbereitschaft kann allerdings nicht über unbegrenzte Zeit aufrechterhalten werden. Früher oder später machen sich die physischen und psychischen Folgen der Überlastung bemerkbar und auch einstmals gut motivierte Mitarbeiter werden ihr Engagement, alleine schon aus Selbstschutz, einschränken. Gleichzeitig muss mit einer zunehmenden Zahl an Zwischenfällen und Komplikationen gerechnet werden, da sich der Personalmangel auch auf diese Weise bemerkbar macht. Dieses „Kippen" der Situation ist besonders dann zu erwarten, wenn keine positive Entwicklung der Lage in Aussicht ist. Gut motivierte Mitarbeiter sind jedoch eine grundlegende Voraussetzung für sichere Arbeitsabläufe. Angemessene Arbeitsbedingungen tragen wesentlich mehr zur Zufriedenheit der Mitarbeiter bei als motivationsfördernde Maßnahmen.

Im „DRG-Zeitalter" steigt die Behandlungsdichte

Anhaltende Überlastung hat physische und psychische Folgen

❯ Der Begriff Motivationsförderung ist im Übrigen als irreführend anzusehen, da dadurch unterschwellig ein grundsätzlicher Unwillen unterstellt wird, den es mittels motivierender Maßnahmen zu beseitigen gilt. Dabei kann jedoch beim

2

Krankenhauspersonal zunächst grundsätzlich von einer guten Grundmotivation ausgegangen werden.

Der steigende Kostendruck in den Krankenhäusern zwingt dazu, alle erdenklichen Einsparpotenziale auszuschöpfen. Durch Verminderung der Personalkosten, z. B. durch Stellenkürzungen oder verzögerte Neueinstellungen, lassen sich, rein betriebswirtschaftlich gesehen, schnell und wirksam Ausgaben reduzieren. Die Belastung des Krankenhaus-, insbesondere des Pflegepersonals muss aus den genannten Gründen bereits jetzt schon als so hoch angesehen werden, dass hier nur noch wenig Spielraum verbleibt. Eine weitere Reduzierung der Personalvorhaltung bzw. eine noch höhere Auslastung des Personals, wäre in den meisten Bereichen nicht mehr mit einer sicheren Patientenversorgung vereinbar. Vielerorts muss aber auch schon festgestellt werden, dass diese Grenze bereits deutlich überschritten ist. Selbst bei größten Anstrengungen lassen sich dann Risiken und die daraus resultierenden Folgen nicht mehr vermeiden, die Patientengefährdung könnte zum Dauerzustand werden.

Kosteneinsparungen durch Personalreduzierungen sind kaum mehr möglich

Auch wenn Versuche zur Reduzierung der Personalkosten aus Sicht der Krankenhausleitung zunächst durchaus nachvollziehbar erscheinen, darf nicht die Pflicht zur Gewährleistung einer sicheren Patientenversorgung vergessen werden. Sofern sich Sparmaßnahmen nachteilig auf die Sicherheit der Patienten auswirken, drängt sich der Vorwurf des Organisationsverschuldens regelrecht auf. Die Mitarbeiter, vor allem die Führungskräfte, der Abteilungen und Stationen sind ihrerseits im Rahmen ihrer Übernahmeverantwortung gehalten, auf Risiken, die aus personeller Unterbesetzung resultieren, frühzeitig hinzuweisen.

> **Praxistipp**
>
> Um in einem eventuellen Streitfall Hinweise auf eine personelle Unterbesetzung auch belegen zu können, sollten solche Mitteilungen entsprechend dokumentiert werden, z. B. in Form einer Überlastungsanzeige. Vor allem für Pflegedienst- und Stationsleitungen ist dieses Instrument von besonders großer Bedeutung. Um eine Erosion ihrer Wirksamkeit zu vermeiden, darf nicht inflationär davon Gebrauch gemacht werden. Falls man sich aber zum Verfassen einer solchen Feststellung entschließt, müssen auch formelle Regeln beachtet werden. So ist es beispielsweise nicht statthaft, eine grundsätzliche Verantwortung abzulehnen, die mit der Übernahme einer Stelle oder einer Funktion verbunden ist. Es ist jedoch wichtig, auf ein bestehendes Missverhältnis zwischen den zur Verfügung stehenden Ressourcen und den zu tragenden Verpflichtungen hinzuweisen. Auf jeden Fall sollten in diesem Zusammenhang deutlich die befürchteten Konsequenzen aufgezeigt werden. Oft ist es hilfreich, einer Überlastungsanzeige auch konstruktive Elemente, z. B. Vorschläge zur Entschärfung der Situation, hinzuzufügen.

Im Umkehrschluss kann jedoch nicht gefolgert werden, dass eine ausreichende personelle Besetzung automatisch zu mehr Sicherheit führt. Vielmehr spielen auch personenbezogene Faktoren, wie Qualifikation, Berufserfahrung, Training, Motivation und Risikobewusstsein, eine wichtige Rolle. In Studium oder Berufsausbildung müssen die medizinischen, anatomischen, physiologischen, pathophysiologischen und pflegerischen Kenntnisse vermittelt werden, die für eine sichere Arbeitsweise unentbehrlich sind. Gerade das Wissen um mögliche Komplikationen trägt viel zur Vermeidung von Risiken bei. Deshalb muss die zunehmende Delegation von pflegerischen Aufgaben an nicht ausgebildetes Personal (Studenten, Praktikanten etc.), ohne entsprechende Überwachung, kritisch betrachtet werden. Auch wenn sie nach Einweisung zumeist innerhalb kurzer Zeit in der Lage sind, viele Handlungsabläufe technisch korrekt durchzuführen, fehlt ihnen doch das erforderliche Hintergrundwissen, um dabei drohende Gefahren erkennen und adäquat darauf reagieren zu können. Die Beschäftigung von „Hilfskräften" sollte allenfalls als Ergänzung, nicht aber als preiswerter Ersatz für qualifiziertes Personal in der Pflege angesehen werden. Die Mitglieder der Krankenhausleitung, aber auch die Leitungen der Stationen/Abteilungen müssen im Rahmen ihrer Organisationsverantwortung dafür Sorge tragen, dass für Maßnahmen, die als besonders gefahrenträchtig gelten bzw. für deren Durchführung Fachwissen notwendig ist, entsprechend qualifiziertes Personal zur Verfügung steht. Ähnliches gilt auch für den Einsatz von Berufsanfängern: im Rahmen ihrer praktischen Unterweisung sollen sie die Fähigkeit erlangen, das Erlernte in die Praxis umzusetzen.

> **Die Delegation von Aufgaben an unzureichend qualifiziertes Personal birgt Risiken**

Praxistipp

Die konsequente Anleitung und Beaufsichtigung durch Mentoren und Praxisanleiter verhindert hierbei nicht nur eine mögliche Gefährdung der Patienten, sondern legt auch das Fundament für eine zuverlässige Arbeitsweise.

Eine erfolgreich abgeschlossene Berufsausbildung oder ein Studium stellt allerdings noch keine Garantie für eine dauerhaft anhaltende Qualifikation dar. Angesichts der immer kürzer werdenden Halbwertzeit des medizinischen und pflegerischen Wissens kann die Ausbildung eigentlich nur noch als Grundlage für lebenslanges Lernen angesehen werden. Um sich ständig „up to date" zu halten, ist das Studium von aktueller Fachliteratur ebenso erforderlich wie der Besuch von Schulungen, Fachkongressen, Fort- und Weiterbildungen. Nach allgemeiner Auffassung wird hierbei von allen Mitarbeitern des Gesundheitswesens sehr viel Eigeninitiative erwartet. Der Arbeitgeber wiederum muss diese Aktivitäten fördern, indem er beispielsweise Fachliteratur zur Verfügung stellt (z. B. durch eine Personalbibliothek oder in zunehmender Weise auch digital) und Fortbildungen anbietet bzw. die Teilnahme an

> **Die Ausbildung oder das Studium sind Grundlage für lebenslanges Lernen**

externen Veranstaltungen ermöglicht und unterstützt. Hinsichtlich des notwendigen Umfanges lassen sich keine festen Regeln aufstellen. Je aufwendiger und komplexer sich das jeweilige Aufgabengebiet gestaltet bzw. je mehr Führungs- oder Fachverantwortung ein Mitarbeiter trägt, umso mehr Zeit muss auch für Fort- und Weiterbildungsmaßnahmen veranschlagt werden.

2.1.2 Umsetzung gesetzlicher Bestimmungen

Die Umsetzung vieler Gesetze bedeutet angewandtes Risikomanagement

Die verschiedensten Tätigkeiten im Gesundheitswesen werden von einer ganzen Reihe von Richtlinien, Verordnungen und Gesetzen geregelt. Vielfach wird dies schon beinahe als Überreglementierung empfunden. Dabei ist der originäre Zweck dieser Regelwerke nicht in der Erschwerung der täglichen Arbeit oder der Gängelung von Krankenhausmitarbeitern, sondern in der Sicherstellung wichtiger Grundsätze und Verfahrensregeln zu sehen. Gerade die Vorschriften, die direkt einen bestimmten Fachbereich in Medizin und Pflege regulieren (z. B. das Arzneimittel- oder Medizinproduktegesetz), stellen, für sich gesehen, schon Instrumente des Risikomanagements dar, mit denen aktiv Sicherheit geschaffen werden kann. Vielfach sind sie aufgrund diverser Vorkommnisse und Zwischenfälle entstanden oder stark davon geprägt worden. Die Hauptmotivation für die Erfüllung der einzelnen Paragraphen sollte folglich weniger die Furcht vor juristischen Konsequenzen, als vielmehr in erster Linie die Sorge um die anvertrauten Patienten sein. Hierbei nehmen die Mitarbeiter, die aufgrund ihrer Funktion besonders mit der jeweiligen Materie vertraut sind (Transfusionsverantwortliche, Sicherheits-, Hygiene- und Medizinproduktebeauftragte etc.), eine außerordentlich wichtige Rolle ein. Sie stellen die eigentlichen Mittler zwischen Gesetzestext und Realität dar, indem sie Möglichkeiten zur praktischen Umsetzung aufzeigen. Es ist deswegen eine grundlegend wichtige Aufgabe der Krankenhausleitung, die jeweiligen Verantwortlichen und Beauftragten nicht nur zu benennen, sondern sie auch entsprechend auszubilden und in ihrer Tätigkeit zu unterstützen.

2.2 Interdisziplinäre Zusammenarbeit fördern

Beispiel

Am 11. Dezember 1998 startete von Cape Canaveral aus eine Trägerrakete mit der unbemannten Raumsonde „Mars Climate Orbiter" an Bord (❏ Abb. 2.4). Ziel der Mission war es, Informationen über die klimatischen Verhältnisse des Planeten zu erhalten. Für den 9 ½ Monate dauernden Flug waren sehr aufwendige Berechnungen anzustellen. Die Sonde musste zuerst einen sehr weiten Weg zurücklegen und sich danach auf eine enger werdende Umlaufbahn um den Mars begeben, um dort sicher landen zu können. Anfangs verlief die Mission wie geplant,

■ **Abb. 2.4** Die Mission der unbemannten Mars-Sonde „Mars Climate Orbiter" scheiterte, weil einzelne Teams mit unterschiedlichen Maßeinheiten rechneten. (Bild: NASA)

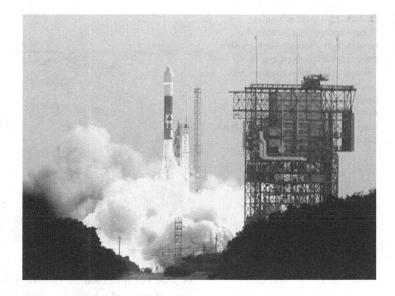

doch bei der Annäherung an den Planeten verlor die Bodenstation plötzlich den Kontakt zum Mars Climate Orbiter. Die letzten empfangenen Daten zeigten, dass sich die Sonde in der letzten Phase der Mission viel zu nahe am Mars befand und danach vermutlich auf der Oberfläche zerschellt ist. Zunächst bestand Unklarheit darüber, wie es zu diesem Misserfolg kommen konnte, im Rahmen einer Untersuchung wurde dann ein ebenso banaler wie verhängnisvoller Fehler festgestellt. Ein Team, das die Daten für den Flug und die Landung errechnete, verwendete englische Einheiten (Pfund, Zoll, Fuß), während ein anderes Team mit dem metrischen System (Kilogramm, Zentimeter, Meter) arbeitete. Jedes der Teams hat, für sich gesehen, vollkommen korrekte Berechnungen angestellt. Miteinander kombiniert ergaben sich jedoch komplett falsche Ergebnisse, die dazu führten, dass die Sonde verloren ging.

Dieses Beispiel zeigt, wie leicht auch in absoluten Expertenteams Fehler auftreten können, wenn die Zusammenarbeit zwischen den einzelnen Arbeitsgruppen nicht funktioniert. Im Krankenhaus begegnet man immer wieder einer vergleichbaren Situation. Auch hier sollten die verschiedenen Disziplinen und Berufsgruppen eigentlich eng zusammenarbeiten. Häufig ist jedoch festzustellen, dass jedes einzelne Team – isoliert betrachtet – einwandfrei arbeitet, die Kooperation hingegen misslingt. Wie so oft ist es auch hier lohnend, einen Blick auf andere Hochrisiko-/Hochsicherheitsbereiche zu werfen.

Das Flugdeck eines Flugzeugträgers gilt beispielsweise als einer der gefährlichsten und komplexesten Arbeitsplätze überhaupt. Hier sind bis zu 200 Personen gleichzeitig tätig. Auf dicht gedrängtem Raum werden Flugzeuge gewartet, betankt und mit Munition beladen, während nur wenige Meter entfernt Starts und Landungen stattfinden. Erschwert wird das Teamwork auch durch den Fluglärm, der zeitweise keine

Vom „gefährlichsten Arbeitsplatz der Welt" lernen

2

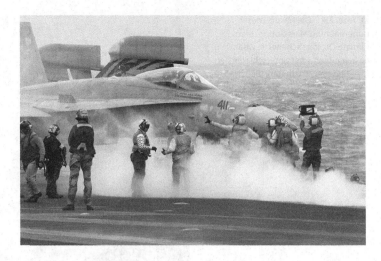

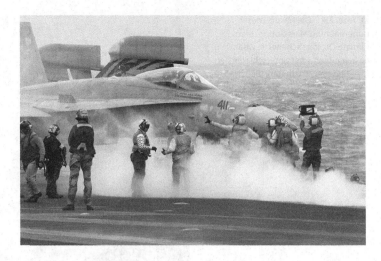 **Abb. 2.5**   Das Deck eines Flugzeugträgers gilt als einer der gefährlichsten Arbeitsplätze der Welt. Dennoch sind hier vergleichsweise geringe Unfallzahlen zu verzeichnen. Das ausgezeichnete Teamwork beruht u. a. auf einer klaren Aufgabenverteilung und festen Kommunikationsregeln. (Bild: US Navy, mit freundlicher Genehmigung)

verbale Kommunikation zulässt. In Relation zu den dort drohenden Risiken sind jedoch extrem niedrige Unfall- und Fehlerraten zu verzeichnen. Der Schlüssel hierfür liegt im perfekten Teamwork, das durch ausgeklügelte Formen des Informationstransfers, klare Abgrenzung von Zuständigkeiten und im gegenseitigen Respekt geschaffen wird (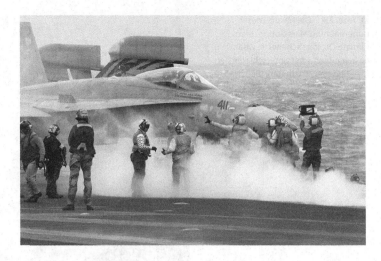 Abb. 2.5).

There is no „I" in T-E-A-M!

Die Leistung eines Teams ist mehr als die Summe der Einzelleistungen

■   **Gegenseitige Anerkennung**
Zusammenarbeit bedeutet im Krankenhaus vor allem, dass die Betreuung und Behandlung als Resultat des Teamworks angesehen wird. Der Erfolg – aber auch ein Misserfolg – ist dementsprechend auch als gemeinsam erbrachte Leistung anzusehen. Bekanntermaßen ist die Leistung eines Teams mehr als nur die Summe der Einzelleistungen. Ebenso verhält es sich mit den Fehlern. Die Fehlerrate steigt enorm mit der Zahl der Einzelschritte und der beteiligten Einzelpersonen an (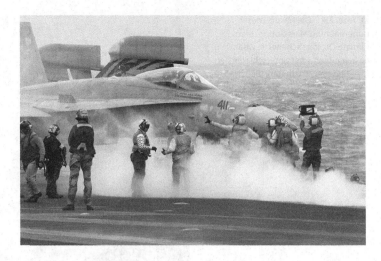 Abb. 2.6). Anstelle des „Ich-Denkens" ist also ein „Wir-Gefühl" anzustreben. Im amerikanischen Sprachgebrauch wird der Teamgedanke mit der Redewendung „There is no ‚I' in T-E-A-M" ausgedrückt. Der hierfür erforderliche Gemeinsinn wird allerdings nur dann erreicht werden, wenn sich auch jedes Teammitglied, gleich welcher Berufsgruppe oder Stellung in der Hierarchie, dem gemeinsamen Ziel unterordnet.

❯❯ Aus der Arbeitspsychologie und der allgemeinen Unfallforschung ist bekannt, dass Diskriminierung oder Herabsetzung einzelner Berufsgruppen oder Disziplinen sich verheerend auswirken können. Mit diesem Problem sieht sich insbesondere die Pflege häufig konfrontiert. Wenn aber innerhalb des Teams eine Person oder ein Personenkreis zu sehr dominiert, reagieren die anderen Mitglieder regressiv und werden kaum den Willen haben oder den Mut aufbringen, sich aktiv bei der Vermeidung von Gefahrensituationen zu beteiligen.

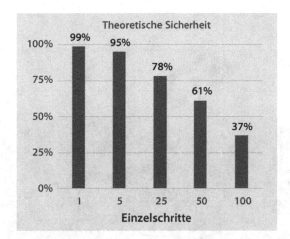

◘ Abb. 2.6 Mit zunehmender Zahl der Arbeitsschritte und beteiligter Mitarbeiter steigt das Risiko. Wird für einen einzelnen Arbeitsschritt eine theoretische Sicherheit von 99% kalkuliert, sinkt sie bei 5 Arbeitsschritten schon auf 95%, bei 25 Arbeitsschritten auf 78%, bei 50 Arbeitsschritten auf 61% und bei 100 Arbeitsschritten schon auf 37% ab. (Mod. nach Nolan 2000)

Risiken, Zwischenfälle oder Komplikationen werden dann weniger als gemeinsam zu tragendes Problem wahrgenommen, sondern als Angelegenheit der dominierenden Person/Gruppe angesehen. Ein solcher mentaler Rückzug einzelner Teammitglieder oder ganzer Teile des Teams aus der Verantwortung wird immer dann zu beobachten sein, wenn ihre Qualifikation und Leistung keine ausreichende Anerkennung findet.

- **Regelung von Zuständigkeiten**

⊗ Eine grundlegende Voraussetzung für die funktionierende Zusammenarbeit ist eine klare Aufteilung von Zuständigkeiten und Verantwortungsbereichen. Anderenfalls droht die Gefahr, dass Aufgaben doppelt oder aber gar nicht erledigt werden. Wenn alle verantwortlich sind, ist letztlich niemand verantwortlich.

Diese Binsenweisheit trifft voll und ganz auch für ein Krankenhaus zu. Je mehr Personen parallel tätig werden, umso schwieriger lässt sich dies in der Praxis verwirklichen. Das Hauptproblem liegt hierbei nicht in den originären Aufgaben der einzelnen Bereiche, sondern in den vielen Schnittstellen, die sich bei der Zusammenarbeit ergeben. Um ein gestecktes gemeinsames Ziel zu erreichen, sind deshalb eindeutige Regelungen erforderlich. Durch Klarheit für alle Beteiligten wird letztlich auch Sicherheit geschaffen. Die Abgrenzung von Tätigkeiten und Verantwortungsbereichen wird besonders dann wichtig, wenn Patienten zeitgleich von verschiedenen Berufsgruppen und Disziplinen versorgt werden. Dies ist beispielsweise besonders im OP der Fall. Neben

Klare Regelungen zwischen Berufsgruppen und Disziplinen schaffen Sicherheit

2

■ **Abb. 2.7**   Patientenschädigungen,
z. B. durch aufwendige OP-
Lagerungen, können nur durch gute
Zusammenarbeit und klar geregelte
Zuständigkeiten vermieden werden

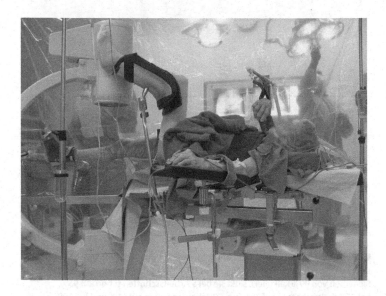

dem „Kernteam", bestehend aus Operateur mit seinen Assistenten, OP-Pflegekräften und Anästhesist mit den Anästhesiepflegekräften, sind auch noch viele andere Mitarbeiter für den sicheren und störungsfreien OP-Betrieb notwendig. Nur durch sicher geklärte Zuständigkeiten und Verantwortungsbereiche können Patientenschädigungen, z. B. durch aufwendige Patientenlagerungen, vermieden werden (■ Abb. 2.7).

Als beispielhaft kann die zwischen dem Berufsverband Deutscher Anästhesisten (BDA) und dem Berufsverband Deutscher Chirurgen (BDC) getroffene Vereinbarung über die Verantwortung für die prä-, intra- und postoperative Lagerung von Patienten gelten (▶ Anhang A1).

■ **Informationstransfer**

Informationstransfer als Fehlerquelle

Der Krankenhausbetrieb ist in hohem Maße vom funktionierenden Austausch von Informationen verschiedenster Art abhängig. Grundvoraussetzung hierfür sind praktikable Methoden, mit denen dieser Transfer sichergestellt werden kann. Sehr große Bedeutung hat dabei die mündliche Übertragung von Informationen. Schon auf Kollegenebene können falsch oder überhaupt nicht übermittelte Informationen fatale Folgen haben. Noch komplexer stellt sich der Austausch zwischen den unterschiedlichen Berufsgruppen und Abteilungen dar. Besonders, wenn Medikamente angeordnet oder Befunde übermittelt werden, kommt es immer wieder zu Fehlern.

> **Probleme entstehen hauptsächlich, weil das Gedachte nicht immer (richtig) gesagt, das Gesagte nicht immer (richtig) gehört, das Gehörte nicht immer (richtig) verstanden und das Verstandene nicht immer (richtig) umgesetzt wird (■ Abb. 2.8).**

Grundregeln der sicheren Kommunikation sind einzuhalten

Der enormen Bedeutung und großen Fehleranfälligkeit sollte eigentlich durch standardisierte Kommunikationsregeln, wie sie z. B. in der

Abb. 2.8 Missverständnisse bei der verbalen Kommunikation können gerade im Krankenhaus ursächlich für Fehler sein

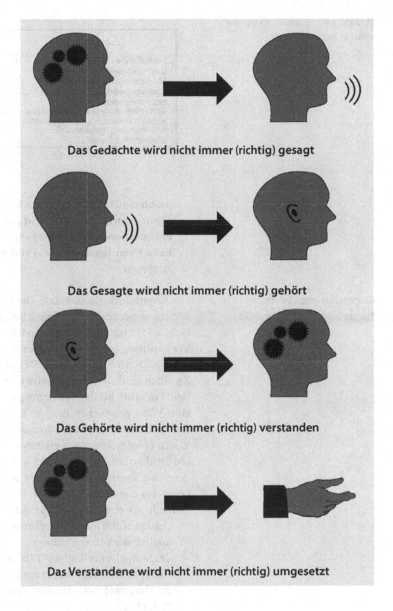

Das Gedachte wird nicht immer (richtig) gesagt

Das Gesagte wird nicht immer (richtig) gehört

Das Gehörte wird nicht immer (richtig) verstanden

Das Verstandene wird nicht immer (richtig) umgesetzt

Fliegerei üblich sind, Rechnung getragen werden. Angesichts der Vielzahl der unterschiedlichen Studien- und Ausbildungsgänge und der vielen Personen, die diese Methoden erlernen müssten, wird dies sicherlich nicht einzuführen sein. Dennoch ist jeder Mitarbeiter gehalten, zumindest die Grundregeln der sicheren verbalen Informationsübermittlung einzuhalten (**Abb. 2.9**).

> Arbeitsbereiche, in denen gleichzeitig mehrere Berufsgruppen und Disziplinen tätig werden (z. B. OP) oder mit großem technischem Aufwand gearbeitet wird (z. B. Intensivstationen), gelten in diesem Zusammenhang als besonders

Abb. 2.9 Grundregeln sicherer verbaler Kommunikation

„Sender"	„Empfänger"
➤ Betreffende direkt ansprechen ➤ Laut und deutlich sprechen ➤ Abkürzungen vermeiden ➤ Korrekte begriffe, Zahlen, Einheiten etc. verwenden ➤ Sicherstellen, dass die Information wirklich korrekt übermittelt wurde ➤ Information gegebenenfalls wiederholen lassen	➤ Sicherstellen, dass vom richtigen Patienten gesprochen wird ➤ Entgegengenommene Zahlen, Einheiten etc. Wiederholen ➤ Im Zweifelsfall nachfragen

problematisch. Fehler bei der Informationsübermittlung können dort besonders leicht auftreten und haben auch entsprechend gravierende Folgen. Deswegen sind hier sehr hohe Anforderungen an die verbalen Kommunikationsformen zu stellen.

Kommunikation in einem Flugzeugcockpit als Vorbild

Die Kommunikationsabläufe, die in einem Flugzeugcockpit gelten, können sicherlich als vorbildlich betrachtet werden. Selbst Routineabläufe, wie beispielsweise das Ausfahren des Fahrwerks, werden unter Verwendung genau festgelegter Sätze durchgeführt. Es gibt allerdings auch nachahmenswerte Beispiele aus dem Krankenhauswesen. Zu sehen sind sie beispielsweise in amerikanischen Krankenhausserien. Vor allem bei der Versorgung von Notfallpatienten wird häufig in einer Weise gesprochen, die dem Betrachter ein wenig gekünstelt wirkt. Zum Teil hat dies natürlich dramaturgische Gründe, größtenteils ist es jedoch Folge systematisch erlernter Algorithmen (z. B. ACLS = Advanced Cardiac Life Support, ATLS = Advanced Trauma Life Support), zu denen auch standardisierte Kommunikationsregeln gehören. So wird beispielsweise die Defibrillation während der Reanimationsmaßnahmen schrittweise mit den folgenden Worten begleitet:

- „Lade auf 200 Joule!" (Defibrillator wird vorbereitet, die Notfallmaßnahmen laufen weiter.)
- „Achtung Defibrillation!" (Elektroden werden aufgesetzt, alle Helfer treten einen Schritt zurück und zeigen durch sichtbar angehobene Hände an, dass sie keinen Kontakt mehr zum Patienten haben.)
- „Achtung Schuss!" (Nach nochmaliger Kontrolle, dass kein Helfer mehr Kontakt zum Patienten hat, wird die Defibrillation ausgelöst.)

Obwohl sich solche Methoden durchaus bewährt haben, sind sie im deutschsprachigen Raum noch weitgehend unbekannt sind. Im täglichen Routinebetrieb sind sie zwar nicht unbedingt notwendig, für Sonderfälle sollte jedoch zumindest die Anwendung bestimmter Schlüsselworte (z. B. „Notfall") fest geregelt werden. Um Missverständnisse zu vermeiden und allen Beteiligten die Situation oder die Anweisung klar zu verdeutlichen, ist es allerdings notwendig, solche Schlüsselworte nur im gegebenen Fall zu verwenden.

In bestimmten Bereichen ist es sogar üblich, wichtige Informationen oder Anweisungen dreimal hintereinander auszusprechen. Damit soll verhindert werden, dass die Verwendung eines bestimmten Schlüsselwortes im Rahmen eines normalen Gesprächs womöglich zu Fehldeutungen führt. In der See- und Luftfahrt erfolgt beispielsweise die Meldung einer Notsituation durch den Funkspruch „Mayday, Mayday, Mayday". Für viele mögen solche Kommunikationsformen im Krankenhausbetrieb überzogen und unnötig erscheinen. Es gibt aber auch dort immer wieder Situationen, in denen es notwendig ist, sich verbal in einem Durcheinander von Stimmen und Gesprächen durchzusetzen. Dies gilt besonders, wenn verschiedene Berufsgruppen und Disziplinen parallel an einem Ort tätig sind.

> **Nicht selten nimmt die Beschäftigung mit den eigenen Aufgaben die eigene Aufmerksamkeit stark in Anspruch und lenkt vom Gesamtgeschehen ab. Es ist deshalb nicht immer sichergestellt, dass eine womöglich dramatische Situation auch tatsächlich von allen rechtzeitig erkannt wird.**

Die Verwendung von Schlüsselwörtern erfordert Disziplin und Regelungen

Die zunehmende Vernetzung von Computern in den Krankenhäusern eröffnet auch im Kommunikationsbereich viele Perspektiven. Schon heute sind Krankenakten, Befunde, Röntgen-, CT-, MRT-, Ultraschallbilder etc. fast überall digitalisiert und entsprechend schnell verfügbar. Ebenso werden aber auch ärztliche Anordnungen etc. auf diese Weise verarbeitet. Dadurch ergeben sich gänzlich neue Risiken und Anforderungen. Nicht nur die Technik muss sicher und einwandfrei funktionieren, auch von den Anwendern ist ein hohes Maß an Lernfähigkeit und Achtsamkeit gefordert, wenn Verwechslungen oder andere typische Gefahren beim Umgang mit der digitalen Krankenakte drohen. Die Qualität der Ausführung von digital erstellten Anordnungen ist jedoch direkt von der Korrektheit der Eingabe abhängig. Dieser Tatsache ist unbedingt Rechnung zu tragen. Entsprechend muss auch die Qualifizierung und die Sorgfaltspflicht der verordnenden Personen im Fokus stehen. Anderenfalls sieht sich die Pflege mit der zusätzlichen Herausforderung konfrontiert, sich auch noch auf permanenter Fehlersuche zu befinden.

Neue Herausforderungen durch die zunehmende Digitalisierung der Krankenakten

Interdisziplinäre Zusammenarbeit bedeutet aber auch, dass Abteilungen und Stationen, die organisatorisch miteinander verknüpft sind, die Kooperation kontinuierlich optimieren sowie regelmäßig Erfahrungen und Probleme austauschen. In einem Krankenhaus existiert eine große Zahl von Einheiten, die gemeinsam an der Versorgung eines Patienten beteiligt sind. Ein typisches Beispiel hierfür ist der operative Bereich, hier sind Station, OP, Anästhesie, Aufwachraum und operative Intensivstation jeweils direkt aufeinander angewiesen. Die Patientenorientierung muss dabei immer erste Priorität haben. Nur so kann eine sichere arbeitsteilige Behandlung funktionieren. Dies ist jedoch nicht nur für die Zufriedenheit des Patienten sowie aus funktionellen Gründen notwendig, sondern auch unter Sicherheitsaspekten geboten. Der Optimierung der Schnittstellen zwischen den einzelnen

Patientenorientierung muss erste Priorität haben

Abteilungen und Stationen kommt deswegen eine enorme Bedeutung zu. Stations- oder Abteilungsinteressen müssen hierbei gegenüber dem gemeinsamen Ziel zurückstehen. Eine Möglichkeit hierzu kann die Bildung von kleinen Arbeitsgruppen sein, die sich aus Vertretern der verschiedenen Bereiche zusammensetzen und ihre Kooperation laufend verbessern.

> **Praxistipp**
>
> Für interdisziplinäre Probleme sollte deshalb in jeder Abteilung/ Station ein fester Ansprechpartner zur Verfügung stehen, der für die Zusammenarbeit verantwortlich zeichnet, Informationen über Risiken entgegennimmt und Lösungsvorschläge vorbereiten bzw. selbst ausarbeiten kann.

2.3   Chaos vermeiden

Beispiel

Der Flughafen von Los Rodeos auf der Insel Teneriffa glich am 27. März 1977 einem Hexenkessel. Da auf der Nachbarinsel Las Palmas nach einer Bombenexplosion der Flugbetrieb gestoppt war, mussten zahlreiche Flüge nach Teneriffa umdirigiert werden. Die Fluglotsen waren nicht nur bis an die Grenze ihrer Belastbarkeit damit beschäftigt, Starts und Landungen zu koordinieren, sie mussten auch die Flugzeuge am Boden auf immer spärlicher werdendem Platz unterbringen. Zudem kroch dichter Nebel von den Bergen, der es zunehmend schwierig machte, vom Tower aus alle Bewegungen auf dem Flugfeld zu überwachen. Unter den umgeleiteten und nun wartenden Flugzeugen befanden sich auch jeweils eine Boeing 747 („Jumbo-Jet") der holländischen Fluggesellschaft KLM und der amerikanischen PanAm. Die Maschine der KLM wurde gegen 17:00 h zur Startposition beordert, 3 Minuten später erhielt auch das amerikanische Flugzeug die Aufforderung, sich auf den Weg zu begeben. Hierfür mussten beide Flugzeuge die gleiche Start- und Landebahn benutzen. Der KLM-Jumbo hatte inzwischen seine Startposition erreicht, musste jedoch noch die Freigabe des Towers abwarten. Das Flugzeug der PanAm sollte die Startbahn über eine seitliche Rollbahn verlassen, um der KLM-Maschine den Start zu ermöglichen und umgehend danach Meldung zu erstatten. Da der Jumbo-Jet der PanAm jedoch diese Abzweigung verpasste und folglich auch nicht das Verlassen der Startbahn meldete, konnte der Tower noch keine Startfreigabe für die KLM-Maschine erteilen. Dennoch löste die KLM-Besatzung die Bremsen und beschleunigte das Flugzeug, um zu starten. Als die amerikanischen Piloten die Scheinwerfer des KLM-Jumbos aus dem Nebel auf sich zurasen sahen, versuchten sie noch,

Abb. 2.10 Unfallhergang der Katastrophe von Teneriffa

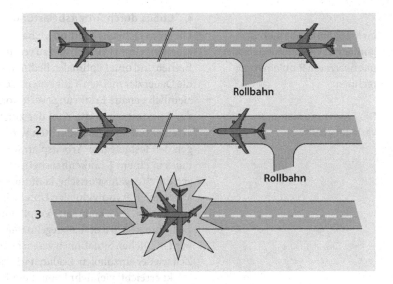

ihre Maschine von der Bahn in eine Wiese zu steuern. Es gelang den holländischen Piloten zwar noch, die Maschine einige Meter in die Luft zu bringen, dennoch kam es weniger als 10 Sekunden nach dem ersten Sichtkontakt zur Kollision (**Abb. 2.10**). Der holländische Jumbo-Jet rammte die Maschine der Pan Am mit einer Geschwindigkeit von ca. 250 km/h von der Seite. Beide Flugzeuge zerbrachen und gingen in Flammen auf.

Bei dem bis dahin schwersten Unglück in der Geschichte der Luftfahrt starben 583 Menschen, wie durch ein Wunder überlebten 61 verletzte Insassen der amerikanischen Maschine. Es ist bis heute nicht gelungen, mit Sicherheit herauszufinden, was die KLM-Besatzung letztlich zum Start bewog. Vermutlich kam es zu einem Missverständnis im dicht gedrängten Sprechfunkverkehr, das den Piloten glauben ließ, die Startfreigabe sei erteilt worden. Als eigentliche Ursache für die Katastrophe wurde jedoch vielfach das auf dem Flughafen zu diesem Zeitpunkt herrschende Chaos angesehen. Die Kombination aus dem erhöhtem Flugaufkommen (Urlaubszeit), der zusätzlichen Flüge (von Las Palmas umgeleitet), Zeitdruck und dem dichten Nebel schufen die Atmosphäre, die das Unglück erst möglich machte. Solche chaotischen Arbeitsverhältnisse sind ein ausgezeichneter Nährboden für Verwechslungen, Missverständnisse und Informationsverluste. Ähnlich verhält es sich auch im Krankenhausbereich.

> **Wenn die Patientenversorgung unter chaotischen Verhältnissen erfolgen muss, droht unweigerlich die Gefahr, dass es dabei zu Zwischenfällen kommt. Solche instabilen Zustände können auch bei größter Anstrengung von den einzelnen Mitarbeitern nur schwer beherrscht werden.**

2

Im Krankenhausbetrieb ist
immer mit Verzögerungen oder
unerwarteten Problemen zu
rechnen

Die Erwartungshaltung anderer
verleitet zu Risiken

■ **Chaos durch Arbeitsbelastung**

Die wohl sicherste Methode, Chaos zu erzeugen, ist es, von den Mitarbeitern ein Arbeitspensum zu verlangen, das auch bei störungsfreiem Betrieb und unter optimalen Bedingungen nicht zu bewältigen ist. Über die Dauer der meisten Tätigkeiten in einem Krankenhaus liegen bereits ziemlich genaue Erfahrungswerte vor. Wenn nun schon bei Addition der Mindestzeiten die Zahl der zur Verfügung stehenden Stunden erreicht oder gar überschritten wird, können selbst geringe Störungen den festgelegten Arbeitsplan scheitern lassen. Erfahrungsgemäß muss in einem Krankenhausbetrieb jedoch immer mit Verzögerungen durch organisatorische, kommunikative oder technische Probleme, aber auch mit individuellen Unterschieden bei den Patienten gerechnet werden. Eine komplette Verplanung des zur Verfügung stehenden Zeitrahmens wird deshalb regelmäßig im Chaos enden. Typischerweise wird in solchen Situationen versucht, durch Aktionismus die verlorene Zeit wieder einzuholen. Dadurch wird jedoch nur selten der erwünschte Effekt erreicht, vielmehr kommt es hierbei besonders häufig zu Handlungs-, Kommunikations- und Organisationsfehlern. Ebenso steigt bei vielen Mitarbeitern die Bereitschaft, sich auch für minimale Zeitvorteile auf riskante Handlungsweisen einzulassen. Dieses Verhalten ist besonders stark ausgeprägt, wenn mehrere Berufsgruppen und Disziplinen direkt zusammenwirken. Die Erwartungshaltung anderer, aber auch der persönliche Ehrgeiz, selbst nicht für Verzögerungen verantwortlich zu sein, verleitet dann immer wieder dazu, Risiken einzugehen. Obwohl diese typischen Verhaltensmuster und die daraus resultierende Gefährdung von Patienten hinlänglich bekannt sind, wird immer wieder versucht, die zeitlichen Kapazitäten auszureizen. Aus rein wirtschaftlicher Sicht betrachtet ist dies durchaus verständlich, dennoch dürfen hierbei die Besonderheiten, die für einen Krankenhausbetrieb charakteristisch sind, nicht außer Acht gelassen werden.

❯ Im Gegensatz zur industriellen Produktion muss jederzeit mit dem Auftreten von Komplikationen, Notfällen oder Verzögerungen gerechnet werden. Deswegen können, trotz aller ökonomischen Zwänge, für die Medizin und Pflege auch nicht die gleichen Maßstäbe angelegt werden.

In diesem Zusammenhang sollte auch bedacht werden, dass eine vollständige Auslastung verhindert, dass sich die Mitarbeiter kreativ an der Verbesserung ihres Arbeitsplatzes (und damit auch an der Minderung von Risiken) beteiligen können.

Die vollständige Auslastung
aller Mitarbeiter verhindert
die kreative Verbesserung des
Arbeitsplatzes

Die Erfahrung zeigt, dass durch organisatorische Maßnahmen chaotische Arbeitsverhältnisse verhindert werden und mehr Effektivität erreicht werden kann. Dies gilt besonders in Bereichen, in denen mehrere Disziplinen und Berufsgruppen eng miteinander verknüpft tätig werden, hier sind klare Regelungen für geordnete Arbeitsabläufe unabdingbar. Als ideales Beispiel hierfür kann die Einführung eines echten OP-Managements oder einer klinikübergreifenden

Bettendisposition gelten. Hierdurch werden die zur Verfügung stehenden Ressourcen (OP-Säle, Betten, Personal, Material etc.) nicht nur wesentlich sinnvoller und ökonomischer genutzt, sondern auch Koordinations- und Organisationsmängel beseitigt. Risikomanagement ist hierbei zwar nicht das primäre Ziel, dennoch ist auf diese Weise ein deutlicher Zugewinn an Sicherheit zu verzeichnen, da die Prozesse in allen involvierten Einheiten (Notaufnahme, OP, Ambulanzen, Stationen, Aufwachraum, Intensivstationen etc.) wesentlich ruhiger, planbarer und koordinierter verlaufen. Von strukturierten und nachvollziehbaren Arbeitsabläufen profitieren aber auch andere Funktionseinheiten und Stationen. Die hier zu erbringenden Leistungen sind ebenso wesentlich weniger mit Risiken behaftet, wenn sie in geordneten Bahnen verlaufen.

- **Chaos durch Organisationsmängel**

Die enge Verknüpfung der unterschiedlichen Berufsgruppen und Disziplinen eines Krankenhauses ist nahezu zwangsläufig mit Gefahren unterschiedlichster Art verbunden. Ein typisches Merkmal dieser gegenseitigen Abhängigkeiten ist die Tatsache, dass Risiken häufig nicht dort zum Tragen kommen, wo sie entstehen oder verursacht werden, sondern sich erst in anderen Bereichen auswirken. Deshalb stellt die Gestaltung einer möglichst reibungslosen und sicheren Zusammenarbeit innerhalb eines Krankenhauses eine besonders wichtige Herausforderung dar. Zu weiten Teilen beruht die typische Organisationsform in einem Krankenhaus auf langjährig gewachsenen Strukturen. Die personell am stärksten vertretenen Berufsgruppen (Pflege und Ärzteschaft) sind zudem durch jeweils eigene Traditionen, Berufsverbände und Denkweisen geprägt. Sie müssen jedoch nicht zwangsläufig im Widerspruch zu einer modernen Arbeitswelt stehen. In vielen Beispielen wurde bewiesen, dass die Wahrung der Interessen einzelner Berufsgruppen und Disziplinen durchaus im Rahmen einer funktionierenden Organisationsstruktur möglich ist. Die Entwicklungen der letzten Jahre haben vielerorts sogar gezwungenermaßen zu Anpassungen an veränderte Situationen und neue Notwendigkeiten geführt. Ein wichtiges Ziel ist dabei häufig auch eine Verbesserung der berufsgruppen- und disziplinüberschreitenden Zusammenarbeit. Mit dieser Entwicklung wird der Tatsache Rechnung getragen, dass die moderne Patientenversorgung als gemeinschaftlich erbrachte Leistung zu sehen ist.

Eine wichtige Voraussetzung für eine reibungslose Zusammenarbeit zum Nutzen der Patienten ist eine Organisationsstruktur innerhalb des Krankenhauses, die sich in erster Linie am Patienten orientiert. Ziel muss es dabei sein, die Abläufe so zu gestalten, dass Informationen sicher weitergegeben, Verzögerungen bei Diagnostik oder Therapie vermieden und Behandlungen nach einer gemeinsamen Linie durchgeführt werden. Die Erfahrung und verschiedene Untersuchungen haben jedoch deutlich gezeigt, dass viele Zwischenfälle und Komplikationen ursächlich auf Organisationsprobleme zurückzuführen sind. Es ist deshalb nicht nur aus wirtschaftlichen Gründen, sondern auch

> Risiken kommen nicht immer dort zum Tragen, wo sie entstehen

> Patientenorientierung gewährleistet reibungslose Abläufe

2

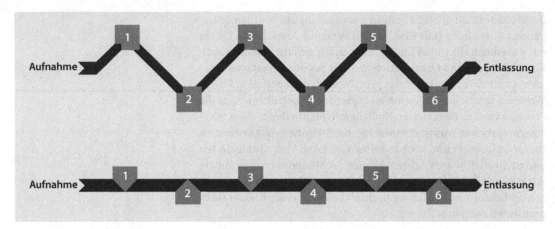

⧉ Abb. 2.11   Viele Probleme entstehen durch wechselnde Zuständigkeiten und die damit verbundene Notwendigkeit, Informationen weitergeben zu müssen. Durch einen möglichst geradlinigen Behandlungsverlauf können Risiken reduziert werden

zum Schutze der Patienten notwendig, vermehrt den organisatorischen Problemen Beachtung zu schenken. Patientenorientierung bedeutet dabei in erster Linie, dass sich die einzelnen Abteilungen, Disziplinen und Berufsgruppen in einen weitgehend geradlinigen Behandlungsablauf integrieren (⧉ Abb. 2.11).

Praxistipp

Wechselnde Zuständigkeiten und die damit verbundene Notwendigkeit, Informationen immer wieder weiterzugeben, sollten dem Patienten dabei möglichst erspart bleiben. Viele der typischen Risiken (verzögerte Diagnostik/Therapie, Informationsverluste etc.) können auf diese Weise deutlich reduziert werden.

Durch neue Organisationsformen können Risiken reduziert werden

In der Praxis wurde bereits bewiesen, dass die bestehenden organisatorischen Probleme durchaus lösbar sind. In mehreren Kliniken wurde beispielsweise die relativ neue Organisationsform der Zentren erfolgreich eingeführt, bei denen die Patienten nicht mehr von einer federführenden Abteilung, sondern von einem interdisziplinären Behandlungsteam betreut werden. Grundvoraussetzung hierfür ist allerdings, dass sowohl die Einzelabläufe als auch der Gesamtprozess klar geregelt sein müssen. Von den einzelnen Abteilungen, Berufsgruppen und Disziplinen ist dabei zu fordern, dass sich die eigene Organisationsform immer an der gemeinsam zu erbringenden Leistung orientiert. Dies schließt zugleich die Bereitschaft mit ein, konstruktive Kritik von anderen Prozessbeteiligten anzunehmen. In letzter Konsequenz kann es auch bedeuten, Entschlüsse einer übergeordneten Instanz im Interesse des übergeordneten Ziels akzeptieren zu müssen. Zugleich müssen in allen beteiligten Einzelbereichen kontinuierlich selbstkritische Prüfungen der eigenen Strukturen und Abläufe auf Schwachstellen erfolgen.

Praxistipp

Ausschließlich mündlich getroffene Vereinbarungen und Anweisungen geraten leicht in Vergessenheit. Zudem besteht die Gefahr, dass ihr Inhalt zunehmend verwässert wird oder neuen Mitarbeitern gänzlich unbekannt ist. Deshalb ist es unabdingbar, solche Entscheidungen schriftlich zu fixieren. Dadurch erhalten sie den verbindlichen Charakter einer Dienstanweisung und sind bei Unklarheiten jederzeit und allgemein zugänglich verfügbar. Einzelne Dienst- bzw. Verfahrensanweisungen lassen sich auch gut in übergeordnete Regelungen (z. B. Patientenpfade) integrieren. Ein entsprechender Querverweis (bzw. EDV-Link) auf die jeweils aktuelle Fassung der Einzelanweisung kann sogar zu einer deutlichen Reduzierung des Aufwandes, der für die laufende Aktualisierung notwendig ist, beitragen.

■ **Chaos durch Komplexität**

Chaos kann auch durch die Komplexität eines Arbeitsfeldes entstehen. Die Krankenhäuser haben sich im Laufe der Jahre in dieser Hinsicht stark verändert. Durch die steigende Zahl an diagnostischen und therapeutischen Maßnahmen, der vielen zu überbrückenden Schnittstellen sowie durch die zunehmende Technisierung wird es für die Mitarbeiter im Krankenhaus immer schwerer, den Überblick zu behalten. In den Funktionsbereichen und auf Intensivstationen ergibt sich dies vor allem durch die Art der Verfahren und den Einsatz aufwendiger Medizintechnik. Als besonders komplexe Arbeitsplätze gelten beispielsweise Operationssäle, hier kommt noch erschwerend hinzu, dass zeitgleich mehrere Disziplinen und Berufsgruppen am gleichen Patienten tätig werden. Dieses Zusammenwirken erfordert nicht nur gegenseitige Rücksichtnahme, sondern auch Kommunikationsformen, die für alle Beteiligten sicher verständlich sind und auch in Krisensituationen funktionieren.

> Krankenhäuser sind hochkomplexe Arbeitsplätze

❯ **Die Möglichkeit, Technik nahezu unbegrenzt anzuhäufen, kann leicht dazu verleiten, Systeme zu installieren, die schon im Ruhezustand unübersichtlich und im Betrieb dann kaum mehr zu beherrschen sind. Hiervon betroffen sind vor allem die Anästhesie und Intensivstationen, aber auch andere Bereiche, wie z. B. Dialyse- oder Diagnostikeinheiten.**

Auch bei Verwendung von modernen Geräten, die mit Multifunktionsdisplays und interaktiver Menüsteuerung ausgestattet sind, wird eine erstaunliche Anzahl an Bedienelementen und Anzeigen erreicht. Selbst an einem durchschnittlichen Anästhesie- oder Intensivarbeitsplatz befinden sich vergleichbar viele Tasten, sonstige Bedienelemente, schriftliche, numerische und graphische Anzeigen, wie im Cockpit eines modernen Flugzeuges. Ein Flugzeugcockpit wird jedoch von einem einzelnen Hersteller produziert, dadurch ist es möglich, beim Design

> Mit einem Flugzeugcockpit vergleichbare Komplexität an manchen Arbeitsplätzen

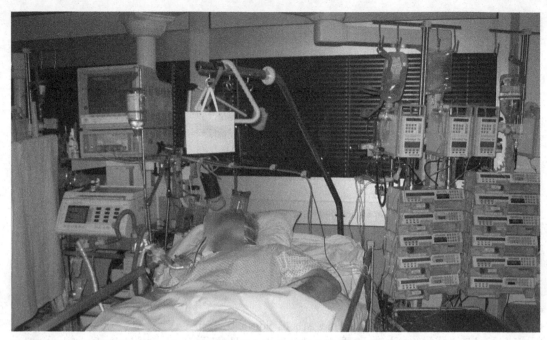

◻ Abb. 2.12   Komplexität durch Kombination vieler Medizingeräte. An einem Bettenplatz einer Intensivstation befinden sich mehrere hundert Bedienelemente und Anzeigen. Ergonomische Grundsätze finden hierbei kaum Berücksichtigung

ergonomische Gesichtspunkte zu berücksichtigen. Wichtige Anzeigen und Bedienelemente werden hierarchisch, d. h. ihrer Priorität entsprechend, angeordnet. Auch Medizingeräte werden zunehmend unter diesem Aspekt konstruiert. Allerdings kommt zumeist ein Sammelsurium von Einzelgeräten zum Einsatz. Die meisten dieser Geräte sind, isoliert betrachtet, durchaus überschaubar und gut anzuwenden, erst in der Kombination entsteht die Komplexität, aus der Gefahren entstehen (◻ Abb. 2.12).

Allgemeinstationen werden gemeinhin als wesentlich weniger komplexe Arbeitsgebiete angesehen. Hierbei darf jedoch nicht vergessen werden, dass sich dort die Problematik durch ganz andere Faktoren ergibt. Es sind zwar hier weniger Geräte zu bedienen und die Patienten befinden sich nicht im Zustand akuter vitaler Bedrohung. Dafür ist für eine viel größere Klientel eine Vielzahl von diagnostischen oder therapeutischen Maßnahmen zu organisieren und durchzuführen. Medikamente sind anzuordnen und zu verabreichen, Grund- und Behandlungspflege ist durchzuführen, der Dokumentationspflicht muss nachgekommen werden und administrative Aufgaben sind zu erledigen. Hinzu kommen noch viele andere Tätigkeiten, die sich in Verbindung mit Diagnostik und Behandlung ergeben. Wegen der immer kürzer werdenden Verweildauer müssen immer mehr Patienten in immer kürzerer Zeit immer aufwendiger versorgt werden. Zudem ist auf den Stationen ein relativ hoher Anteil an Auszubildenden und Hilfskräften anzutreffen, deren Arbeit vom Fachpersonal überwacht werden muss. Ein in seiner Wirksamkeit häufig unterschätztes Problem auf Allgemeinstationen ist die hohe Frequenz von Unterbrechungen der verschiedensten Art. Anrufe, Hilfestellungen für Kollegen, Anliegen von Patienten oder Angehörigen etc. führen vor allem bei pflegerischen Arbeitsabläufen zu ständigen Unterbrechungen. Aus anderen Branchen ist bekannt, dass dies eine deutliche Erhöhung der Fehlerquote nach sich zieht. Bei realistischer Betrachtung zeigt sich jedoch, wie gering hier die Möglichkeiten sind, die Unterbrechungen tatsächlich zu vermeiden. Diese Tatsache darf allerdings nicht zur Resignation gegenüber diesem Problem führen. Vielmehr muss diese Fehlerquelle als systemimmanenter Einflussfaktor einkalkuliert werden.

2.4   Hierarchiebarrieren abbauen

Beispiel

Im Jahre 1707 segelte der britische Admiral Sir Clowdisley Shovell mit einer Flottille von fünf Schiffen von Gibraltar in Richtung England. Wegen des dichten Nebels wurde befürchtet, die Schiffe könnten auf Grund laufen. Bei den Positionsbestimmungen kam man zum Ergebnis, dass die Flottille sich vor der Küste der Bretagne befinde. Deshalb befahl Admiral Shovell einen Nordkurs, der in offenes Gewässer führen würde. Ein einfacher Matrose hatte jedoch auf eigene Faust Positionsbestimmungen vorgenommen und kam dabei zu dem Schluss, dass sie sich viel weiter nördlich befinden müssten als allgemein angenommen (◘ Abb. 2.13). Seinen Berechnungen nach würde der angeordnete Kurs die Schiffe in große Gefahr bringen. Damals war es für einen einfachen Seemann allerdings bei Todesstrafe verboten, einen Offizier unaufgefordert anzusprechen. Dennoch wies er seine Vorgesetzten auf die von ihm erkannte Gefahr hin. Sein Mut wurde jedoch nicht belohnt – im Gegenteil, die Offiziere ignorierten nicht nur die Warnung, sondern ließen ihn noch am selben Tag wegen Meuterei hinrichten. Dabei lag er mit seinen Berechnungen durchaus richtig, nachts liefen dann vier der fünf Schiffe bei den Scilly Islands auf Grund, wobei über 2000 Seeleute ihr Leben verloren. Admiral Shovell überlebte zwar zunächst die Havarie und konnte sich an Land retten, wurde dort jedoch von Strandräubern ermordet. Diese Tragödie wäre vielleicht zu verhindern gewesen, wenn man dem Matrosen Glauben geschenkt hätte. Aus damaliger Sicht war dies jedoch nahezu undenkbar. Wegen den katastrophalen Bedingungen an Bord gingen damals nur sehr wenige Matrosen freiwillig zur Marine, sondern wurden zumeist durch sogenanntes „Shanghaien" gewonnen, d. h. stark betrunken gemacht und in diesem Zustand verpflichtet. Dementsprechend schlecht waren die meisten Seeleute motiviert und nur durch eiserne Disziplin gelang es, Meutereien zu verhindern. Für Admiral Shovell und seine Offiziere dürfte es deshalb gänzlich außerhalb ihres Vorstellungsvermögens gewesen sein, dass sich ein einfacher Matrose freiwillig engagiert und damit sogar richtig liegt.

2

□ Abb. 2.13   Admiral Shovell wähnte sich vor der Küste der Bretagne. Tatsächlich befand er sich aber viel weiter nördlich. Der angeordnete Kurs führte direkt in die gefährlichen Gewässer der Scilly Islands. Warnende Hinweise eines Matrosen ignorierte er nicht nur, sondern bestrafte den Untergebenen sogar mit dem Tode. (Bild von Admiral Shovell: National Maritime Museum London)

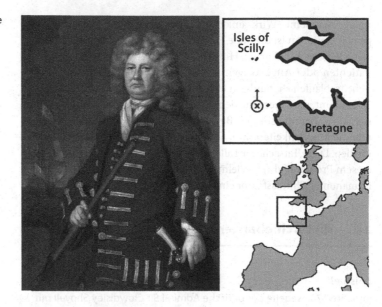

Führung ist ein wichtiges Qualitätsmerkmal, das jedoch keine Barriere darstellen darf

Der Abbau von Hierarchiebarrieren entlastet auch die Führungskräfte

Dieses Ereignis liegt schon sehr lange zurück und hat, oberflächlich betrachtet, nichts mit der modernen Welt zu tun. Dennoch gibt es auch heute noch die verschiedensten Formen des „Shovellismus", die immer wieder zu kleinen und großen Katastrophen führen. Führung ist prinzipiell nicht als negativ zu beurteilen, sie gilt sogar als wichtiges Qualitätsmerkmal in einem Unternehmen. Der Abbau von Hierarchiebarrieren darf deswegen auch nicht mit der Missachtung von Rangordnungen verwechselt werden. In vielen Hochrisiko-/Hochsicherheitsbereichen ist man dennoch dazu übergegangen, Hierarchiebarrieren zunehmend abzubauen. So räumen beispielsweise viele Fluggesellschaften ihren Copiloten weitgehende Rechte gegenüber den Flugkapitänen ein. Hat ein Copilot etwa während eines Landeanfluges den Eindruck, dass eine sichere Landung nicht möglich ist, kann er mit den Worten „Go around!" ein Durchstartmanöver verlangen. Die verschiedenen Besatzungsmitglieder werden von ihren Gesellschaften sogar ausdrücklich ermutigt, sich im Interesse der Sicherheit notfalls auch gegenüber Vorgesetzten durchzusetzen. Hiermit soll jedoch nicht die Autorität der Flugkapitäne untergraben werden, denn auch in der Fliegerei ist Führungskompetenz unentbehrlich. Es geht vielmehr darum, die leitenden Piloten vor Fehlern zu bewahren, die sich unter anderem durch starke Arbeitsbelastung oder Fixierung auf Einzelaufgaben ergeben können. Eine solche kooperative Zusammenarbeit im Cockpit, die nicht an Hierarchiebarrieren scheitert, ergibt sich allerdings nicht von alleine, sondern muss erlernt werden. Die Fähigkeit zum Teamwork gilt deswegen auch als wichtige Voraussetzung für die Übernahme der Position des leitenden Piloten. Ein weiteres gutes Beispiel für die Überwindung von Hierarchiebarrieren stellt die bereits erwähnte

Arbeitsweise auf dem Flugdeck eines Flugzeugträgers dar. Die sonst auf Kriegsschiffen sehr strenge Disziplin wird hier teilweise außer Kraft gesetzt. Jedes Teammitglied ist, unabhängig von Rang und Dienstalter, nicht nur dazu berechtigt, sondern sogar verpflichtet, auf bestehende Risiken hinzuweisen. In letzter Konsequenz kann dies beispielsweise bedeuten, dass auch der rangniedrigste Mitarbeiter den kompletten Flugbetrieb stoppen kann/muss, wenn er akute Gefahren erkennt. Dies gilt im Übrigen auch, wenn Fehler von Vorgesetzten erkannt werden. Ein solches Verhalten bleibt prinzipiell frei von negativen Konsequenzen und wird von der Führungsebene sogar ausdrücklich gefördert. Von diesen Grundsätzen wird auch nicht abgewichen, wenn sich im Nachhinein eine falsche Einschätzung der Situation herausstellen sollte.

Im Krankenhauswesen ist diese Denkweise noch nicht sehr verbreitet. Gerade die starke Prägung einer Abteilung oder eines ganzen Hauses durch einzelne Personen kann sich sehr unterschiedlich auswirken. Leitende Ärzte, Pflege- und Verwaltungskräfte können durch ihre persönliche Einstellung sehr großen Einfluss auf die Arbeitsweise in ihrem Verantwortungsbereich ausüben. Dies kann sich bei risikobewussten Vorgesetzten, die sich über ihre Vorbildfunktion im Klaren sind, durchaus positiv auswirken. Wird jedoch von den Führungskräften kein großer Wert auf Faktoren wie Sicherheit oder Risikovermeidung gelegt, dann kann dies fatale Folgen haben. Das ganze Team wird sich in diesem Fall ähnlich verhalten. Bemühungen Einzelner werden dann auch auf wenig Verständnis stoßen oder vielleicht sogar unterbunden werden.

> **Der offene Dialog innerhalb eines Krankenhauses wird nicht selten durch diese starren Hierarchiestrukturen erschwert. Nur allzu häufig wird die Bedeutung eines Hinweises oder einer Warnung vom Berufsstand oder der Stellung innerhalb der Krankenhaushierarchie abhängig gemacht. Teilweise wird sogar ganzen Berufsgruppen (z. B. Pflegedienst) oder Hierarchieebenen (z. B. Assistenzärzte) pauschal die Kompetenz und Berechtigung abgesprochen, auf Risiken hinzuweisen.**

> Leitende Ärzte und Pflegekräfte üben großen Einfluss auf die Arbeitsweise in ihren Verantwortungsbereichen aus

Dabei sind es oft die neuen Mitarbeiter oder Angehörige anderer Berufsgruppen, die noch einen relativ unvoreingenommenen Blick auf die Gesamtsituation haben und deshalb manche Risiken auch leichter erkennen können. Vielfach erschwert bei alteingesessenen Mitarbeitern bekanntlich eine Art Betriebsblindheit die objektive Beurteilung ihres Verhaltens. Deshalb sollte auch Außenstehenden und Neulingen die Möglichkeit eingeräumt werden, Kritik zu äußern und auf riskante Gewohnheiten hinzuweisen.

Allerdings ist es nicht immer einfach, Vorgesetzte auf Risiken oder gar Fehler hinzuweisen. Hier wirkt sich das traditionelle, über Jahre hinweg entstandene Selbstverständnis von Führungskräften im Krankenhaus stark hemmend aus. Bei einer vergleichenden Umfrage wurde

2

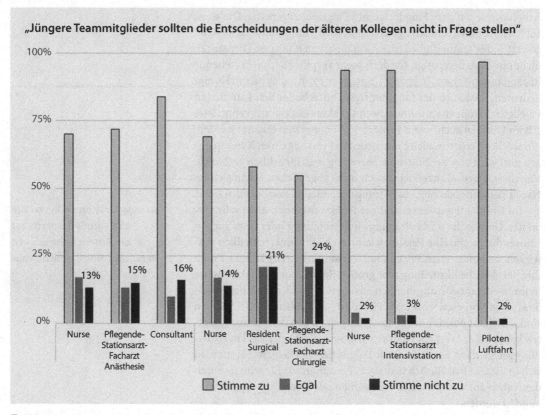

„Jüngere Teammitglieder sollten die Entscheidungen der älteren Kollegen nicht in Frage stellen"

☐ **Abb. 2.14** Eine vergleichende Umfrage, die bei Piloten, Pflegekräften und Ärzten durchgeführt wurde, zeigt enorme Unterschiede hinsichtlich bestehender Hierarchiebarrieren. (Mod. nach Sexton et al. 2000)

beispielsweise der Unterschied zwischen Piloten, Ärzten und Pflegekräften untersucht. Dabei stimmten der Aussage „Unerfahrene Teammitglieder sollten nicht die Entscheidungen der Erfahreneren in Frage stellen" nur 2% der Piloten, aber bis zu 24% der befragten Fachärzte zu (☐ Abb. 2.14).

Führungskompetenz bedeutet auch, Kritik zu dulden

Führungskompetenz bedeutet aber auch, Kritik zu dulden, dies gilt besonders, wenn sie berechtigt ist und im Sinne der Patientensicherheit geäußert wird. Sorgen um die Verlängerung des Arbeitsvertrages oder um Aufstiegschancen mindern natürlich die Bereitschaft der Mitarbeiter, sich in dieser Weise gegenüber ihren Vorgesetzten zu äußern. Deswegen sind leitende Krankenhausmitarbeiter gefordert, ein offenes Klima zu schaffen, in dem konstruktive Kritik geduldet, ja sogar erwünscht ist. Beispielhaft sei hier die Angewohnheit eines Anästhesie-Chefarztes genannt, der bei der Zusammenarbeit mit neuen Assistenzärzten absichtlich kleinere Fehler machte. Stellte er fest, dass sie nicht den Mut aufbrachten, ihn darauf aufmerksam zu machen, ermahnte er sie ausdrücklich, dass der Schutz des Patienten wichtiger als die Autorität des Chefarztes sei.

2.5 Einheitliche Arbeitsabläufe einführen

Beispiel

In der Nacht des 01.07.2002 befand sich ein Flugzeug vom Typ Tupolew TU 154 auf dem Flug von Moskau in Richtung Barcelona. An Bord der aus Baschkirien stammenden Maschine befanden sich 45 Kinder unter den 69 Insassen. Zur gleichen Zeit flog eine Frachtmaschine (Boeing 757-200) von Bergamo nach Brüssel. Der Weg der Flugzeuge, die in der gleichen einer Höhe von 36.000 Fuß (ca. 11.500 Meter) flogen, kreuzte sich über dem Bodensee. Um Kollisionen zu vermeiden, sind moderne Flugzeuge mit TCAS (Traffic Alert and Collision Avoidance System) ausgestattet. Befinden sich zwei Flugzeuge auf Kollisionskurs, erfolgt sofort eine akustische und optische Warnung an die Besatzung. Die Geräte in den Flugzeugen kommunizieren auch miteinander und geben jeweils gegenläufige Anweisungen zum Steig- bzw. Sinkflug. Um 22:34 Uhr wurden die Besatzungen in beiden Maschinen von den TCAS-Geräten über einen drohenden Zusammenstoß informiert. Wenige Sekunden später erhält die Crew der Tupolew vom Fluglotsen die Aufforderung, schnell um 1000 Fuß zu sinken. Diesem Kommando wurde Folge geleistet, obwohl das TCAS einen Steigflug anordnete. Zeitgleich erhielt die Besatzung der Boeing automatisch von ihrem TCAS-Gerät das Kommando zum Sinkflug (◘ Abb. 2.15). Beide Flugzeuge befanden sich nun auf dem Sinkflug, der Fluglotse wiederholte nochmals seine Anweisung an die Tupolew, Höhe zu reduzieren. Kurz darauf kam es dann in ca. 35.000 Fuß Höhe in der Nähe der Stadt Überlingen zum Zusammenstoß. Für die insgesamt 71 Insassen in den beiden Flugzeugen gab es keine Überlebenschance (◘ Abb. 2.16). Wie so oft ist es hier nicht einfach, die Unglücksursache zu klären. Es ist sicherlich nicht angemessen, den Piloten, dem später ermordeten Fluglotsen oder der Flugsicherungsgesellschaft die alleinige Verantwortung aufzubürden. Bei der Bewertung des Unfallhergangs müssen viele Begleitumstände berücksichtigt werden. Das entscheidende Glied in dieser Unglückskette wurde durch die widersprüchlichen Kommandos des TCAS und des Fluglotsen eingefügt. In manchen Fluggesellschaften ist durch Standards festgelegt, sich im Zweifelsfall auf das TCAS zu verlassen. Durch Einhaltung dieser Regel wäre das Unglück vermutlich zu vermeiden gewesen.

Gerade in der Berufsluftfahrt existiert eine Vielzahl von festgelegten Verfahren, mit denen einheitliche Verhaltensmuster erreicht werden sollen. Hier ist bekannt, dass bis zu 80% aller kritischen Situationen auf die Nichtbeachtung dieser Standard Operating Procedures (SOPs) zurückzuführen sind. Der Hauptvorteil von vereinheitlichten Verfahren ist hauptsächlich darin zu sehen, dass sie allgemein gültig sind und damit gleichbleibende Arbeitsabläufe, unabhängig von Tageszeit, Motivation, Ausbildungs- und Erfahrungsstand, gewährleisten. Neulingen dienen sie vor allem als Richtschnur und Entscheidungshilfe.

> Einheitliche Abläufe können unabhängig von Tageszeit, Motivation, Ausbildungs- und Erfahrungsstand wirksam sein

2

■ **Abb. 2.15**   Der Unfallhergang der Katastrophe von Überlingen gilt als Beispiel für die Bedeutsamkeit von einheitlichen Arbeitsabläufen

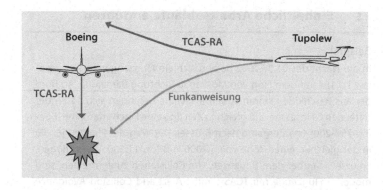

■ **Abb. 2.16**   Beim Zusammenstoß der beiden Flugzeuge kamen 71 Menschen, darunter 45 Kinder, ums Leben. (Bild: C. Gorber, Feuerwehr Überlingen, mit freundlicher Genehmigung)

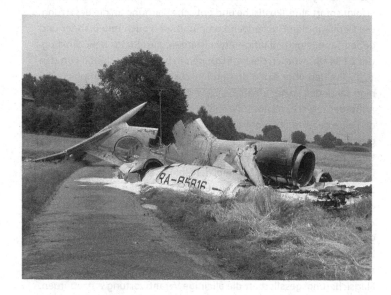

Für Erfahrene sind sie eher als Orientierungshilfe, zur kontinuierlichen Selbstbewertung – aber auch zur Aufrechterhaltung des eigenen Niveaus zu verstehen. Gerade von erfahrenen Mitarbeitern wird der Sinn von vereinheitlichten Handlungsanweisungen immer wieder in Zweifel gezogen. Sie haben die eigenen Arbeitsabläufe schon so sehr verinnerlicht, dass sie deshalb eine schriftliche Fixierung für entbehrlich halten. Berufsanfänger oder neue Teammitglieder können jedoch nicht auf einen solchen Erfahrungsschatz zurückgreifen und sind deshalb auf eine Hilfestellung durch feste Vorgaben angewiesen.

Praxistipp

Die Erstellung von Pflegestandards, Verfahrensanweisungen, SOPs, Leitlinien etc. ist teilweise sehr zeitaufwendig und erfordert viel Fachwissen. In vielen Krankenhäusern haben sich zu diesem Zweck eigene Arbeitsgruppen gebildet. Dabei wird häufig viel Zeit und Energie für die Basiselemente, die zumeist schon anderen Ortes existieren, verbraucht. Im übertragenen Sinne wird gewissermaßen das Rad immer wieder neu erfunden. Dabei gibt es durchaus die Möglichkeit, auf vorhandene Elemente zurückzugreifen. So sind mittlerweile eigene Tauschbörsen im Aufbau begriffen (z. B. SOP-Tauschbörse der DGAI). Auch ein offener Austausch zwischen einzelnen Häusern erspart viel Mühe und sollte deshalb entsprechend intensiviert werden. Besonders das Internet bietet hierzu vielfältige Möglichkeiten.

Standardisierung darf allerdings auch nicht als „Gleichmacherei", ohne Berücksichtigung von individuellen Unterschieden, missverstanden werden. Vielmehr soll damit ein Handlungskorridor geschaffen werden, der in begründeten Ausnahmefällen auch verlassen werden kann. Die Anwendbarkeit von solchen Handlungsanweisungen in der täglichen Praxis ist von entscheidender Bedeutung. Insbesondere darf es dabei nicht zu einer Einschränkung der situativen Flexibilität, die im Krankenhausalltag täglich aufs Neue erforderlich ist, kommen.

> Überzogene Anforderungen, die sich nicht realisieren lassen, wirken demotivierend und haben zur Folge, dass sie von Anfang an nicht eingehalten werden (können). Im umgekehrten Fall, wenn sie auf zu niedrigem Niveau angesiedelt sind, würde damit ein unzureichendes Ergebnis der erbrachten Leistungen schon vorab fixiert werden. Vielmehr sollte die Chance genutzt werden, durch die jährlich bis halbjährlich notwendig werdenden Aktualisierungen die Qualität schrittweise anzuheben.

Standardisierte Handlungsanweisungen können auch eine erhebliche juristische Bedeutung haben. Im Falle eines Rechtsstreites können sie als Beweismittel für Art und Umfang von vorgenommenen Maßnahmen dienen. Hierbei ist jedoch zu beachten, dass immer der Stand, der zum Zeitpunkt des gerichtsanhängigen Vorfalls gültig war, herangezogen wird. Da zwischen Ereignis, Klageerhebung und Prozess durchaus mehrere Jahre liegen können, ist es wichtig, das Datum der Erstellung und gegebenenfalls auch das Datum der vorgenommenen Änderungen zu vermerken. Dies kann z. B. in Form einer einheitlich gestalteten Fußzeile, in der alle relevanten Angaben erscheinen, geschehen (◙ Abb. 2.17). Überholte Pflegestandards, SOPs, Patientenpfade, Leit- und Richtlinien etc. sollten deshalb immer in chronologischer Reihenfolge archiviert werden. Moderne Dokumentenlenkungssysteme, bei denen Erstellungsdaten, Versionsnummern etc. automatisch erfasst werden und sogar per Mail an die regelmäßig erforderlichen Überarbeitungen erinnern, können dabei eine große Hilfe darstellen.

Standardisierung ist keine Gleichmacherei

2

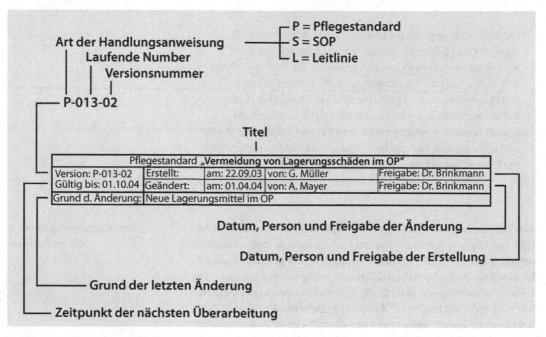

■ **Abb. 2.17**   Alle erstellten Standards, SOPs, Leit- und Richtlinien sollten mit einheitlichen Fußzeilen versehen werden. (Mod. nach Martin et al. 2003, mit freundlicher Genehmigung)

2.5.1 Standardisierung ärztlicher Tätigkeiten

Die meisten
Patientenbehandlungen
werden bereits nach
einheitlichen Regeln
durchgeführt

Die Standardisierung ärztlicher Tätigkeiten wird innerhalb der Ärzteschaft zum Teil noch sehr kontrovers diskutiert. Kritiker führen vor allem die Sorge um eine mögliche Beeinträchtigung der ärztlichen Entscheidungsfreiheit und damit eine Verringerung der Versorgungsqualität ins Feld. Zudem könnte auch die Umsetzung des medizinischen Fortschritts in die Praxis blockiert werden, da die schriftliche Niederlegung von Therapieformen gleichzeitig auch den Ausschluss anderer (neuerer) Verfahren bedeuten würde. Befürworter halten dagegen, dass ein sehr großer Prozentsatz der Patienten schon heute nach relativ einheitlichen Regeln, die von Fachgesellschaften und leitenden Ärzten vorgegeben sind, behandelt wird. Eine schriftliche Niederlegung dieser Prozeduren wäre deshalb nur konsequent, um Handlungs- und Rechtssicherheit zu schaffen. Wichtige Grundvoraussetzungen für die Standardisierung ärztlicher Tätigkeiten ist allerdings ein hohes Maß an wissenschaftlicher Validität, basierend auf einem breiten Konsens, der idealerweise unter den Grundsätzen der Evidence-Based Medicine (EBM) gefunden wurde. Die Begriffe „Standard", „Empfehlung", „Stellungnahme", „Leitlinie" und „Richtlinie" werden teilweise sehr unterschiedlich verwendet und gedeutet. Im Laufe der Zeit haben sich jedoch Definitionen herauskristallisiert, deren Einhaltung vor allem in Hinsicht auf ihre rechtliche und medizinische Verbindlichkeit bedeutsam ist.

- **Standard**

Die Arbeitsgemeinschaft der wissenschaftlichen medizinischen Fachgesellschaften (AWMF) empfiehlt, den Begriff „Standard" nicht mehr zu verwenden, da er im deutschen Sprachgebrauch zu unterschiedlich verwendet wird. Im Gegensatz hierzu hat sich im Pflegebereich der Begriff „Standard" fest eingebürgert.

- **Empfehlungen und Stellungnahmen**

Empfehlungen und Stellungnahmen stammen zumeist von Einzelpersonen oder Fachgesellschaften, sie sind für gewöhnlich als nicht bindend anzusehen. Sie können dennoch sehr bedeutsam sein, besonders wenn zur Thematik noch keine Leit oder Richtlinien existieren.

- **Leitlinien**

„Leitlinien sind systematisch entwickelte Darstellungen und Empfehlungen mit dem Zweck, Ärzte und Patienten bei der Entscheidung über angemessene Maßnahmen der Krankenversorgung *(Prävention, Diagnostik, Therapie und Nachsorge)* unter spezifischen medizinischen Umständen zu unterstützen" (Definition der AWMF). Sie stellen also den Stand aktuellen Wissens, basierend auf wissenschaftlichen Studien und Expertenwissen zu einem bestimmten Zeitpunkt dar. Ihre Umsetzung muss immer „unter Berücksichtigung der beim individuellen Patienten vorliegenden Gegebenheiten und der verfügbaren Ressourcen" getroffen werden und erlauben deshalb auch einen gewissen Handlungsspielraum. Leitlinien können innerhalb eines Krankenhauses, einer Disziplin, aber auch fachübergreifend erstellt werden.

- **Richtlinien**

„Richtlinien sind Handlungsregeln einer gesetzlich, berufsrechtlich, standesrechtlich oder satzungsrechtlich legitimierten Institution, die für den Rechtsraum dieser Institution verbindlich sind und deren Nichtbeachtung definierte Sanktionen nach sich ziehen kann" (Definition der AWMF). Hinsichtlich ihrer Verbindlichkeit kommt den Richtlinien deshalb eine größere Bedeutung zu als den Leitlinien. Der individuelle Handlungsspielraum wird somit wesentlich stärker eingeschränkt, als es z. B. durch Leitlinien der Fall ist. Da Richtlinien von einer legitimierten Institution erstellt werden, sind sie als allgemein gültig anzusehen.

2.5.2 Standardisierung pflegerischer Tätigkeiten

Pflegestandards kommen schon seit relativ langer Zeit zur Anwendung. Zumeist handelt es sich hierbei um Prozessstandards, mit denen die verschiedenen pflegerischen Tätigkeiten festgelegt sind. Eine sehr wichtige Ergänzung stellen die sogenannten Expertenstandards dar, die auf einen breiten Konsens von Fachleuten beruhen.

Pflegestandards werden in folgende drei Hauptkategorien untergeteilt.

2

- **Allgemeine Verfahrensabläufe**

Durch eine einheitliche Abwicklung von Routinetätigkeiten wird für alle Beteiligten mehr Verlässlichkeit erreicht. Gleichzeitig zeigt die Erfahrung, dass die verschiedenen Abläufe dadurch auch wesentlich weniger störungsanfällig sind. Dies gilt besonders, wenn verschiedene Berufsgruppen und Disziplinen gleichzeitig tätig werden, ohne allgemein gültige Regelungen bleibt Teamwork mehr oder weniger dem Zufall überlassen (▶ Abschn. 2.5.3).

- **Behandlungsstandards**

Viele pflegerische Maßnahmen sind sehr gut für eine Standardisierung geeignet. Deshalb haben sich die sogenannten Behandlungsstandards schon relativ früh durchgesetzt. Sie gelten heute als allgemein anerkanntes Werkzeug für die Einarbeitung von Mitarbeitern sowie zur Sicherstellung einer gleichbleibenden Qualität und einheitlichen Vorgehensweise.

- **Standards für Sonderfälle**

In einem Krankenhaus ist immer mit dem Auftreten von Sonderfällen zu rechnen. Viele dieser Fälle können in gewissem Umfang vorgeplant werden. Um die Bewältigung einer solchen Situation nicht dem Zufall zu überlassen und den gerade anwesenden Mitarbeitern wichtige Entscheidungen abzunehmen, haben sich Standards für Sonderfälle bewährt. Denkbar wären beispielsweise Handlungsanweisungen für Infektions-, Zwischen- oder Todesfälle, Katastrophen- und Gefahrensituationen.

2.5.3 Berufsgruppenübergreifende Regelungen

Berufsgruppenüberschreitende Regelungen werden zunehmend an Bedeutung gewinnen

Einheitliche Handlungsabläufe sind nur dann sinnvoll, wenn sie auch durchgehend eingehalten werden. Deswegen ist es sehr wichtig, alle beteiligten Berufsgruppen zu berücksichtigen und auch einzubinden. Besonders mit Blick auf die heute übliche hohe Behandlungsdichte sind berufsgruppenübergreifende Regelungen nicht nur als Instrument des Risikomanagements, sondern auch als Beitrag zu effektiven und wirtschaftlichen Abläufen zu sehen.

- **Verfahrensanweisungen/Standard Operating Procedures**

Im Laufe der letzten Jahre haben sich im Krankenhauswesen zunehmend die Begriffe „Verfahrensanweisung" und „Standard Operating Procedure" (SOP) etabliert, die zuvor vor allem in technischen Arbeitsbereichen verbreitet waren. In erster Linie sind darunter schriftlich niedergelegte Handlungs- und Verhaltensanweisungen für bestimmte Situationen oder Tätigkeiten zu verstehen. Sie sollen einheitliche Abläufe sicherstellen, gleich wann, wo oder von wem sie durchgeführt werden. In einem Krankenhaus lassen sich viele Maßnahmen und Sachverhalte durch SOPs regeln. Ein typisches Beispiel hierfür stellen die in SOPs zusammengefassten Qualitätsstandards in der Transfusionsmedizin dar. Sie werden zunehmend im Rahmen der Richtlinien der Bundesärztekammer zur Gewinnung von Blut und Blutbestandteilen und zur Anwendung von Blutprodukten (Hämotherapie) eingeführt.

■ Patientenpfade

Patientenpfade (auch „Klinische Pfade", „Behandlungspfade" oder „Clinical Pathways" genannt) sind vorgegebene Behandlungsabläufe, in die alle beteiligten Berufsgruppen und Disziplinen eingebunden sind. Einer der hierbei zu Grunde liegenden Leitgedanken ist die Tatsache, dass ohnehin schon ein großer Teil der Patienten nach einem weitgehend festen Behandlungsschema versorgt wird. Ziel einer Strukturierung dieser Abläufe ist die wirtschaftliche Nutzung der vorhandenen Ressourcen, die bessere Planbarkeit der Abläufe sowie das Erreichen einer größeren Handlungssicherheit für alle Beteiligten. Patientenpfade dürfen nicht als Standardlösung für alle Patienten missverstanden werden („Kochbuchmedizin"), sondern sollen für definierte Krankheitsbilder die diagnostischen und therapeutischen Verfahren aufzeigen, die üblicherweise erforderlich sind. Dadurch wird ein Handlungskorridor geschaffen, der gegebenenfalls auch verlassen werden kann. Für die Akzeptanz von Patientenpfaden ist es sehr wichtig, dass keine allgemeinen Standardlösungen, sondern selbst entwickelte, mit allen beteiligten Berufsgruppen und Disziplinen vereinbarte Lösungen verwendet werden. Ebenso müssen innerhalb eines Patientenpfades auch alternative Pfadverzweigungen vorhanden sein, um auch während der laufenden Behandlung eine Angleichung an die tatsächliche Situation zu ermöglichen.

2.6   Redundanzen schaffen

Beispiel

Am Abend des 26.09.2000 befand sich die griechische Fähre „Express Samina" auf dem Weg zur Ferieninsel Paros. Gegen 22:30 h ca. 3 Kilometer vor dem Zielhafen von Paroikia lief das Schiff mit voller Kraft gegen eine kleine Felseninsel. Innerhalb von nur 25 Minuten sank die „Express Samina", von den an Bord befindlichen Passagieren und Besatzungsmitgliedern ertranken 80 Menschen. Anfangs konnte sich niemand erklären, wie es zu dieser Katastrophe überhaupt kommen konnte. Das Felsenriff ist allen Seeleuten in der Region bekannt und zudem gut sichtbar mit Warnleuchten gekennzeichnet. „Man muss blind sein, es nicht zu sehen!" äußerte sich der Leiter der Küstenwache. Zu einem ähnlichen Schluss kam der Chef der Fährgesellschaft bei einer Pressekonferenz: „Wer auch immer am Ruder war, muss blind gewesen sein." Schon bald verdichteten sich jedoch Gerüchte, dass die Brücke nicht adäquat besetzt war. Nach übereinstimmenden Zeugenaussagen befanden sich der Kapitän sowie andere Offiziere zum Zeitpunkt des Unglücks in der Bar der ersten Klasse und sahen sich im Fernsehen

2

das Champions-League-Spiel Hamburger SV gegen Panthinaikos Athen an. Wer letztlich das Schiff steuerte, konnte nicht mehr sicher geklärt werden. Viele Passagiere gaben jedoch zu Protokoll, dass sich auf der Brücke lediglich ein einzelner Matrose befand. Es ist sehr wahrscheinlich, dass der Fehler, das gut beleuchtete Hindernis zu übersehen, nicht geschehen wäre, wenn sich mindestens eine weitere Person auf der Brücke aufgehalten hätte.

Redundanzen schaffen Sicherheitsreserven

Obwohl technische Hilfsmittel es inzwischen erlauben, Schiffe, Flugzeuge oder auch Anlagen in der chemischen Industrie und in Kernkraftwerken von einem einzelnen Anwender zu steuern, werden sie aus gutem Grund zumeist von einem Team bedient. Durch „Redundanz" wird hier zusätzliche Sicherheit geschaffen. Im eigentlichen Sinne kann dieser Begriff mit Überladung oder Überfluss erklärt werden, beim Risikomanagement versteht man darunter die zwei- oder mehrfache Vergabe von wichtigen Funktionen. Im Normalfall ist es zwar nicht notwendig, Aufgaben doppelt zu vergeben, bei auftretenden Problemen wird dadurch jedoch ein wertvolles „Sicherheitspolster" geschaffen, mit dem der Ausfall oder die Fehlfunktion einer einzelnen Komponente des Sicherheitssystems (bzw. der Fehler eines Einzelnen) kompensiert werden kann. Im technischen Bereich ist dies schon zumeist realisiert. Hier gilt die Regel, dass auch nach Ausfall einer wichtigen Komponente die Funktion weiterhin gewährleistet wird oder zumindest keine Gefahr drohen darf. Ein anschauliches Beispiel hierfür ist die Stromversorgung eines Krankenhauses. Wenn die reguläre Stromversorgung ausfallen sollte, wird automatisch ein Notstromaggregat gestartet. Da bei vielen Geräten auch ein kurzfristiger Stromausfall nicht tolerabel ist, können leistungsstarke Akkumulatoren diese Zeit überbrücken (◨ Abb. 2.18).

> ❯ **Redundante Systeme sind ausschließlich als Schutz gegen unvorhergesehene Ereignisse gedacht. Keinesfalls dürfen sie dazu verleiten, alle vorhandenen Sicherheitsreserven schon im Routinebetrieb auszureizen.**

Das Vier-Augen-Prinzip ermöglicht es, Fehler frühzeitig zu erkennen

Redundanzen können aber nicht nur in technischer Hinsicht, sondern auch auf der Handlungsebene geschaffen werden. Darunter ist natürlich nicht zu verstehen, dass Arbeiten, die zuvor von einem Einzelnen durchgeführt wurden, nun zu zweit erledigt werden sollen. Vielmehr ist darunter die laufende Kontrolle der Tätigkeiten durch eine zweite Person, die Fehler erkennen kann, bevor es zu Folgen kommt, gemeint. In der Praxis ist dies zwar nicht immer durchführbar, trotzdem sollten, wo immer es möglich ist, Redundanzen geschaffen werden. Bei vielen parallel tätig werdenden Disziplinen (z. B. im OP) findet schon heute mehr oder weniger unbewusst eine kontinuierliche gegenseitige Überwachung statt. In gewisser Weise widerspricht dies dem sogenannten Vertrauensgrundsatz, wonach man sich auf die korrekte Durchführung der Tätigkeiten anderer Berufsgruppen oder Abteilungen prinzipiell verlassen kann. Dies hat jedoch vor allem juristische Bedeutung und

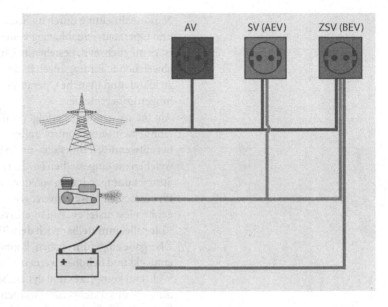

☐ Abb. 2.18 Die mehrfache Absicherung der Stromversorgung ist ein gutes Beispiel für die Schaffung von Sicherheit durch Redundanzen. *AV* Allgemeine Versorgung, *SV* Sicherheitsstromversorgung, *AEV* Allgemeine Ersatzstromversorgung, *ZSV* Zusätzliche Stromversorgung, *BEV* Besondere Ersatzversorgung

schließt deswegen nicht die Übernahme einer gegenseitigen kollegialen Kontrollfunktion aus. Die Tatsache, dass Handlungsfehler wesentlich wahrscheinlicher und häufiger sind als z. B. technisches Versagen, verdeutlicht, wie lebenswichtig es ist, auch hier eine zweite Sicherheitsebene einzuführen. Dieses „Vier-Augen-Prinzip" macht es möglich, Fehler einzelner Mitarbeiter frühzeitig zu erkennen und so in ihrer Wirkung abzufangen („Fehlertoleranz" des Systems). Dies ist deshalb so wichtig, weil die Erfahrung zeigt, dass die Verursacher ihre Fehler eher selten selbst rechtzeitig bemerken. Die Kontrolle durch eine zweite Person muss allerdings auch innerlich zugelassen und nicht als Überwachung oder Misstrauen gedeutet werden. Dies gilt besonders, wenn berufsgruppen- oder disziplinübergreifend gearbeitet wird. Die hierfür notwendige gegenseitige Offenheit und Kritikfähigkeit ist vor allem eine Frage der persönlichen und allgemeinen (Fehler-)Kultur. Hinweise auf stattgefundene oder potenzielle Fehler sowie auf Fehlentwicklungen müssen deshalb immer konstruktiv geäußert – aber auch entgegengenommen – werden.

Es gibt im Krankenhaus viele Beispiele für einen Zugewinn an Sicherheit durch Redundanz. Dabei ist jedoch zu beachten, dass solche Doppelkontrollen nur dann wirklich wirksam sein können, wenn sie unabhängig, vollständig und nachvollziehbar gestaltet werden.

— Medikamente, die auf der Station gerichtet werden, bleiben in der Blisterverpackung. Unmittelbar vor der Ausgabe an den Patienten erfolgt eine zweite Kontrolle durch die ausgebende Pflegekraft anhand der Krankenakte. In der Praxis ist es möglich, auf diese Weise die Fehlerrate deutlich zu reduzieren.

— Im OP werden anhand einer Checkliste die Angaben des Patienten und die Eintragungen in der Krankenakte zu Patientenidentität und OP-Diagnose unmittelbar vor der

Narkoseeinleitung durch mehrere Personen (z. B. Anästhesieteam und Operateur) unabhängig voneinander überprüft. Dadurch ist es möglich, evtl. bestehende Unklarheiten (z. B. voneinander abweichende Eintragungen in der Krankenakte) noch rechtzeitig zu klären und manche Operationsfehler (z. B. Seitenverwechslungen) zu vermeiden.

— Auf Intensivstationen erfolgt bei der Übergabe am Patientenbett eine gemeinsame Kontrolle aller Geräteeinstellungen. Besonders bei aufwendigen Infusions- und Medikamententherapien weichen die eingestellten Förderraten der Infusions- und Spritzenpumpen häufig von der Verordnung ab. Das gleiche Phänomen ist beispielsweise auch immer wieder bei Beatmungsgeräten festzustellen. Auf Intensivstationen, die diese doppelte Kontrolle unmittelbar nach dem Therapiestart und bei der Übergabe eingeführt haben, konnten dabei relativ häufig Fehler entdeckt und behoben werden.

— Während komplexer und dynamisch verlaufender Handlungen, die in Teams durchgeführt werden (z. B. Einleitung einer Vollnarkose), findet eine laufende gegenseitige Überwachung statt. Die einzelnen Mitglieder des Teams kontrollieren während ihrer eigenen Tätigkeit auch die Maßnahmen der anderen. Gerade wenn innerhalb kurzer Zeit sehr viele Handlungen vorgenommen werden müssen, schleichen sich immer wieder Fehler ein, die so rechtzeitig erkannt werden können.

2.7 Human Factors einplanen

Beispiel

Auf der Nordsee-Bohrinsel „Piper Alpha" lebten und arbeiteten über 220 Menschen. Zwei große Kompressoren verdichteten das dort geförderte Gas, damit es über Pipelines zum Festland gepumpt werden konnte. Am 6. Juli 1988 fanden Arbeiten am Kompressor A statt, dazu war es notwendig, ein Ventil komplett auszubauen. Da die Arbeiten im Laufe des Tages nicht abgeschlossen waren, wurde die Öffnung in der Gasleitung nur behelfsmäßig verschlossen. Der verantwortliche Ingenieur konnte den Supervisor nicht persönlich darüber informieren, dass Pumpe A keinesfalls in Betrieb genommen werden durfte. Er hinterlegte jedoch ein entsprechendes Formular, aus dem die aktuelle Situation eindeutig hervorging. Als es zu Problemen mit dem anderen Kompressor (B) kam, stand diese schriftliche Information jedoch aus ungeklärten Gründen nicht mehr zur Verfügung. Der Supervisor sah sich nun in einer schwierigen Lage. Die Funktion mindestens eines Kompressors war erforderlich, um die Bohrinsel mit Strom zu versorgen. Es lag deshalb nahe, Kompressor A wieder in Betrieb zu nehmen. Kurz darauf kam es zur ersten Explosion. Die Situation war zu diesem Zeitpunkt zwar als kritisch einzustufen, hätte aber durchaus noch bewältigt werden können. Eine ganze Reihe von Begleitfaktoren ließen den Unfall dann jedoch

■ **Abb. 2.19** Der Ablauf der „Piper-Alpha-Katastrophe" zeigt, wie sich durch die Kombination verschiedener Faktoren aus einem beherrschbaren Problem ein schwerwiegendes Unglück entwickeln kann

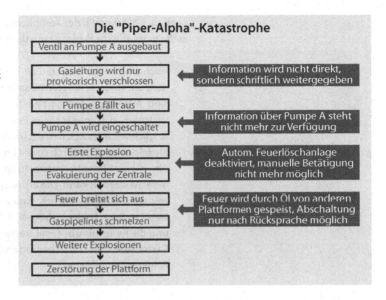

Die "Piper-Alpha"-Katastrophe

Ventil an Pumpe A ausgebaut
↓
Gasleitung wird nur provisorisch verschlossen ← Information wird nicht direkt, sondern schriftlich weitergegeben
↓
Pumpe B fällt aus
↓
Pumpe A wird eingeschaltet ← Information über Pumpe A steht nicht mehr zur Verfügung
↓
Erste Explosion ← Autom. Feuerlöschanlage deaktiviert, manuelle Betätigung nicht mehr möglich
↓
Evakuierung der Zentrale
↓
Feuer breitet sich aus ← Feuer wird durch Öl von anderen Plattformen gespeist, Abschaltung nur nach Rücksprache möglich
↓
Gaspipelines schmelzen
↓
Weitere Explosionen
↓
Zerstörung der Plattform

zur Katastrophe werden (■ Abb. 2.19). Zusätzlich gespeist wurde das Feuer durch Öl, das von zwei anderen Plattformen in das Netzwerk der Pipelines – und dadurch auch zur Piper Alpha – gepumpt wurde. Um die weitere Ölzufuhr zu unterbinden, hätte dort die Produktion sofort gestoppt werden müssen. Dies durfte jedoch nur nach Absprache mit dem Kontrollzentrum auf dem Festland geschehen und erfolgte erst nach einer knappen Stunde. Schon nach der ersten Detonation wurde die Lage für die Besatzungsmitglieder immer aussichtsloser. 59 konnten sich noch durch einen beherzten Sprung aus fast 30 Metern Höhe in die Nordsee retten. Für die an Bord verbliebenen 167 Menschen gab es jedoch keine Rettung.

Das Unglück wirft nahezu zwangsläufig die Frage nach der/den Ursache(n) auf. Auslösendes Ereignis war die Inbetriebnahme des Kompressors A. Dem Supervisor, der die Entscheidung dazu traf, beging damit zwar einen Fehler – tat dies jedoch in der Annahme, dabei das Richtige zu tun. Zweifellos hat deshalb die nicht übermittelte Information über die nicht abgeschlossenen Arbeiten an der Pumpe eine wichtige Rolle gespielt. Solche eher geringfügigen Fehler treten jedoch laufend in allen Arbeitsbereichen auf. Der Verlauf der Katastrophe beweist dabei eindrucksvoll die Tatsache, dass auch ein vermeintlich stabiles mehrfach abgesichertes System sehr leicht aus der Balance geraten kann. In diesem Fall war es die verhängnisvolle Kombination vieler Einzelfaktoren, die einen beherrschbaren Unfall zur Katastrophe werden ließ. Neben den bereits erwähnten Punkten spielte z. B. auch die Belastung der Routineaufgaben durch zusätzliche Arbeiten eine wichtige Rolle. Ähnlich verhält es sich bei den meisten Unglücken, die auf „menschlichem Versagen" beruhen. Zumeist können bei näherer Betrachtung viele Begleitumstände ausgemacht werden, die das Ereignis begünstigt haben. Ein

In komplexen Systemen können auch geringfügige Fehler schwerwiegende Folgen nach sich ziehen

typisches Merkmal jeder komplexen Arbeitswelt ist die Tatsache, dass selbst geringfügige Fehler dramatische Folgen nach sich ziehen können.

> **Auch ein Krankenhaus gilt als sehr komplexes System, in dem die einzelnen Bereiche sehr eng miteinander verknüpft sind. Allerdings wird dort noch eher ein „Null-Fehler-Ansatz" vertreten, d. h. menschliche Fehler gelten als vermeidbar und folglich auch als Zeichen persönlichen Unvermögens. Dem Einzelnen wird dadurch eine – im wahrsten Sinne des Wortes – übermenschliche Verantwortung aufgebürdet, der er nicht gerecht werden kann. Die arbeitspsychologische Forschung zeigt jedoch sehr deutlich, dass es schlicht zur menschlichen Natur gehört, Fehler zu begehen. Die Akzeptanz dieser Tatsache und die Kenntnis über Fehlerarten und fehlerbegünstigende Faktoren können dazu beitragen, sie zu reduzieren oder ihre Folgen abzumildern.**

2.7.1 „Menschliches Versagen"

Handlungsfehler stehen an der Spitze der Unfallursachen

Wenn ein Patient im Krankenhaus geschädigt wurde, ist es meistens relativ einfach, einen Mitarbeiter zu finden, der für das Ereignis verantwortlich gemacht werden kann. In Teilbereichen, wie beispielsweise bei der Anwendung von Medizinprodukten, wurde versucht, den Einfluss des Menschen von technischen Ursachen abzugrenzen. Zeitlich weitgehend konstant kam dabei für Anwenderfehler eine Quote von mindestens 60% zu Tage. Ein Blick auf andere Branchen zeigt, dass es sich hierbei nicht um ein Problem handelt, das auf das Krankenhaus beschränkt ist. Ganz allgemein liegen Handlungsfehler an der Spitze der Unfallursachen. Üblicherweise wird hierfür der Ausdruck „menschliches Versagen" verwendet. Mit diesem Begriff ist zumeist auch eine besondere Denkweise verbunden, denn durch die Belastung einer einzelnen Person wird die restliche Institution entlastet. Individuelle Fehlleistungen sind leichter zu akzeptieren als Mängel eines ganzen Systems. Dies gilt nicht nur für Insider, sondern auch für die Öffentlichkeit. So wird beispielsweise die Nachricht, dass ein Unglück auf menschliches Versagen zurückzuführen ist, deutlich weniger beunruhigend aufgenommen, als wenn die Sicherheit eines Systems allgemein in Frage gestellt wird.

Fehler werden in allen Berufsgruppen und auf allen Hierarchieebenen gemacht

Beim modernen Risikomanagement wird eine grundsätzlich andere Auffassung vertreten. Man geht davon aus, dass der Mensch im Grunde genommen nicht versagt, sondern lediglich das tut, was er schon immer getan hat – er macht Fehler! Obwohl sich Fehlleistungen meist in fachlicher Hinsicht manifestieren, liegen die jeweiligen Ursachen zumeist auf einer anderen Ebene. Fachliche Defizite (z. B. unzureichende Ausbildung, mangelndes technisches Geschick etc.) sind eher selten für eine Patientenschädigung ursächlich. Der Schwerpunkt liegt vorwiegend bei Fehlertypen, die ganz allgemein in der menschlichen Natur verwurzelt sind. Es ist dabei in keiner Weise gerechtfertigt, dies am

(Aus-)Bildungstand oder der Position in der Hierarchie zu fixieren – Fehler macht jeder Mensch. Versuche, Handlungsfehler ausschließlich durch rein fachliche Maßnahmen zu reduzieren, sind deshalb nur wenig Erfolg versprechend. Am ehesten liegt der Schlüssel zur Vermeidung menschlicher Fehler wohl im Verständnis ihrer eigentlichen Ursachen. Folglich ist die Bewältigung von Risiken nicht nur Aufgabe für die jeweiligen Fachkräfte, sondern auch ein wichtiges Betätigungsfeld für Arbeitspsychologen.

Ein rationaler Umgang mit menschlichen Fehlleistungen ist in den Krankenhäusern häufig nicht möglich. Die Erwartungshaltung der Gesellschaft – aber auch der Krankenhausmitarbeiter selbst – ist zum Teil noch tief von unrealistischen Wunschvorstellungen geprägt. Über viele Jahre hinweg wurde so ein trügerisches (Selbst-)Bild von äußerster Perfektion geschaffen, das es schwierig macht, Fehler zu akzeptieren. Eine Folge dieser Denkweise ist darin zu sehen, dass die Mitglieder der verschiedenen Berufsgruppen sich dadurch selbst massiv unter Druck setzen. Wenn in einem System Fehler nicht vorkommen „dürfen", werden sie folglich häufig als Zeichen von eigener Unzulänglichkeit angesehen und entsprechend gerne verdrängt. In anderen Branchen hat man sich schon längst von der Vorstellung des fehlerfrei arbeitenden Mitarbeiters verabschiedet. Es wird vielmehr versucht, menschliche Fehler als „Human Factors" zu verstehen, sie einzuplanen und durch entsprechende Strategien abzufangen.

> Der „Faktor Mensch" muss im Arbeitsleben eingeplant werden

> **Gerade in der modernen komplexen Arbeitswelt ist nicht nur die Nutzung der kreativen Fähigkeiten des Menschen, sondern auch die Berücksichtigung seiner Grenzen wichtig.**

Der englische Psychologe Prof. James Reason hat sich sehr intensiv mit dieser Thematik beschäftigt. Sein Buch „Human Error" gilt international als Standardwerk für das Verständnis menschlicher Fehler in hochtechnisierten modernen Arbeitswelten und daraus resultierender möglicher Sicherheitsstrategien. Das Buch ist vor allem deshalb bedeutsam, weil das Verhalten des Menschen nicht isoliert, sondern im Kontext mit seiner gesamten Umgebung betrachtet wird.

Auch für psychologische Laien einleuchtend, wird darin zwischen drei Hauptarten von Fehlleistungen unterschieden (◘ Abb. 2.20):

- **Fähigkeitsbasierte Patzer/Schnitzer**

Fähigkeitsbasierte Patzer und Schnitzer (im englischen Original „skill-based slip/lapse" genannt) finden vor allem auf den untergeordneten Ebenen der Handlungsauswahl, Handlungsausführung und Speicherung der Handlungsabsicht statt. Sie treten häufig durch Unaufmerksamkeit auf, wenn es z. B. während Routinetätigkeiten zu Ablenkungen, Unterbrechungen oder dazwischengeschobenen Handlungen kommt. Ebenso können Wahrnehmungsverwirrungen oder gleichzeitig mehrere aktive Planungen zu Patzern und Schnitzern führen. Obwohl es abwegig erscheinen mag, auch durch Überaufmerksamkeit

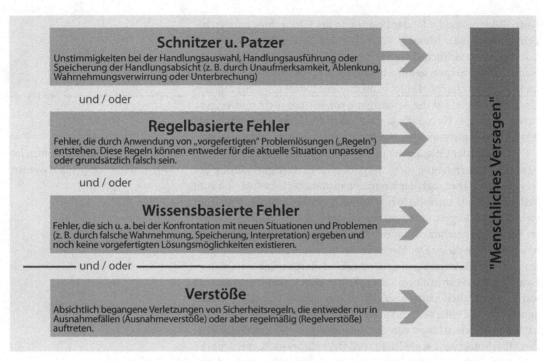

Abb. 2.20   Beim sogenannten menschlichen Versagen können unterschiedliche Ursachen zu Grunde gelegt werden. Dabei müssen unabsichtlich begangene Fehler von bewusst begangenen Verletzungen von Sicherheitsregeln (Verstöße) abgegrenzt werden. (Mod. nach Reason 1994)

kann es zu dieser Art Fehlleistung kommen. Dies kann beispielsweise bei Routineaufgaben, die normalerweise ohne besondere Aufmerksamkeit erledigt werden, der Fall sein. Werden sie plötzlich durch eine bewusste Kontrolle unterbrochen, kann es geschehen, dass die Weiterführung der Handlung an einem falschen Punkt erfolgt.

■ **Regelbasierte Fehler**

Während Patzer und Schnitzer sich weitgehend auf die Handlungsebene beschränken, haben „echte" Fehler (im englischen Original „mistake" genannt) ihren Ursprung eher in vorgeschalteten Denkprozessen. Die Anwendung von Regeln, die vereinfacht ausgedrückt eine Lösung für ein bestimmtes Problem darstellen, kann zur Fehlerquelle werden. Eine Möglichkeit eines regelbasierten („rule-based") Fehlers ist die Anwendung einer eigentlich korrekten Regel, die jedoch im konkreten Fall nicht angebracht ist. Dies kann z. B. bei unbekannten Situationen der Fall sein. Hier wird häufig eine bekannte – aber in diesem Fall falsche – Regel angewendet. Ebenso kann aber auch die Regel an sich schon falsch sein und auf diese Weise Fehler nach sich ziehen.

■ **Wissensbasierte Fehler**

Wissensbasierte („knowledge-based") Leistungen sind vor allem bei neuartigen Situationen gefordert, für die noch keine vorgefertigten Lösungsmöglichkeiten parat sind. Die Ursachen für wissensbasierte

Fehler sind besonders vielschichtig. Sie sind vor allem auf falsche Wahrnehmung, Speicherung, Entwicklung, Interpretation oder unzureichende Kontrolle bei abstrakten Denkprozessen zurückzuführen. So kann beispielsweise die Aufmerksamkeit auf falsche Merkmale gerichtet werden und daraus eine fehlerhafte Schwerpunktsetzung resultieren. Ebenso können die natürlichen Grenzen des Arbeitsgedächtnisses zu Engpässen und dadurch zu falschen Schlussfolgerungen führen. Wenn wichtige Bestandteile eines Prozesses optisch nicht mehr präsent sind, dann kann es zu dem bekannten „Aus-den-Augen-aus-dem-Sinn-Phänomen" kommen, bei dem auch wesentliche Merkmale vergessen werden.

> Vereinfacht ausgedrückt, beruhen Patzer und Schnitzer auf der falschen Ausführung einer korrekten Absicht, während „echte" Fehler die Anwendung einer falschen Strategie bzw. eines falschen Planes darstellen. Die verschiedenen Arten von Fehlleistungen schließen sich nicht gegenseitig aus, sondern können durchaus auch kombiniert auftreten. Während Patzer und Schnitzer häufig noch von ihren Verursachern selbst erkannt werden, sind „echte" Fehler ohne Hilfe wesentlich schwieriger zu entdecken.

■ **Verstöße**

Reason grenzt Fehler, die unbeabsichtigt begangen werden, von Verhaltensweisen, die bewusste Verletzungen von Sicherheitsregeln darstellen, ab. Bei realistischer Betrachtung muss davon ausgegangen werden, dass sich nicht alle Mitarbeiter immer verantwortungsbewusst und sicher verhalten. Deshalb ist es unabdingbar, neben irrtümlich begangenen Fehlern auch sogenannte Verstöße („violations") einzukalkulieren. In anderen Bereichen ist dies schon Realität. Beispielsweise wird bei der Entwicklung von Medizinprodukten im Rahmen der Risikoanalyse auch die vorhersehbare missbräuchliche Nutzung in Betracht gezogen.

Nicht alle Mitarbeiter verhalten sich verantwortungs- und risikobewusst

In jeder Arbeitswelt existieren Regeln (Vorschriften, Handlungsanweisungen, Unfallverhütungs- und Anwendungsvorschriften etc.), deren Zweck es ist, Gefährdungen zu vermeiden. Verletzungen solcher Regeln können gewohnheitsmäßig oder nur in bestimmten Ausnahmefällen auftreten. Routineverstöße beruhen zu einem großen Teil ganz schlicht auf der typisch menschlichen Neigung, mit möglichst geringem Aufwand das angestrebte Ziel zu erreichen. Sofern solche Verhaltensweisen keine negativen Folgen (berufliche Sanktionen, Zwischenfälle etc.) nach sich ziehen, häufen sich die Pflichtverletzungen und werden schließlich zur Gewohnheit. Eventuell drohende Konsequenzen werden dabei häufig sogar bedacht und folglich auch durch Vertuschungsversuche zu verhindern versucht.

> Verstöße sind immer im engen Zusammenhang mit dem allgemeinen Umfeld des Menschen zu sehen. Fehler und Verstöße schließen sich allerdings nicht gegenseitig aus, sondern sind sogar häufig miteinander kombiniert.

2

Die dauerhafte Akzeptanz von
Verstößen führt unweigerlich
zur Katastrophe

Verstöße führen, für sich betrachtet, zumeist noch zu keinen Folgen. Erst in Kombination mit einem zusätzlichen Faktor kann es zu einer katastrophalen Entwicklung kommen. Werden beispielsweise bei einem Überwachungsgerät die Alarme dauerhaft deaktiviert, kommt dadurch noch kein Patient zu Schaden. Wenn deswegen jedoch ein lebensbedrohlicher Zustand zu spät erkannt wird, kann sich dieser Umstand allerdings tödlich auswirken. Die Tatsache, dass sich die Konsequenzen aus Verstößen meist nur in Extremfällen zeigen, führt häufig zu einer Unterschätzung der bestehenden Gefahr. Derartige Verhaltensmuster bleiben nicht auf einzelne Berufsgruppen oder Arbeitsbereiche beschränkt, sondern sind in gewissem Sinne als Teil der menschlichen Natur anzusehen. Erschwerend wirkt sich hierbei aus, dass Routineverstöße innerhalb einer Gruppe irgendwann nicht mehr als solche wahrgenommen werden. Ein solcher Zustand wird international sehr einprägsam mit dem Begriff „normalization of deviance" (Normalisierung der Abweichung) umschrieben. Gefährlich an einem solchen Zustand ist vor allem die Tatsache, dass von den meisten Mitarbeitern die Situation als völlig normal empfunden wird und deshalb auch nur wenig Einsicht für Korrekturen besteht. Es steht jedoch völlig außer Frage, dass die dauerhafte Akzeptanz von Verstößen über kurz oder lang zur Katastrophe führt.

Routineverstöße im Krankenhaus, wie vernachlässigte Kontrollen von Verfallsdaten, nur oberflächliche oder gänzlich unterlassene Medizingerätechecks, Vernachlässigung der Händehygiene etc., lassen sich zumeist problemlos ausmachen – allerdings nur, wenn man danach sucht und bereit ist, sie auch als solche zu sehen. Das subjektiv als sehr hoch eingeschätzte Sicherheitsniveau verleitet teilweise sogar zu unvorsichtigen Verhaltensweisen. Ein typisches Beispiel stellt die Missachtung von Hygieneregeln dar. Da ihre Einhaltung nur schwer zu überwachen ist und sich die negativen Effekte von Nachlässigkeiten erst nach einer gewissen zeitlichen Verzögerung manifestieren, sind solche Verstöße weit verbreitet. Vergleichbares findet man in vielen Krankenhausbereichen. Gerade für Mitarbeiter in Funktions- und Diagnostikeinheiten ist der Patientenkontakt schlicht zu kurz, um die Folgen eigener Verstöße erkennen zu können. Die Einrichtung von geeigneten Feedback-Mechanismen zur Verdeutlichung der Konsequenzen könnte vielleicht Wirkung zeigen. Würde beispielsweise das im OP tätige Personal regelmäßig über dort verursachte Komplikationen (Lagerungsschäden, Verbrennungen durch HF-Chirurgie etc.) informiert werden, hätte das sicherlich positive Auswirkungen auf das Problembewusstsein. Die Einhaltung dieser Vorgaben ist notwendigerweise auch entsprechend zu überwachen. Dabei müssen sich die Führungskräfte auch immer bewusst sein, dass ihr eigenes Tun und Handeln als Beispiel für viele Mitarbeiter dient.

> ❯ **Die Vermeidung von Routineverstößen erfordert in höchstem Maße Selbstdisziplin – aber auch unmissverständliche Direktiven der Führungsebene.**

Neben der Vorbildfunktion von Vorgesetzten spielt auch die Gruppendynamik einer Abteilung oder Station eine sehr große Rolle. Wenn eine ganze Abteilung sicher und verantwortungsbewusst arbeitet, werden Einzelne, die mit ihren Handlungen Patienten gefährden, schnell negativ auffallen und entsprechend beeinflusst werden. Standards und Dienstanweisungen können zwar hilfreich sein, ersetzen jedoch nicht die Funktion der Kollegen und Führungskräfte. Im umgekehrten Fall, also in einem Team, in dem ständig Risiken eingegangen werden, wird sich ein einzelnes, sorgfältig arbeitendes Teammitglied bald auf verlorenem Posten fühlen und sich langsam, aber doch stetig dem allgemeinen Arbeitsstil anpassen.

Verstöße unterliegen der Gruppendynamik

Im Gegensatz zur gewohnheitsmäßigen Missachtung von Sicherheitsregeln treten die sogenannten Ausnahmeverstöße nur in bestimmten Situationen auf. Sie spielen in den Krankenhäusern eine ganz besondere Rolle. Die gewohnten Abläufe werden immer wieder durch extreme Arbeitsbelastungen, Zeitdruck oder Notfälle erschüttert. In solchen Fällen steigt die Neigung, gegen die ansonsten üblichen Sicherheitsregeln zu missachten. Manchmal kann sich ein solcher Verstoß vorteilhaft, evtl. sogar lebensrettend auswirken, wenn dadurch beispielsweise beim Vorliegen einer vitalen Gefährdung unter Missachtung der ansonsten geltenden Hygieneregeln schnelle Hilfe geleistet werden kann. Zumeist bedeuten Übertretungen von Sicherheitsregeln jedoch eine zusätzliche Gefährdung in einem ohnehin schon gefahrengeneigten Zustand. Deswegen ist es wichtig, solche Situationen so gut wie möglich zu vermeiden bzw. bestmöglich darauf vorbereitet zu sein.

Ausnahmesituationen ziehen häufig Ausnahmeverstöße nach sich

Ein ganz besonderes Problem stellt in diesem Zusammenhang der Umgang mit dauerhaft fahrlässig handelnden Mitarbeitern dar. Sie lassen sich völlig unabhängig von Berufsgruppe, Disziplin oder Rang in der Hierarchieordnung nahezu überall finden. Typische Verhaltensweisen solcher „Red Numbers" (ein Begriff aus der Luftfahrt) sind die Missachtung allgemein gültiger Sicherheitsregeln, Sorglosigkeit beim Umgang mit Risiken sowie die Umgehung und teilweise sogar aktive Ausschaltung von Schutzeinrichtungen. Die Ursachen hierfür sind vielfältig und lassen sich nicht verallgemeinern. Beispielsweise können langjährige Berufsausübung ohne schwerwiegende Zwischenfälle, fehlende Kenntnis der drohenden Risiken, Selbstüberschätzung, allgemeine Sorglosigkeit, blindes Vertrauen in die Systemsicherheit – aber auch Frustrationen am Arbeitsplatz (z. B. „Burn-out-Syndrom") – zu solchen Verstößen führen. Im beruflichen Alltag wird im Kollegenkreis noch viel zu selten direkt auf gefährdende Verhaltensweisen angesprochen. Dieses fehlende „Speak up" ist ein Beispiel für die noch unzureichend ausgeprägte Sicherheitskultur im Krankenhaus. Neben der direkten Gefährdung resultieren daraus noch weitere unerwünschte Effekte. Andere Mitarbeiter können sich am negativen Beispiel orientieren und dann ebenfalls den vermeintlich einfacheren Weg einschlagen. Ein solcher „Domino-Effekt" ist unbedingt zu verhindern. Deshalb ist es wichtig, schon frühzeitig gegen solche Tendenzen vorzugehen. Prinzipiell ist es Aufgabe der Vorgesetzten, die Mitarbeiter

„Domino-Effekte" bei Verstößen sind zu verhindern

2

zu überwachen und gegebenenfalls die Einhaltung der Sicherheitsregeln anzumahnen.

> ❯ Durch stillschweigende Akzeptanz werden weitere Verstöße gefördert und das allgemeine Sicherheitsbewusstsein untergraben.

Arbeitsrechtliche
Konsequenzen sind nur als
letztes Mittel erwägenswert

Vom Grundsatz, auf Fehler keine disziplinarischen Maßnahmen folgen zu lassen, muss deshalb im Falle von wiederholten bewussten Fahrlässigkeiten abgewichen werden. Wer sich für eine Tätigkeit in der Pflege oder Medizin entschieden hat, muss sich seiner besonderen Verantwortung bewusst sein. Dies beinhaltet ganz selbstverständlich die Einhaltung von Sicherheitsregeln im Rahmen der allgemeinen Sorgfaltspflicht. Sie ist nicht nur gegenüber den anvertrauten Patienten, sondern auch dem Arbeitgeber zu erbringen. Arbeitsrechtliche Konsequenzen liegen deshalb durchaus im erwägenswerten Bereich. Von dieser Möglichkeit sollte allerdings nur Gebrauch gemacht werden, wenn Mitarbeiter trotz Ermahnungen dauerhaft fahrlässig handeln. Zuvor ist immer zu versuchen, echte Einsicht zu erreichen und das Verantwortungsgefühl zu wecken. Eine wichtige Rolle können dabei auch die direkten Kollegen übernehmen, indem sie durch ihr Verhalten deutlich machen, dass sie Fahrlässigkeiten weder akzeptieren noch nachahmen.

2.7.2 Fehlerentstehung

> ❯ Der Mensch darf in seinen Handlungen und seinen Fehlern nicht isoliert beurteilt werden. Vielmehr ist er immer im Kontext mit seiner Arbeitsumgebung zu sehen.

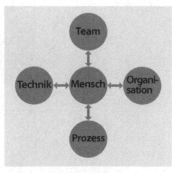

Dabei befindet er sich in ständiger Interaktion mit seinem Team, dem Arbeitsprozess, der Technik und dem Management (im weitesten Sinne). Davon werden die Handlungen ebenso beeinflusst, wie durch seine Handlungen auch Einfluss auf die Umgebung ausgeübt wird (◱ Abb. 2.21).

So gesehen muss der Mensch also als ein Teil des gesamten Arbeitssystems betrachtet werden. Genauso verhält es sich auch mit den Fehlern, die gemacht werden. Das „menschliche Versagen" ist dann auch nur einer von mehreren Aspekten bei der Entstehung von Unfällen.

> ❯ Je enger sich die Verknüpfung von aufwendiger Technik, komplexen dynamischen Prozessen sowie verschiedenen Berufsgruppen und Disziplinen gestaltet, umso anfälliger ist das System auch für Fehler.

◱ **Abb. 2.21**   Der Mensch wird im Arbeitsleben durch das Team, die Organisation, den Prozess und die ihn umgebende Technik beeinflusst. Ebenso übt er mit seinen eigenen Aktivitäten selbst Einfluss auf diese Faktoren aus

Die Rolle des einzelnen Menschen wird dadurch in doppelter Hinsicht entscheidend. Zum einen können sich in einem solchen System selbst kleinere Fehler verheerend auswirken. Zum anderen besteht die Gefahr, dass durch die Dynamik und Komplexität der Mensch in seiner Auffassungs- und Leistungsfähigkeit überfordert wird.

■ Aktive Fehler – Latente Fehler

Gerade im Krankenhaus ist der fehlerfreie Ablauf nahezu jeder Handlung direkt vom Handeln einzelner Personen abhängig. Normalerweise ist es deshalb nach einem Unfall problemlos möglich, einen oder mehrere Mitarbeiter zu finden, die durch ihr Handeln den „aktiven" Fehler verursacht haben. Durch diese stark personenorientierte Sichtweise wird die umfassende Beurteilung des Geschehnisses stark erschwert, da dabei die Systemfaktoren weitgehend unberücksichtigt bleiben. Dies hat nicht nur eine Stigmatisierung von Fehlern im Krankenhaus zur Folge, sondern führt auch dazu, dass gefährliche Grundkonstellationen unerkannt bleiben und weiterhin ein Risiko darstellen. Bei näherer Analyse vieler Zwischenfälle, die bei oberflächlicher Betrachtung als reine Handlungsfehler erscheinen, finden sich oft Begleitfaktoren, die den Verlauf des Geschehnisses begünstigt oder überhaupt erst ermöglicht haben. Diese „latenten" Fehler sind gewissermaßen als Nährboden für die menschlichen Fehlleistungen zu verstehen (■ Abb. 2.22).

Latente Fehler sind nicht nur wesentlich schwerer zu identifizieren als die Fehler Einzelner, sie entziehen sich häufig auch der Einflussnahme der Mitarbeiter vor Ort.

Die Unfall- und Fehlerforschung verwendet im Zusammenhang mit latenten Fehlern einen interessanten Vergleich, der besonders für Krankenhausmitarbeiter leicht nachzuvollziehen ist. Man geht davon aus, dass sich in jeder Arbeitswelt immer ganz bestimmte fehler- und unfallfördernde Faktoren befinden. Sie führen, für sich betrachtet, normalerweise noch nicht zu Problemen – erst in Verbindung mit auslösenden Ereignissen und/oder individuellen Fehlern entstehen Zwischenfälle.

> ❯❯ Da sich latente Fehler ähnlich wie Krankheitserreger verhalten und in einem System schon vorhanden sind, werden sie häufig als „residente Viren" bezeichnet.

Für die Praxis des Risikomanagements lassen sich aus dieser Theorie wichtige Schlüsse ziehen. Wenn diese Faktoren tatsächlich in einem Arbeitssystem verankert („systemimmanent") sind, dann besteht auch die Chance, sie zu identifizieren und auszuschalten. Der Vergleich mit Krankheitserregern ist dabei durchaus berechtigt. Bekanntermaßen ist es besser, den Infektionsherd zu sanieren, als darauf zu vertrauen, dass die Krankheit nicht ausbricht. Ebenso verhält es sich bei der Reduzierung von Risiken. Auch hier ist es sinnvoller, die verursachenden Faktoren zu beseitigen. Die Erfolgsaussichten sind vor allem deshalb wesentlich größer, weil sich residente Viren in einem gewissen Maße noch identifizieren lassen. Die auslösenden Ereignisse oder menschlichen Fehler treten hingegen weitgehend zufällig bzw. in

Die personenzentrierte Sichtweise von Zwischenfällen verhindert die Erfassung von Systemproblemen

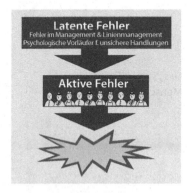

■ **Abb. 2.22** Während aktive Fehler von den Mitarbeitern „vor Ort" begangen werden, haben latente Fehler ihren Ursprung im Management, Linienmanagement und in psychologischen Vorläufern. Sie stellen gewissermaßen den Nährboden für aktive Fehler dar

In jeder Arbeitswelt finden sich spezifische fehler- und unfallfördernde Faktoren

Auftreten und Art menschlicher Fehler können kaum vorhergesehen werden

2

vielerlei Variationen auf und sind deshalb kaum vorherzusehen. Hierfür besteht nur bei sehr typischen Konstellationen eine realistische Chance. Ansonsten muss immer mit dem Auftreten der unterschiedlichsten, teilweise sogar nicht für möglich gehaltenen Fehler und Auslösemechanismen gerechnet werden.

> **Der Suche nach residenten Viren im System kommt sehr große Bedeutung zu. Dabei ist der Blick auf die verschiedenen Hierarchieebenen, Abläufe und Vorgehensweisen, aber auch auf „weiche" Faktoren, wie z. B. Mitarbeiterzufriedenheit oder allgemeines Sicherheits- und Risikobewusstsein, zu richten.**

Das „System" wird von Menschen bestimmt

▪ **Latente Fehler im Top-Management/Linienmanagement**

Wenn das Gesamtgefüge von Unternehmen/Organisationen/Krankenhäusern als „System" bezeichnet wird, entsteht dabei unwillkürlich ein wenig der Eindruck, dass es sich hierbei um ein seelenloses Gebilde handelt. Es sind jedoch in einem sehr hohen Maße die Menschen in der Führungsebene („Top-Management") und in den nachfolgenden Führungs- und Funktionsbereichen („Linienmanagement"), die durch ihre Entscheidungen und Maßnahmen das Schicksal eines Betriebes prägen. Da in vielen Krankenhäusern auch noch nach Jahren die Einflüsse ehemaliger leitender Mitarbeiter zu spüren sind, liegt der Schluss nahe, dass der Einfluss weniger von den Personen selbst, sondern eher von ihren Kommunikationsformen, Ansichten und Verhaltensweisen ausgeübt wird.

> **Auf der Führungsebene entstandene latente Fehler manifestieren sich normalerweise erst auf der Mitarbeiterebene als aktive Fehler. Hier zeigt sich, wie wichtig die Kommunikation zwischen Management und Mitarbeitern ist.**

Die Auswirkungen von Fehlentscheidungen sind oft nicht sofort erkennbar

Da sich nur ein sehr kleiner Teil der Risiken „top-down" erkennen, analysieren, bewältigen oder überwachen lässt, kann ein mangelnder innerbetrieblicher Kontakt zu fatalen Fehleinschätzungen der tatsächlichen Situation führen. Weil die Auswirkungen von latenten Fehlern für ihre Verursacher häufig nicht offensichtlich sind, erfordern sicherheitsrelevante Entscheidungen deshalb immer die Einbeziehung der direkt Betroffenen. Die Möglichkeiten der Führungsebene müssen allerdings immer in direktem Verhältnis zu den zur Verfügung stehenden Mitteln und Ressourcen gesehen werden. Der permanente Balanceakt zwischen Sparzwängen und der Sorge um sichere Betriebsabläufe erfordert enorme betriebswirtschaftliche Fähigkeiten und Weitsicht.

> **Eine zu starke Orientierung an finanziellen Ergebnissen führt dabei allerdings nur zu kurzfristig sichtbaren Erfolgen, da Sicherheitsmängel über kurz oder lang massive Kosten nach sich ziehen.**

Krankenhäuser stellen hierbei keine Ausnahme dar, sondern nehmen sogar eine Sonderrolle ein. In nur wenigen Branchen können einzelne Personen einen so weitreichenden Einfluss ausüben. Dieser Umstand ist nicht generell als negativ anzusehen, viele Führungskräfte legen durchaus großen Wert auf die Patientensicherheit und haben ihren Verantwortungsbereich entsprechend organisiert. Allerdings ist auch festzustellen, dass Führungskräfte aus Medizin, Pflege oder Verwaltung mit gering ausgeprägtem Risikobewusstsein weit über die Grenzen ihres eigentlichen Verantwortungsbereiches hinaus verheerenden Einfluss ausüben können.

Die derzeitigen Entwicklungen im Gesundheitswesen stellen eine besonders große Belastungsprobe für Krankenhausmanager dar. Vor allem seit 1990 wurden – bei gleichzeitigem Anstieg der Fallzahlen – viele Krankenhausbetten abgebaut. Die logische Folge war seither eine massive Kürzung der Verweildauer im Krankenhaus. Spätestens seit der DRG-Einführung sehen sich zudem viele Krankenhäuser mit einer existenziellen Bedrohung konfrontiert. Das zu erwartende Ringen ums wirtschaftliche Überleben führt zur Notwendigkeit, möglichst viele Patienten in möglichst kurzer Zeit zu behandeln. Die daraus resultierende höhere Behandlungsdichte muss nicht zwangsläufig höhere Risiken nach sich ziehen. Es besteht jedoch die Gefahr, dass dadurch manche der ohnehin schon stark ausgelasteten Krankenhausteilbereiche überstrapaziert werden. Bei der Anpassung an die neue Krankenhauslandschaft ist deshalb von den Verantwortlichen – trotz aller wirtschaftlichen Zwänge – die Berücksichtigung der Patientensicherheit zu fordern.

> Die Anpassung an die neue Krankenhauslandschaft muss unter Berücksichtigung der Patientensicherheit erfolgen

Latente Fehler können ihren Ursprung auch in den (Fehl-)Leistungen der diversen Führungs- und Fachkräfte für Ausbildung, EDV, Technik, Verwaltung, Logistik, Wartung, etc. haben. Hier wirken von der Führungsebene verursachten Fehler weiter; zudem können auf dieser Ebene gänzlich neue Probleme entstehen. Linien- und Stabsmanagementfunktionen werden in den Krankenhäusern u. a. von den verschiedenen Bereichen des Materialwesens, Verwaltungsabteilungen, Laboreinrichtungen, Sterilisationsbereichen, Apotheken, Haus- und Medizintechnikabteilungen etc. wahrgenommen. Obwohl ihnen in der allgemeinen Wertung lediglich unterstützende Bedeutung zugesprochen wird, können diese Bereiche enormen Einfluss auf das Sicherheitsniveau haben. Zum Teil gehört die Reduzierung von Risiken sogar zum direkten Aufgabenbereich solcher Positionen. Vielfach gehen dabei wichtige Impulse von Vertretern des Linien- und Stabsmanagements aus. So haben beispielsweise die Medizintechniker durch ihre tragende Rolle bei der Umsetzung des Medizinproduktegesetzes (MPG) und ihre Einflussnahme auf die Anwender einen großen Beitrag zum sicheren Einsatz von Medizingeräten geleistet. Ebenso verhält es sich mit anderen Krankenhausfachkräften (Apotheker, Transfusions- und Hygienebeauftragte etc.), die in ihren Verantwortungsbereichen viel zur Patientensicherheit beitragen. Falls es auf diesen Ebenen des Linien- und

> Vom Linien- und Stabsmanagement eines Krankenhauses können wichtige Impulse ausgehen

2

Stabsmanagements jedoch zu Fehlentscheidungen, Nachlässigkeiten oder unsicheren Arbeitsmethoden kommt, stellt dies häufig die Grundlage für aktive Fehler dar.

> ❯ **Die enge Einbindung von direkt betroffenen Mitarbeitern bei der Entscheidungsfindung gehört zu den Grundsätzen einer modernen Unternehmensführung.**

Rückmeldesysteme ermöglichen die Kontrolle von getroffenen Entscheidungen

Dadurch können Fehler und Risiken häufig schon im Vorfeld vermieden werden. Ebenso wichtig ist es, über die Umsetzung und die Auswirkungen der eingeleiteten Veränderungen laufend informiert zu sein. Um solche Informationen zeitnah und detailliert zu erhalten, ist ein guter Kontakt zu den jeweiligen Arbeitsbereichen unerlässlich. Eine zusätzliche Methode zur Erkennung von sicherheitsgefährdenden Entwicklungen durch Entscheidungen des Managements und Linienmanagements ist die Einrichtung und kontinuierliche Pflege von funktionierenden Rückmeldesystemen. Sie sollen sicherstellen, dass die diversen Ebenen des Managements die evtl. negativen Effekte ihrer Entscheidungen erkennen können. Die Erwartungen an herkömmliche Meldewege sollten dabei jedoch nicht zu hoch angesetzt werden. Ähnliche Methoden, wie z. B. innerbetriebliches Vorschlags- oder Beschwerdewesen, finden häufig nicht die gewünschte Resonanz. Bei der Einrichtung von Feedback-Systemen ist es deshalb sehr wichtig, möglichst alle bestehenden Hemmnisse abzubauen und die Mitarbeiter entsprechend zu motivieren.

> **Praxistipp**
>
> Eine geeignete Meldestelle, die sich außerhalb der Krankenhaushierarchie befindet, ist sicherlich dem Meldewillen zuträglich. Durch die zentrale Sammlung und Auswertung wird zudem erreicht, dass sich der zu erbringende Aufwand sowohl für die Meldenden als auch für das Management in Grenzen hält.

■ **Psychologische Vorläufer**

Faktoren, die zur Entstehung von Problemen führen, wirken sich bei der Lösung auch hemmend aus

Unter dem Begriff „psychologische Vorläufer" werden mehrere Umstände, die die Wahrscheinlichkeit von Fehlern vergrößern, zusammengefasst. Darunter fallen nicht nur berufliche, sondern auch private Ursachen. Es ist allgemein nicht einfach, hierbei wirksam Einfluss auszuüben. Bei beruflichen Problemen (Konflikte am Arbeitsplatz, Überlastung oder Frustration des Personals, allgemeine Akzeptanz und Duldung von Verstößen etc.) ist dies in gewissem Maße noch möglich. Allerdings wirken sich dabei zumeist die gleichen Faktoren, die zur Entstehung dieser Schwierigkeiten geführt haben (z. B. gruppendynamische Prozesse), auch stark hemmend bei den Lösungsversuchen aus. Wesentlich schwieriger ist es, psychologische Vorläufer, deren Ursachen im privaten Bereich zu finden sind (Schlafstörungen, familiäre Probleme, Trauerfälle etc.), von betrieblicher Seite aus zu erkennen oder ihnen gar entgegenzuwirken. Der wirksamste Schutz wird durch ein angenehmes Betriebsklima und gute kollegiale Beziehungen, in denen auch außerberufliche Belastungen zur Sprache kommen können, erreicht. Wenn irgend möglich, sollte dann auch versucht werden, die Situation des Mitarbeiters zu berücksichtigen. Auf diese Weise können noch am ehesten die beruflichen Auswirkungen von privaten Problemen abgefangen werden.

■ **Versagen von Schutzmechanismen**

Ein Zwischenfall ist immer als Vorfall anzusehen, bei dem verschiedene Schutzmechanismen versagt haben. Um diese Ereignisse verstehen – und auch verhindern – zu können, ist die Kenntnis ihrer Entstehung von entscheidender Bedeutung. Ebenso ist es wichtig, sich Klarheit über die Funktion von Schutzmaßnahmen zu verschaffen. In jeder Branche haben sich, zum Teil aus leidvollen Erfahrungen heraus, im Laufe der Zeit Strategien zur Fehlervermeidung etabliert. Auch die verschiedenen Tätigkeiten im Krankenhaus werden durch eine Vielzahl von Regeln, Gesetzen, Verordnungen, Anweisungen, Standards, Leit- und Richtlinien zum Schutze des Patienten reglementiert. Hinzu kommen noch viele allgemein gültige oder berufsgruppen- und disziplinspezifische ungeschriebene Gesetze, die häufig als direkte Konsequenzen aus Zwischenfällen entstanden sind. Professor Reason hat ein leicht verständliches Fehlermodell präsentiert, das inzwischen weltweit als Grundlage für das Verständnis von der Entstehung von Zwischenfällen in der modernen Arbeitswelt verwendet wird (■ Abb. 2.23).

Bei diesem Modell wird davon ausgegangen, dass sich u. a. durch lokale Auslöser, innere Defekte, unsichere Handlungen, psychologische Vorläufer, atypische Bedingungen oder latente Fehler eine potenzielle Gefahr ergibt. Die Schutzmechanismen eines Systems werden als hintereinander gestaffelte Hürden dargestellt. Da nie eine hundertprozentige Sicherheit erreicht werden kann, weisen alle diese Barrieren zwangsläufig Lücken auf, die für Schwächen im Sicherheitssystem stehen. Ein potenzieller Fehler kann gewissermaßen durch diese Breschen hindurchschlüpfen. Zu einem „echten" Zwischenfall kommt es jedoch nur, wenn die Durchlässe direkt hintereinander liegen, anderenfalls wird die drohende Gefahr an der jeweils nächsten Sicherheitsbarriere gestoppt. Dieses Modell ist dynamisch zu verstehen. Die Schutzmechanismen und die dazugehörigen Lücken sind ebenso wie die Arbeitswelt einem ständigen Wechsel unterzogen und können deshalb nicht fest für ein bestimmtes System aufgestellt werden. Vor allem die große Vielfalt der potenziell möglichen aktiven Fehler macht es sogar unmöglich, alle Lücken in einem Sicherheitssystem darzustellen. Anders verhält es sich bei latenten Fehlern, da diese zumeist fest in einem Arbeitsbereich verwurzelt sind, können sie auch in gewissem Umfang vorhergesehen werden.

> Die Kenntnis ihrer Entstehungsmechanismen erleichtert die Vermeidung von Zwischenfällen

> Versagen des Krisenmanagements

> Risiken können auf mannigfaltige Weise entstehen

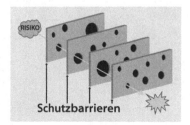

■ **Abb. 2.23** Das Fehlermodell von Prof. James Reason zeigt, dass sich aus einer potenziellen Gefahr nur dann ein Zwischenfall entwickeln kann, wenn alle bestehenden Sicherheitsbarrieren überwunden wurden. Wegen der optischen Ähnlichkeit mit Käsescheiben entstand der Begriff „Schweizer-Käse-Modell"

2

Die rückwirkende Betrachtung vieler schwerwiegender Ereignisse zeigt neben dem Vorliegen von latenten und aktiven Fehlern auch noch ein Versagen des Krisenmanagements. Häufig ist es sogar so, dass sich erst aus der unzulänglichen Reaktion auf eine kritische Situation ein katastrophaler Verlauf entwickelt hat. Jeder Mitarbeiter in einem Krankenhaus muss in der Lage sein, richtig auf Krisen reagieren zu können.

Unzulängliches Krisenmanagement führt häufig zur Verschlimmerung der Situation

Dies setzt nicht nur fachliche Qualifikation, sondern auch eine entsprechende innere Einstellung voraus. Vor allem die Akzeptanz der Tatsache, dass sich immer wieder Zwischenfälle ereignen werden, ist hierbei eine wichtige Voraussetzung. In nahezu jedem Arbeitsbereich sind im Laufe der Zeit mehr oder weniger stark ausgeprägte Strategien zur Bewältigung von Notfällen entstanden. Sie dienen nicht nur dazu, extern ausgelösten Gefahren zu begegnen, sondern auch dazu, die Auswirkungen von selbst herbeigeführten Fehlern zu reduzieren. In Medizin und Pflege sind sie besonders wichtig, da es hier normalerweise nicht möglich ist, die Wirkung einmal durchgeführter Maßnahmen wieder rückgängig zu machen.

> ❯ **Prinzipiell ist es natürlich besser, Fehler zu vermeiden, als sie im Nachhinein zu korrigieren.**

Da jedoch keine Strategie vollständige Sicherheit gewährleisten kann, ist es notwendig, auch Vorbereitungen für evtl. auftretende Zwischenfälle zu treffen. In einem Krankenhaus ist dabei eine große Bandbreite von möglichen Ereignissen abzudecken. Beginnend von der Notfallversorgung eines einzelnen Patienten bis hin zur Planung für Gefahrenlagen, die das gesamte Krankenhaus betreffen, sind solche Vorbereitungen zu treffen.

Die Existenz von Notfallplänen bedeutet noch kein Krisenmanagement

In den meisten Krankenhäusern existieren schon solche Notfallpläne. Allerdings ist die alleinige Existenz eines Planes noch nicht mit einem funktionierenden Krisenmanagement gleichzusetzen. Entscheidend ist letztlich ihre Wirksamkeit in der Praxis. Unabhängig davon, ob für die Individualversorgung eines Patienten oder für eine Katastrophe geplant wird, müssen solche Planungen gut durchdacht sein. Einerseits sollen sie klare Handlungsvorgaben erteilen, andererseits dürfen sie aber auch nicht zu stark einengen. Vor allem eine enge Kopplung von vorgegebenen Reaktionen auf bestimmte Situationen kann sich dabei verhängnisvoll auswirken. Fällt das aktuell zu bewältigende Problem anders aus als im Plan vorgegeben oder erweist sich die Durchführung der einzuleitenden Maßnahmen als unmöglich, gerät die gesamte Konzeption dann leicht außer Kontrolle. Ebenso ist eine zu starke Bindung an bestimmte Mitarbeiter zu vermeiden.

> ❯ **Ein Notfallplan, der zu sehr auf die Anwesenheit von bestimmten Funktionsträgern beruht, droht zu scheitern, wenn diese Personen nicht verfügbar sind.**

Es ist vielmehr sinnvoll, bei der Planung für außergewöhnliche Ereignisse auf sogenannte fraktale Teams zu setzen, die sich selbstständig an verschiedenen Orten bilden und dort zunächst ohne Weisung der Führungsebene tätig werden können. Ein wichtiges Merkmal eines gut funktionierenden Krisenmanagements ist zudem die Aufhebung der üblichen Hierarchien bei dringlich zu treffenden Entscheidungen. Im Idealfall sollte jeder Mitarbeiter, unabhängig von Dienstalter, Rang oder Stellung, berechtigt sein, einen Notfallplan zu aktivieren, und dabei gegebenenfalls auch erste Anordnungen treffen können. Voraussetzung hierfür ist allerdings, dass alle Mitarbeiter mit den Notfallplänen vertraut sind und auch über ein entsprechendes Problembewusstsein verfügen.

Alle geplanten Maßnahmen des Krisenmanagements sollten auch regelmäßig auf ihre Praxistauglichkeit und Verbesserungsmöglichkeiten hin überprüft werden. Bei häufig genutzten Notfallplänen (z. B. Einsatz eines Reanimationsteams) ist dies noch relativ einfach durchführbar. Da sie immer wieder in der Realität zur Anwendung kommen, erfolgt dies gewissermaßen im täglichen Betrieb. Zusätzlich können durch eine gezielte Auswertung von Daten (Protokolle, Einsatzzeiten etc.) oder von aufgetretenen Problemen Rückschlüsse auf die tatsächliche Effektivität gewonnen werden. Wesentlich schwieriger gestaltet es sich, Pläne zu erproben, die selten oder noch nie umgesetzt wurden (Evakuierungen etc.). Da realitätsnahe Übungen den Routinebetrieb unterbrechen und hohe Kosten verursachen würden, unterbleiben sie zumeist. Erfahrungen aus anderen Bereichen zeigen jedoch, dass es auch durch Teilübungen und Planspiele möglich ist, Erkenntnisse zu sammeln und Probleme zu erkennen. Angesichts der enormen Bedeutung von funktionierenden Notfallplänen für so besondere Gefahrensituationen, wie beispielsweise einem Krankenhausbrand, sind solche Bemühungen absolut angebracht.

> Prüfung der Praxistauglichkeit von Notfallplänen

2.7.3 Fehlervermeidung

Das bereits dargestellte Fehlermodell von Reason zeigt sehr plastisch, dass zunächst mehrere Sicherheitsbarrieren überwunden werden müssen, bis sich aus einer potenziellen Gefahr ein kritischer Vorfall („Critical Incident"/„Near Miss") oder gar ein Ereignis, bei dem ein Patient geschädigt wird, („Adverse Event") entwickelt. Jeder Zwischenfall hat also eine Geschichte, an deren Anfang oder Ende nicht zwangsläufig der Fehler eines Menschen stehen muss. Es ist vielmehr so, dass sich dabei zumeist auch andere Faktoren fehlerfördernd ausgewirkt haben bzw. Lücken in den Sicherheitssystemen bestanden. Latente Fehler offenbaren sich manchmal erst nach einem Fehlverhalten eines Mitarbeiters. In den Krankenhäusern ist es allerdings noch üblich, in erster Linie nach persönlicher Verantwortung zu suchen. Normalerweise ist es auch nicht schwer, einem Mitarbeiter „Schuld" zuzuordnen.

> Jeder Fehler hat eine Geschichte

Die Suche nach den tatsächlichen Ursachen eines Zwischenfalls kann jedoch nur dann erfolgreich sein, wenn auch wirklich alle Faktoren kritisch geprüft werden. Das Fehlermodell kann dabei als gedankliche Stütze hilfreich sein und sollte deshalb von allen Mitarbeitern, die sich mit der Aufarbeitung von Zwischenfällen beschäftigen, verinnerlicht werden.

Die Furcht vor dienstlichen Konsequenzen verleitet dazu, Fehler zu vertuschen

Überlegungen, wie man Fehler vermeiden könnte, sind nicht neu. Sofern sie sich jedoch ausschließlich darauf beschränkten, Mitarbeiter zu fehlerfreiem Arbeiten anzuhalten, waren sie aber nur von sehr wenig Erfolg gekrönt. Auch Strafandrohungen oder Appelle an das Verantwortungsbewusstsein bewirken relativ wenig. Die Furcht vor negativen beruflichen Konsequenzen führt eher dazu, dass Fehler vertuscht werden und sich dadurch ihre Auswirkungen sogar noch verschlimmern können.

> ⓘ **Erfahrungsgemäß ist es wesentlich einfacher und Erfolg versprechender, das Arbeitsfeld anzupassen, als zu versuchen, den Menschen zu „optimieren". Es ist zwar durchaus möglich, durch Qualifikation, Training, Fort- und Weiterbildung die Fehlerrate zu mindern, das Grundproblem, die Fehlbarkeit des Menschen, bleibt jedoch erhalten.**

Aus dem Fehlermodell von Reason kann u. a. gefolgert werden, dass durch Ausschaltung gewisser Faktoren menschliche Fehler teilweise schon im Vorfeld verhindert werden können. Deshalb muss versucht werden, das Arbeitssystem so zu gestalten, dass Schutzmaßnahmen die individuellen Fehler Einzelner abfangen. Diese angestrebte „Fehlertoleranz" kann nur durch aktive Anwendung und Kombination der verschiedenen Strategien des Risikomanagements (Schaffung von Redundanzen, Nutzung von Schutzeinrichtungen etc.) zu Stande kommen. Der Idealfall wäre dann ein System, bei dem Fehler nahezu unmöglich sind. Dies kann in der Praxis nie vollständig verwirklicht werden. Es ist jedoch möglich, Teilbereiche oder bestimmte Abläufe so zu verändern, dass die angestrebte „Narrensicherheit" zumindest teilweise erreicht wird. Ein einfaches und oft zitiertes Beispiel hierfür findet sich im täglichen Leben (◘ Abb. 2.24).

Risikomanagement bedeutet auch die Erwartung unvorhergesehener Ereignisse

Früher vergaßen viele Kunden ihre EC-Karten im Geldautomat. Die nahezu komplette Behebung dieses Problem bestand in einer relativ einfachen Maßnahme. Durch eine einfache Änderung des Ablaufes wird das Geld jetzt erst dann freigegeben, wenn die Karte entfernt wurde. Dadurch wurde die Fehlermöglichkeit, die Karte im Geldautomaten zu vergessen, deutlich reduziert. Eine solche Vorgehensweise kann durchaus als beispielhaft für die Risikobewältigung im Krankenhaus gelten. Realistischerweise muss jedoch eingesehen werden, dass sich nur wenige Fehlermöglichkeiten so unkompliziert bewältigen lassen. Voraussetzung hierfür ist vor allem die Kenntnis des potenziellen Fehlers. Die Erfahrung zeigt jedoch, dass sich ihre Entstehungsmechanismen zumeist sehr komplex gestalten und nur

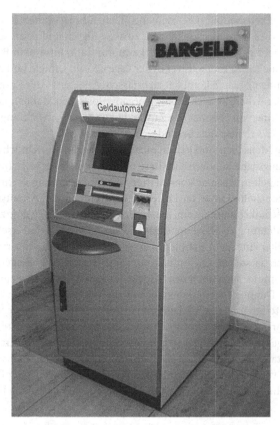

D Abb. 2.24   Ein Geldautomat als Beispiel, wie Fehler wirksam vermieden werden können

wenige Fehler tatsächlich so gut vorhersehbar sind. Darum bedeutet Risikomanagement zu weiten Teilen auch die Erwartung unvorhersehbarer Ereignisse und erfordert deshalb ein hohes Maß an Flexibilität. Sicherheitsstrategien müssen deshalb auf die rechtzeitige Erkennung bereits aufgetretener Fehler bzw. die Abschwächung ihrer Folgen ausgerichtet sein. Eine besonders wichtige Bedingung ist dabei die Bereitschaft aller Beteiligten, persönliche Fehler korrigieren zu lassen. Dies setzt wiederum voraus, dass alle Angehörigen des Arbeitssystems ihre eigene Fehlbarkeit sich selbst – und anderen – gegenüber eingestehen können.

- **Berücksichtigung menschlicher Grenzen**

❯ In allen Hochrisiko-/Hochsicherheitsbereichen übernehmen die dort tätigen Menschen wichtige Funktionen. Sie sollen nicht nur den laufenden Betrieb sicherstellen, sondern auch aktiv Zwischenfälle vermeiden. Dieser Aufgabe können sie nur gerecht werden, wenn es dabei nicht zur Überforderung der natürlichen menschlichen Grenzen kommt.

Um die Arbeitsbedingungen dementsprechend zu gestalten, ist es notwendig, diese Grenzen zu kennen, zu akzeptieren und dann auch zu berücksichtigen. Ein Mitarbeiter kann nur dann in seinem Bereich Risiken identifizieren, wenn er in der Lage ist, sein Umfeld und die ihn betreffenden Abläufe komplett zu erfassen. Angesichts der Komplexität solcher Arbeitsbereiche kommt organisatorischen Maßnahmen zur Vermeidung von chaotischen Zuständen und der Entwicklung übersichtlicher Arbeitsplätze besondere Bedeutung zu.

Arbeitszeitregelungen dienen auch dem Schutz der Patienten

Dem Menschen sind jedoch nicht nur Grenzen hinsichtlich seiner Auffassungsgabe, sondern auch in seiner Belastbarkeit gesetzt. In vielen Berufen gelten strenge Vorschriften, die Übermüdung verhindern sollen. Sie dienen in erster Linie zur Vermeidung von Arbeitsunfällen. Im Krankenhaus kommt diesen Bestimmungen noch eine zusätzliche Bedeutung zu. Es ist unbestritten, dass überlastete und erschöpfte Mitarbeiter eine nicht zu unterschätzende Gefahr für die anvertrauten Patienten darstellen. Die Einhaltung von Arbeitszeitregelungen muss deshalb immer auch unter dem Aspekt der Patientensicherheit gesehen werden. Dennoch wird immer noch in vielen Krankenhäusern/Stationen/Abteilungen laufend dagegen verstoßen. Diese Tatsache beruht nicht nur auf aktuellen Entwicklungen, sondern auch auf einem traditionell geprägten Bild. Der stets bereite und leistungsfähige Krankenhausmitarbeiter wird schon seit Generationen als nachahmenswertes Vorbild verklärt. Müdigkeit oder Erschöpfung zu zeigen, gilt oft noch als Zeichen persönlicher Schwäche und mangelnder Eignung für den Beruf.

> ❯❯ **Es ist in gewissem Maße zwar möglich, die Belastbarkeit zu steigern, dessen ungeachtet bleibt aber auch der im Krankenhaus Tätige ein Mensch, der irgendwann ermüdet und dann zunehmend beginnt, Fehler zu begehen.**

Allgemeine Maßstäbe zur Beurteilung der Arbeitsbelastung sind für die Tätigkeiten im Krankenhaus nur bedingt anwendbar

In anderen Branchen ist eine solche Denkweise unvorstellbar. Berufspiloten werden beispielsweise hinsichtlich ihrer psychischen und physischen Belastbarkeit wesentlich strenger ausgewählt als Krankenhausmitarbeiter. Dennoch liegen die in der Luftfahrt geltenden Arbeitszeitbeschränkungen deutlich unter den in Krankenhäusern möglichen Stundenbelastungen. Die strikte Einhaltung der gesetzten Tages-, Wochen- und Monatslimits erfolgt nicht nur, um die gesetzlichen Vorgaben zu erfüllen. Sie beruht auch auf der Erkenntnis, dass ein Mensch zwar durchaus in der Lage ist, über längere Zeit hinweg Leistung zu erbringen, dabei aber u. a. die Fähigkeit, Fehler zu erkennen, Routineaufgaben korrekt auszuführen oder auf Notsituationen adäquat zu reagieren, stark abnimmt. Diese Tatsache findet im Krankenhausbereich noch zu wenig Berücksichtigung. Nur sehr selten ist hier ein störungsfreies kontinuierliches Arbeiten möglich. Stoßzeiten, Verzögerungen, laufende Veränderungen des Arbeitsplans und Notfälle sind typische Belastungsfaktoren für Krankenhausmitarbeiter. Erschwerend kommt hinzu, dass auch zu sehr ungünstigen Zeiten Leistung gefordert ist. Gerade in den Nachtstunden, wenn der Körper eigentlich nach Schlaf verlangt, sind in vielen Bereichen besonders hohe Anforderungen zu bewältigen. Während tagsüber hauptsächlich geplante Aktivitäten im Vordergrund stehen, sind nachts nicht nur zumeist mehr Patienten zu betreuen, sondern auch mehr Notfälle zu verzeichnen. Die reduzierte Personalstärke und der Zeitdruck erhöhen dabei die individuelle Belastung. Neben der physischen Beanspruchung ist zudem die psychische Belastung zu berücksichtigen. Die ständige Konfrontation mit den Patientenschicksalen, die Last der hohen Verantwortung, aber auch Auseinandersetzungen, Kompetenzgerangel und Unzufriedenheit am Arbeitsplatz wirken sich negativ aus. Viele Krankenhausmitarbeiter fühlen sich deshalb zum Arbeitsende hin weniger körperlich als vielmehr emotional erschöpft.

Diese Faktoren können einzeln oder miteinander kombiniert sehr leicht dazu führen, dass die Grenzen der menschlichen Belastbarkeit erreicht und überschritten werden. Die Folge ist dann eine deutliche Zunahme von Fehlern. Unter dem Aspekt der Patientensicherheit betrachtet ist deshalb die Ausreizung aller Möglichkeiten der geltenden Arbeitszeitregelungen zumindest fragwürdig. Vielmehr sollten Arbeitszeiten und Dienstpläne die tatsächliche Belastung berücksichtigen. Im Zweifelsfall ist es fraglos sicherer, unterhalb der vorgegebenen Limits zu bleiben. Auch die Bedeutung von Pausen ist nicht zu unterschätzen. Die gesetzlich vorgeschriebenen Zeiten sollten als Minimalanforderungen gelten und nach Möglichkeit durch zusätzliche Ruhephasen ergänzt werden. Dabei ist es wichtig, dass sie auch tatsächlich einen Erholungswert haben. Pausenräume und Pausenzeiten sollen deshalb möglichst frei von Störungen (Anrufe, Piepser, Patientenrufe etc.) sein. Obwohl die momentan herrschenden Bedingungen im Gesundheitswesen dazu zwingen, die Personalkosten als größten Kostenfaktor möglichst niedrig zu halten, können gerade auf diesem Sektor zu rigoros betriebene Einsparungen fatale Folgen haben. Viele Experten halten eine Steigerung der Effizienz des Personaleinsatzes für die beste Methode, Einsparungen zu erreichen. Dies erfordert aber in erster Linie organisatorische bzw. unternehmerische Maßnahmen.

> **Die Vermeidung von fachfremden Tätigkeiten, unnötigen Aufgaben (Doppeluntersuchungen etc.), Wartezeiten und Leerläufen sowie der sinnvolle Einsatz der sich bietenden technischen Möglichkeiten führt nicht nur zu mehr Effizienz, sondern trägt auch zur Mitarbeiterzufriedenheit bei.**

Eine weitere Möglichkeit, mehr Personal zur Verfügung zu haben, liegt in der Reduzierung der Krankheitstage pro Mitarbeiter. Damit ist nicht gemeint, Hürden für Krankmeldungen aufzubauen, sondern durch entsprechende Gestaltung der Arbeitsplätze und Abläufe sowie durch aktive Gesundheitsförderung typische Berufskrankheiten (z. B. Wirbelsäulenprobleme) zu vermeiden.

Die Folge der Überschreitung menschlicher Grenzen ist die Zunahme von Fehlern

2

Kreative Problemlösungen sind
ein Teil der menschlichen Natur

■ **Einsatz des Menschen als Sicherheitsfaktor**

Die Berücksichtigung der Tatsache, dass Mitarbeiter nie fehlerfrei
arbeiten werden, kann dazu verleiten, den Menschen ausschließlich
als Fehlerquelle anzusehen. Es gehört durchaus zu den Prinzipien beim
Risikomanagement, menschliche Fehler zu erwarten und sie entsprechend einzuplanen. Allerdings dürfen dabei die wichtigen Fähigkeiten
des Menschen nicht in Vergessenheit geraten. Es liegt in der menschlichen Natur, kreativ an der Lösung von Problemen zu arbeiten. Auf
dieser simplen Tatsache beruhen nicht nur alle großen Erfindungen der
Geschichte, sondern auch die Verhinderung vieler kleiner und großer
Katastrophen.

Diese Erfahrung wurde vor allem in Arbeitsbereichen gemacht, in
denen versucht wurde, Abläufe möglichst weitgehend zu automatisie-
ren. Primär traten dabei zwar weniger Fehler auf – wenn es jedoch zu
Problemen kam, waren die Auswirkungen wesentlich schwerwiegender. Es zeigte sich eines der Hauptprobleme der Automatisierung. Eine
Maschine oder ein Maschinensystem kann immer nur innerhalb des
von den Konstrukteuren und Programmierern vorgegebenen Rahmens
tätig sein. Die menschliche Fähigkeit, flexibel und kreativ auf unvor-
hergesehene Ereignisse zu reagieren oder Probleme vorherzusehen,
kann beim heutigen Stand der Technik noch nicht integriert werden.
Da die Anwender bei solchen Prozessen weitgehend ausgeschlossen
sind und sie fast nur noch überwachende Funktionen übernehmen,
kommt es gewissermaßen zu einer Entfremdung zwischen Mensch
und Arbeitsablauf. Eine Folge dieses Herauslösens ist, dass der Prozess
nicht mehr direkt miterlebt und deshalb eher abstrakt wahrgenommen
wird. Dadurch sind die Anwender immer weniger in der Lage, Probleme rechtzeitig zu erkennen und Gegenmaßnahmen einzuleiten. Deswegen ist man vom Weg der möglichst umfassenden Automatisierung
zu weiten Teilen wieder abgekommen. Stattdessen wird versucht, den
Menschen mehr in den Arbeitsprozess zu integrieren, ihn von Routineaufgaben zu entlasten und dafür seine Fähigkeiten zur voraussehenden
Problemerkennung und kreativen Problemlösung zu nutzen.

> ❯ Die Erkenntnis, dass Mitarbeiter zwar Fehler begehen, sie aber
> auch erkennen bzw. ihre Folgen reduzieren können, ist auch für
> das Krankenhaus-Risikomanagement bedeutsam.

Die Identifikation des Einzelnen
mit der Gesamtaufgabe schafft
Sicherheit

Obwohl sich hier die Frage der Automatisierung nur in geringem
Maße stellt, können die dabei gewonnenen Erfahrungen dennoch sehr
wichtig sein. Angesichts der immer komplexer werdenden Abläufe
kommt einem Krankenhausmitarbeiter immer mehr die Rolle einer
Sicherheitsinstanz zu. Hierfür ist es allerdings nicht nur notwendig,
Aufmerksamkeit („awareness") und Problembewusstsein zu erwarten,
sondern auch die Identifikation des Einzelnen mit der Gesamtaufgabe
zu fördern. Dies setzt wiederum einen ausreichenden Informationsstand, Interesse und Motivation aller Mitarbeiter voraus. Die Bedeutung
echten Teamworks wird dabei häufig unterschätzt. In der Berufsluftfahrt

wurde z. B. festgestellt, dass die Leistung der einzelnen Besatzungsmitglieder – aber auch der gesamten Crew – stark vom herrschenden Klima abhängig ist. Dies wirkt sich nicht nur bei der Bewältigung von Notsituationen aus, sondern trägt schon im Vorfeld zur Verhinderung von Zwischenfällen bei. Durch Optimierung der Zusammenarbeit der verschiedenen Berufsgruppen und Disziplinen ist es folglich auch im Krankenhaus möglich, die Fähigkeiten der einzelnen Mitarbeiter zur Vermeidung, frühzeitiger Erkennung und Bewältigung von Problemen zu fördern und dadurch das allgemeine Sicherheitsniveau zu verbessern. Teamwork alleine schafft jedoch noch keine Sicherheit. Vielmehr sind auch Bildung eines Problembewusstseins und gezielte Aufmerksamkeit aller Teammitglieder unabdingbar. Dies erfordert nicht nur umfassende Information aller Mitarbeiter, sondern auch, dass Fehler kontinuierlich thematisiert und von Tabus befreit werden. Als weitere wichtige Faktoren sind der Ausbildungsstand und die Erfahrung zu nennen. Mit höherem Fachwissen und langjähriger Berufspraxis steigen zumeist auch die Fähigkeiten zur Problemlösung.

> **Praxistipp**
>
> Die Anwesenheit routinierter Mitarbeiter kann sich erheblich auf die Leistungen eines Teams bei auftretenden Problemen auswirken. Diese Tatsache sollte deshalb bei der Dienstplangestaltung oder Personaleinteilung entsprechende Berücksichtigung finden.

▪ Theoretische Ausbildung und Schulung

Das altbekannte Sprichwort „Irren ist menschlich" beschreibt sehr gut eines der Hauptprobleme aller Bemühungen um mehr Sicherheit. Überall, wo Menschen tätig sind, ist auch mit dem Auftreten von Fehlern zu rechnen. Obwohl die Akzeptanz dieser Tatsache zu den Grundsteinen des Risikomanagements gehört, darf nichts unversucht bleiben, den Menschen bestmöglich auf seine Aufgabe vorzubereiten. Angesichts der Vielzahl möglicher Betätigungsfelder können Studium oder Berufsausbildung nur als Basis für eine weitere Spezialisierung dienen. Dabei ist es nur ansatzweise möglich, fachspezifische Risiken und Sicherheitsstrategien zu vermitteln. Da dies später hauptsächlich direkt am Arbeitsplatz geschieht, kommt der Einarbeitung und Schulung vor Ort große Bedeutung zu. Die Qualität einer Einarbeitung ist naturgemäß stark von den durchführenden Personen abhängig. Sie sollten nicht nur über einen umfangreichen Wissens- und Erfahrungsschatz, sondern auch über ein ausgeprägtes Sicherheits- bzw. Risikobewusstsein verfügen. Feste Bestandteile aller Anleitungen müssen die jeweils drohenden Risiken sowie die entsprechenden Sicherheitsstrategien sein. Von Anfang an ist dabei großer Wert auf das Erlernen

Irren ist menschlich

Die Einarbeitung von Mitarbeitern darf sich nicht auf die originäre Tätigkeit beschränken

2

von sicheren Verhaltensweisen zu legen. Ebenso muss das Vermitteln von Notfallmaßnahmen frühzeitig erfolgen, um sicherzustellen, dass auch neue Mitarbeiter in der Lage sind, bei Zwischenfällen wirksame Hilfe zu leisten. In dieser Phase sollten zusätzlich sicherheitsrelevante Themen, die nicht in direktem Zusammenhang mit der Patientenversorgung stehen, zur Sprache kommen. Darunter fallen z. B. der Brandschutz, sicherer Umgang mit den zur Verfügung stehenden Arbeitsmitteln sowie hausinterne Notrufe und Notfalleinrichtungen.

> **Praxistipp**
>
> Um die enorme Fülle der Informationen in vertretbarer Zeit vermitteln zu können, haben sich sogenannte Einführungstage bewährt. An vielen Kliniken durchlaufen alle Neuankömmlinge zunächst eine solche Schulung, bevor sie an ihren eigentlichen Arbeitsplatz gelangen. Dadurch kann mit verhältnismäßig geringem Aufwand bei einer großen Zahl neuer Mitarbeiter ein vergleichbarer Kenntnisstand erreicht werden. Die Bedeutung solcher allgemeinen Unterweisungen darf nicht unterschätzt – aber auch nicht überbewertet werden. Hier ist immer auch zu berücksichtigen, dass neue Mitarbeiter innerhalb kurzer Zeit mit einer so enormen Fülle an neuen Informationen konfrontiert werden. Deshalb kann eine vollständige Verinnerlichung der vermittelten Inhalte nicht vorausgesetzt werden.

Die Erfahrung zeigt, dass auch langjährige Mitarbeiter teilweise wichtige Notfalleinrichtungen nicht kennen und z. B. weder in der Lage sind, einen Feuerlöscher zu finden noch ihn zu bedienen.

Das Wissen um typische Gefahrenquellen und Vorkommnisse kann eine Wiederholung von Zwischenfällen vermeiden

Fortbildungen sind eine Chance, Risiken zu thematisieren

Nur wenige Arbeitsbereiche sind einem so starken Wandel unterzogen wie die Medizin und Pflege. Mit der permanenten Weiterentwicklung aller Fachgebiete sind zumeist auch neue Herausforderungen verbunden. Für die Krankenhausmitarbeiter aller Berufsgruppen bedeutet dies die ständige Konfrontation mit Neuerungen und vor allem die Bereitschaft, sich ständig fortzubilden. Da nahezu alle Fortschritte nicht nur Vorteile, sondern auch neue Risiken mit sich bringen, müssen diese neuen Gefahrenquellen ständiges Thema bei Fortbildungen sein. Ganz allgemein sollte zunehmend versucht werden, alle Krankenhausmitarbeiter laufend über neue und alte Risiken zu informieren. Ebenso ist es aber auch sinnvoll, von seltenen Ereignissen und ihrer Entstehungsgeschichte zu berichten. Der zu erwartende Lerneffekt wird sich hierbei eher durch ein gesteigertes Risikobewusstsein als auf fachlicher Ebene einstellen. Das Wissen, wie komplex oder ungewöhnlich sich der Ablauf von manchen Ereignissen gestalten kann, regt zum Nachdenken an und trägt mit dazu bei, dass die Wahrscheinlichkeit von Zwischenfällen im eigenen Arbeitsbereich neu eingeschätzt wird. Die in vielen Berufsgruppen und Disziplinen durchgeführten regelmäßigen

Fortbildungen sollten deshalb vermehrt dazu genutzt werden, neben den Möglichkeiten und Erfolgen auch die Risiken zu thematisieren. Vielfach geschieht dies schon im Rahmen von klinischen Fallbesprechungen. Eine interdisziplinäre Zusammensetzung und gegebenenfalls das Hinzuziehen anderer Berufsgruppen (z. B. Apotheker, Medizintechniker) kann die Wirksamkeit dieses Instrumentes wesentlich steigern. Die Analyse eines Problems wird durch Betrachtung aus verschiedenen Perspektiven vielschichtiger und präziser. Gleichzeitig wird dadurch auch das Gefühl verstärkt, dass Risiken und Zwischenfälle ein gemeinsam zu lösendes Problem darstellen. In der Pflege finden solche Fallbesprechungen noch eher selten statt, allerdings sollte auch dort diese bewährte Methode aufgegriffen werden. Dadurch bietet sich die nicht zu unterschätzende Chance, anhand konkreter Beispiele für die Zukunft zu lernen.

■ **Praktisches Training**

Nahezu allen Schulungen oder Fort- und Weiterbildungsmaßnahmen ist gemeinsam, dass dabei auf theoretischer Ebene Wissen vermittelt wird, das erst später in die Praxis umgesetzt werden kann. Zum Teil ist es zwar möglich, dieses Manko durch das Engagement von Mentoren und Praxisanleitern auszugleichen, dennoch bleibt ein grundlegendes Problem bestehen.

❯ **Es ist weder ethisch noch rechtlich vertretbar, den Patienten als Übungsobjekt zu missbrauchen.**

Folglich können und dürfen von Ungeübten unter Anleitung ausschließlich Tätigkeiten, die ohnehin erforderlich sind, durchgeführt werden. Deswegen bleiben immer Defizite in der praktischen Ausbildung bestehen, dies gilt insbesondere für die wichtigen Notfallmaßnahmen und andere eher selten ausgeführte Handlungen. Mit einer ähnlichen Problematik sah man sich u. a. auch in der Luftfahrt konfrontiert. Trotz guter Schulung und intensivem Training war es nicht möglich, im Flug alle möglichen Szenarien (z. B. Feuer an Bord) zu üben, ohne dabei Menschenleben zu gefährden. Deshalb kam man dort schon früh auf die Idee, die Wirklichkeit zu simulieren. Aus anfangs sehr einfachen Anlagen entwickelten sich im Laufe der Zeit äußerst aufwendige und realitätsnahe Simulatoren, die es ermöglichen, nicht nur den normalen Flugbetrieb, sondern auch Notsituationen nachzuahmen (◻ Abb. 2.25).

Heute werden Simulatoren in der Berufsluftfahrt zur Ausbildung von Flugschülern, zur Einweisung in die jeweiligen Flugzeugtypen und für das laufende Training von Piloten eingesetzt. Die gewonnenen positiven Erfahrungen fanden auch in anderen Branchen viel Beachtung. Heute trainieren u. a. Operatoren von Kernkraftwerken, Lokomotivführer und Schiffskapitäne in entsprechend maßgeschneiderten Simulatoren.

Im Bereich der medizinischen Anwendungen kamen schon lange Zeit einfache Simulatoren zum Einsatz. In der pflegerischen Ausbildung

Simulationen sind anerkannt wirksame Trainingsmethoden für komplexe Arbeitsbereiche

2

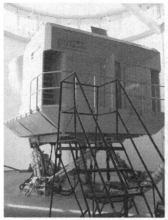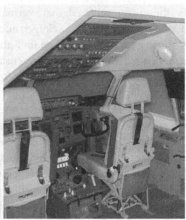

ist es schon lange üblich, praktische Fähigkeiten an Übungspuppen zu erlernen. Auch für das Training der Reanimations-Basismaßnahmen wurden bereits früh entsprechend gestaltete Modelle verwendet. Die Übungsmöglichkeiten beschränkten sich anfangs noch auf die Durchführung von Herzdruckmassage und Beatmung. Basierend auf Einzelinitiativen, bei denen zunächst CPR-Puppen mit anderen vorhandenen Trainingselementen (Arme zum Anlegen von Infusionen und Airway-Management-Trainer zur Intubation) ergänzt wurden, entstanden später die sogenannten Mega-Code-Trainingspuppen. Sie ermöglichten die Durchführung verschiedener Notfallmaßnahmen (Beatmung, Herzdruckmassage, Intubation, Defibrillation und Anlage von Venenzugängen) und konnten schon einige Aktionen des „Patienten" (u. a. Pupillenreaktion, EKG-Veränderungen, Laryngospasmus) simulieren. Die Entwicklung von Patientensimulatoren im Krankenhausbereich war in den operativen Disziplinen eng mit der Einführung minimal invasiver (endoskopischer) Operationstechniken verbunden. Das gewöhnungsbedürftige Handling mit den Instrumenten wurde zunächst mit relativ einfachen Vorrichtungen (Patiententorso mit künstlichen Organen bzw. Tierpräparaten) geübt. Inzwischen machen es computergestützte OP-Simulatoren möglich, Organe und den Operationsablauf komplett virtuell darzustellen. Dabei findet ein interaktives Feedback statt, sodass der Operateur seine Tätigkeit nicht nur rein optisch, sondern auch mit dem Tastsinn verfolgen kann.

Für den Anästhesiebereich stehen mittlerweile sehr aufwendige „Full-Scale-Simulatoren" zur Verfügung (○ Abb. 2.26). Das Innenleben ermöglicht eine sehr realitätsnahe Darstellung der verschiedensten Körperfunktionen.

Moderne Patientensimulatoren ermöglichen realistische Szenarien

So können u. a. Pulse getastet, Blutdruck, Sauerstoffsättigung und CO_2-Abgabe gemessen, Herztöne und Atemgeräusche abgehört werden. Zusätzlich ist es möglich, die Wirkung der verschiedenen Maßnahmen und Medikamente oder pathologische Veränderungen zu simulieren. Die Steuerung dieser Funktionen geschieht computergestützt, wobei sowohl typische als auch atypische Patientenreaktionen

◘ **Abb. 2.26** An modernen Full-Scale-Simulatoren ist es möglich, die unterschiedlichsten Maßnahmen durchzuführen. Gleichzeitig wird dadurch eine Vielzahl von Mess-Parametern und Patientenreaktionen simuliert (TÜPASS – Tübinger Patientensicherheits- und Simulationszentrum)

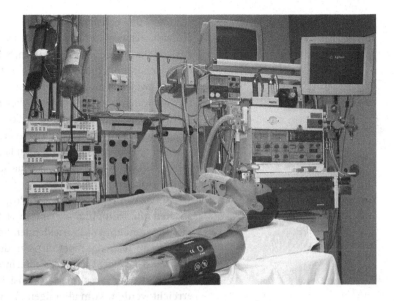

◘ **Abb. 2.26** An modernen Full-Scale-Simulatoren ist es möglich, die unterschiedlichsten Maßnahmen durchzuführen. Gleichzeitig wird dadurch eine Vielzahl von Mess-Parametern und Patientenreaktionen simuliert (TÜPASS – Tübinger Patientensicherheits- und Simulationszentrum)

einspielbar sind. Für verschiedene Situationen existieren vorgegebene Abläufe, die jedoch auch vom Bediener des Simulators verändert werden können. Die hierfür notwendige Kontrolle des gesamten Systems erfolgt in einem separaten Steuerungsraum, in dem auch das Verhalten der Trainierenden über mehrere Monitore und eine halbdurchlässige Glasscheibe beobachtet wird (◘ Abb. 2.27).

◘ **Abb. 2.27** Die Steuerung des Patientensimulators erfolgt computerassistiert von einem Nebenraum aus. Die Maßnahmen der Übenden werden durch eine halbdurchlässige Glasscheibe sowie durch mehrere Videomonitore beobachtet (TÜPASS – Tübinger Patientensicherheits- und Simulationszentrum)

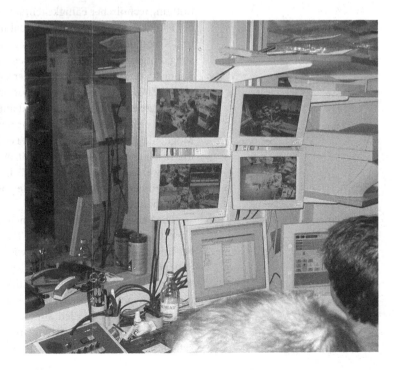

2

Da in den meisten Zentren die Geräteaufstellung im eigentlichen Simulationsraum variabel ist, lassen sich unterschiedliche Übungsszenarien (Station, OP, Intensivstation, Schockraum etc.) einrichten. Eine neue Generation von mobilen Patientensimulatoren macht ein Training inzwischen auch an Orten möglich, wo es bisher nicht durchführbar war. Interessant ist diese Alternative vor allem für Kliniken, die nicht über die finanziellen und personellen Ressourcen für ein eigenes Simulationszentrum verfügen. Aber auch Bereiche, in denen aus technischen oder räumlichen Gründen keine Simulationen durchführbar waren (CT-, Röntgen- und Herzkatheterarbeitsplätze etc.), könnten davon profitieren.

Simulators don't teach

Im Vergleich zu reinen EDV-Programmen, bei denen Notfallsituationen und Komplikationen rein virtuell dargestellt werden, bieten diese Systeme einen entscheidenden Vorteil. Alle Maßnahmen werden real und im Team durchgeführt. Nur durch diese realitätsnahe Darstellung kann das eigentlich Ziel, Fehlermöglichkeiten und Probleme beim Teamwork oder in technischer Hinsicht zu erkennen bzw. abzustellen, erreicht werden. Vom alleinigen Trainieren am Patienten-Simulator sind noch keine Lernerfolge zu erwarten („Simulators don't teach"). Vielmehr ist eine sinnvolle Kombination der praktischen Übungen mit einem durchdachten didaktischen Konzept wichtig. Die Lern- bzw. Übungsziele sind dabei vom Ausbildungs- und Erfahrungsstand der Teilnehmer abhängig. Für Anfänger steht in erster Linie die Umsetzung des theoretisch Erlernten in praktische Abläufe und die Lösung einfacher Probleme im Vordergrund. Bei Erfahrenen hingegen werden die Schwerpunkte anders gesetzt. Ziel des Trainings ist hier weniger die Vermittlung technischer Fähigkeiten, sondern das Erlernen weiterführender Fähigkeiten, wie z. B. die Übernahme der Rolle eines „Supervisors" und Kommunikation innerhalb eines Teams oder kreative Problemlösung. Entgegen der vielfach geäußerten Ansicht ist es nicht Zweck des Simulatortrainings, den Teilnehmern ihre Grenzen aufzuzeigen. Eine solche Zielsetzung wäre kontraproduktiv und würde die Teilnehmer eher frustrieren. Das Training wird nur dann positive Effekte bringen, wenn die Übenden zumindest ansatzweise Erfolge erleben bzw. die Möglichkeit haben, aus gemachten Fehlern zu lernen. Deswegen findet im Anschluss an jede Simulation ein ausführliches Nachgespräch statt. Dabei werden nicht nur die Schwächen und Verbesserungsmöglichkeiten aufgezeigt, sondern auch die positiven Leistungen der Teilnehmer benannt.

Simulationen sind kein Allheilmittel

Die Verwendung von Patientensimulatoren reicht inzwischen weit über die reine Ausbildungs- und Trainingsfunktion hinaus. Da sich bestimmte Situationen beliebig oft wiederholen lassen, ohne dabei einen Patienten zu gefährden, ist beispielsweise die Entwicklung oder Überprüfung von Algorithmen möglich. Ebenso eignen sich Simulatoren für praxisnahe Tests von neuen Medizinprodukten bzw. die Patientenversorgung in Sonderfällen. Simulationen sind gewiss kein Allheilmittel für alle Bereiche eines Krankenhauses. Für Mitarbeiter besonders gefahrenträchtiger Arbeitsplätze stellen sie jedoch ein wichtiges Mittel zur Umsetzung theoretischen Wissens in die Praxis dar. Der Einsatz von Simulatoren in der Aus- und Fortbildung wird deshalb für diese Zielgruppe zukünftig sicherlich ausgebaut werden müssen.

- **Elektronische Assistenzsysteme, Telemedizin**

Ohne den Einsatz technischer Hilfsmittel sind die meisten Abläufe in den Krankenhäusern nicht mehr vorstellbar. Trotz der zunehmenden Technisierung behalten die eingesetzten Geräte noch weitgehend den Rang als Hilfsmittel für die von den Mitarbeitern erbrachten Verrichtungen. Wie in anderen Arbeitsbereichen entstehen hierbei natürlich auch Risiken. Die Ursachen hierfür sind zu einem großen Teil in der zunehmenden Komplexität und den teilweise fehlenden Anwenderkenntnissen zu suchen. Die Gerätehersteller haben deshalb im Laufe der Zeit immer mehr versucht, Anwenderfehler durch entsprechende Bedienungsphilosophien (bewusste Bestätigung von Eingaben, interaktive menügesteuerte Bedienung, Erinnerungsalarme etc.) und Sicherheitseinrichtungen zu vermeiden. Besonders die fortschreitende Integration von elektronischen Steuerungen in die medizinischen Geräte hat wesentlich dazu beigetragen, dass widersinnige oder offenkundig falsche Eingaben nicht befolgt werden. Dieses Beispiel verdeutlicht die Chancen für mehr Patientensicherheit durch technische Unterstützung.

Der Ablauf einer Patientenbehandlung beruht normalerweise auf dem Abrufen erlernten Wissens sowie auf der Anwendung von lokal und überregional üblichen standardisierten Verfahren. Diese weitgehend einheitlichen Inhalte können in Form von Algorithmen relativ einfach elektronisch gespeichert und auch wieder abgerufen werden. Diese banale Tatsache kann vielleicht schon in wenigen Jahren weitreichende Auswirkungen auf die Arbeitsweise in den Krankenhäusern haben. Das gespeicherte „Wissen" kann bei der Planung und Durchführung von Einzel- und Gesamtprozessen eine beratende Funktion übernehmen. Schon jetzt werden in manchen Kliniken z. B. Patientenpfade mit Hilfe von EDV-Tools durchgeführt. Das Programm zeigt dabei nicht nur den üblichen Ablauf (inkl. der vorgesehenen Alternativen) an, sondern begleitet interaktiv den ganzen Prozess bis hin zur Entlassung des Patienten. Die EDV-Nutzung kann sich durchaus arbeits- und zeitsparend auswirken, da diese Programme u. a. in der Lage sind, die erforderlichen Bildgebungs- und Laboruntersuchungen automatisch anzufordern. Der eigentliche Vorteil solcher Systeme ist jedoch in ihrer Unterstützungsfunktion zu sehen.

> ❯ Da alle Mitglieder des Behandlungsteams wegen der zunehmenden Digitalisierung der Krankenakten zukünftig ohnehin immer mehr Zeit am Computer verbringen werden, ist es nur folgerichtig, diesen auch assistierend bei der Entscheidungsfindung zu nutzen.

Die technischen Möglichkeiten werden sich künftig vermutlich nicht nur auf die Unterstützung von Behandlungsabläufen (Patientenpfade,

Wissen kann nicht nur elektronisch gespeichert, sondern auch wieder abgerufen werden

Zunehmende Einbindung von elektronischer Assistenz im Alltag

◘ Abb. 2.28   Die automatisch durchgeführte EKG-Analyse ist nur ein Beispiel dafür, wie schon heute elektronisch gespeichertes Wissen bei Diagnostik und Therapie eingesetzt wird

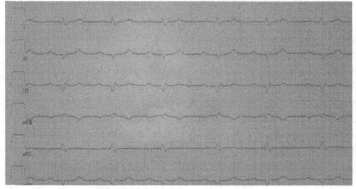

Leitlinien, SOPs, Pflegestandards etc.) beschränken. In Zukunft können EDV-Tools wesentlich mehr als nur rein administrative Aufgaben erledigen. Vielmehr werden sie in der Lage sein, bei der Auswertung von diagnostischen Maßnahmen zu assistieren und sogar Therapievorschläge zu machen. Diese Entwicklung hat bei Medizingeräten schon Einzug gehalten. So können beispielsweise moderne EKG-Geräte inzwischen nicht nur den Herzrhythmus analysieren, sondern darüber hinaus auch andere pathologische Veränderungen erkennen, differenzieren und anzeigen (◘ Abb. 2.28).

Der Gedanke, dass Computer zukünftig bei Diagnostik und Therapie eine wichtige Rolle übernehmen könnten, ruft noch viel Unbehagen aus. Das Beispiel der halbautomatischen Defibrillation (automatische EKG-Analyse durch Defibrillator und Freigabe des Schocks nur bei Kammerflimmern/-flattern) zeigt jedoch, wie schnell diese Entwicklung mittlerweile vorangeschritten ist. Noch vor wenigen Jahren galt es selbst in Fachkreisen als undenkbar, dass nicht ein Mensch, sondern ein Gerät sicher die Indikation für diese lebensrettende Maßnahme stellen könnte. Die Vorstellung, halbautomatische Defibrillatoren wie Feuerlöscher an belebten Orten allgemein zugänglich zu machen („Public Access Defibrillation"), galt sogar als völlig absurd. Heute ist diese Vision Realität. Sogenannte AEDs (automatischer externer Defibrillator) befinden sich mittlerweile in vielen öffentlichen Gebäuden, Bahnhöfen und U-Bahnstationen (◘ Abb. 2.29). Die heute verwendeten Geräte sind als so sicher anzusehen, dass die Anwendung inzwischen auch Laien zugetraut wird. Dieses Beispiel zeigt eindrucksvoll, wie sich eine elektronische Entscheidungshilfe innerhalb von nur wenigen Jahren durchgesetzt hat.

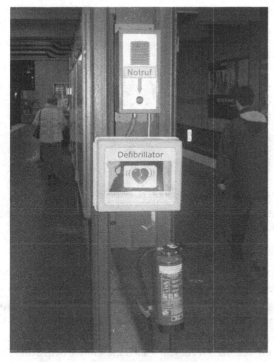

Abb. 2.29 Früher undenkbar – heute schon Realität. Halbautomatische Defibrillatoren hängen wie Feuerlöscher öffentlich aus

Auch in anderen Branchen wird die EDV unterstützend eingesetzt. Der Mensch wird dadurch entlastet und kann in mancher Hinsicht vor eigenen Fehlern bewahrt werden. Da die Krankenakte der Zukunft ganz bzw. weitgehend digital sein wird, eröffnen sich auch im Krankenhaus vielfältige Möglichkeiten, hierbei auch Sicherheitssysteme zu integrieren. In solchen Programmen können u. a. aktuelle Therapieschemata, Dosierungsrichtlinien und Erinnerungsfunktionen für ausstehende Aufgaben hinterlegt sein. Mit Medikationsprogrammen, die bisher noch isoliert eingesetzt wurden, konnten in den Vereinigten Staaten schon gute Ergebnisse erzielt werden. Durch die Anwendung eines EDV-Tools, das Dosierungsempfehlungen gibt und vor drohenden allergischen Reaktionen, Inkompatibilitäten oder Überdosierungen warnt, gelang es, die Zahl der („adverse drug events" (ADE) deutlich zu senken. In die neuen umfassenden Systemlösungen könnten solche Inhalte integriert werden. Während des gesamten Behandlungsverlaufes würde dann im Hintergrund eine kontinuierliche Überwachung erfolgen, die dem Anwender im Normalfall jedoch nicht auffallen würde. Vom Stand des technischen Fortschritts unabhängig, wird es aber nie dazu kommen, dass ein Computer gänzlich Diagnostik oder Therapie übernimmt. Den EDV-Systemen wird immer nur eine beratende oder warnende Funktion zukommen, während die Entscheidungen auch zukünftig immer vom Menschen getroffen werden („clinical decision support").

EDV-Programme können helfen, Fehler zu vermeiden

2

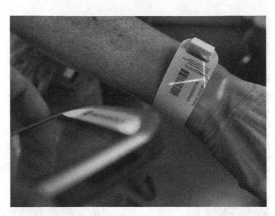

◘ **Abb. 2.30**   Armbänder zur sicheren Identifikation von Patienten sind vielerorts schon üblich

Die logische Ergänzung zu solchen Programmen sind computerlesbare Patientenidentifikationssysteme. Auch hierzu gibt es schon positive Erfahrungswerte. Nahezu weltweit ist es heute üblich, die sichere Identifizierung der Patienten mit beschrifteten Armbändern zu erleichtern. Anfangs wurden die Patientendaten noch handschriftlich angebracht, inzwischen werden fast ausschließlich maschinell bedruckte Etiketten verwendet (◘ Abb. 2.30). Dadurch ist es möglich geworden, computerlesbare Barcodes oder RFID(„radio-frequency identification")-Systeme anzubringen.

Reduzierung der Verwechslungsgefahr durch Einscannen von Barcodes

Der Patient ist hiermit schnell und sicher zu identifizieren, darüber hinaus wird auch eine Schnittstelle zu Computern geschaffen. In den verschiedenen Programmen kann der betreffende Patient zeitsparend durch Einlesen des Barcodes aufgerufen werden. Gerade für Funktions- und Diagnostikbereiche stellt diese Methode eine erhebliche Arbeitserleichterung dar, da die aufeinander folgenden Patienten nicht jedes Mal zeitraubend im EDV-System gesucht werden müssen. Da die Identifikation durch Barcodes als sehr sicher gilt, wird auf diese Weise zusätzlich auch die Verwechselungsgefahr reduziert. Die heute zur Verfügung stehenden Mobilgeräte ermöglichen es, zusätzlich auch direkt am Patientenbett die Barcodes/RFIDs von Produkten der verschiedensten Art (Medikamente, Blutprodukte etc.) zu erfassen. Die Daten werden dann drahtlos übertragen, wobei der Anwender innerhalb weniger Augenblicke sofort eine Rückmeldung über die Korrektheit des geplanten Vorgangs (z. B. Bluttransfusion) erhält. Auf diese Weise wird gewissermaßen ein elektronisches Vier-Augen-Prinzip befolgt. Gerade für die Pflege wird diese Technik zunehmend Bedeutung gewinnen, da sie nicht nur der Vermeidung von Verwechslungen, sondern auch einer automatisierten Dokumentation der erfolgten Maßnahmen dienen kann.

Die Einführung solcher elektronischen Assistenzsysteme wird jedoch nur dann mit Vorteilen verbunden sein, wenn die Systeme auf den jeweiligen Einsatzbereich und die Anwender zugeschnitten sind.

Besonders der Gestaltung der Schnittstellen sowie der Interaktion zwischen Mensch und Maschine kommt dabei große Bedeutung zu. Deshalb sollten deshalb bei ihrer Planung und Einführung von Anfang an Erfahrungswerte, die z. B. in der Industrie mit halbautomatisierten Systemen gewonnen wurden, berücksichtigt werden.

Eine weitere Möglichkeit, moderne Technik im Dienste der Patientensicherheit einzusetzen, kann sich durch die Telemedizin eröffnen. Es ist in den Krankenhäusern gängige Praxis, bei Besonderheiten und in Fällen, die über das eigene Fachgebiet hinausragen, zusätzlich Fachleute hinzuzuziehen. Üblicherweise setzt dies die direkte Präsenz des Experten beim Patienten voraus. Die Entwicklung der Kommunikationstechnologie führte aber auch zur Überlegungen, Rat auch über große Distanzen von nicht anwesenden Personen einzuholen. Positive Erfahrungen in dieser Hinsicht wurden vor allem im außerklinischen Bereich gemacht. In den USA ist es beispielsweise in den meisten Regionen nicht üblich, dass ein Arzt bei Notfällen zum Einsatz kommt. Stattdessen fühlen sich dort die Rettungsdienstmitarbeiter (Emergency Medicine Technicians und Paramedics) als Augen, Ohren und Hände der Krankenhausärzte. Neben festen Therapieschemata („standing orders"), die ohne Rücksprache sofort ausgeführt werden dürfen, gibt es deshalb noch die Möglichkeit, mit Ärzten per Funk Kontakt aufzunehmen. Dabei werden Gesamtsituation, erhobene Messwerte und Zustand des Patienten genau beschrieben. Ergänzend dazu ist eine drahtlose EKG-Übermittlung möglich. Anhand dieser Informationen ordnet der Arzt dann weitere Maßnahmen oder den Transport ins Krankenhaus an. Dieses System hat sich so gut bewährt, dass in den Vereinigten Staaten überhaupt nicht über die flächendeckende Einführung von Notarztdiensten diskutiert wird. Ein weiteres gut funktionierendes Beispiel findet man auf Seenotrettungskreuzern der Deutschen Gesellschaft zur Rettung Schiffbrüchiger (DGzRS) in der Nord- und Ostsee. Sprechfunkkontakt und Übertragung vom Vitaldatenmonitor zum Stadtkrankenhaus Cuxhaven sind schon seit langer Zeit Standard. In der Behandlungskabine von Rettungskreuzern der neuesten Generation befindet sich sogar eine Kamera, von der Live-Bilder gesendet werden können (◘ Abb. 2.31).

Bei den außerklinischen Anwendungen steht vor allem die Beratung von nichtärztlichem Personal durch Ärzte im Vordergrund. Im Krankenhausbereich wird Telemedizin hingegen als Technik zur Konsultation von Spezialisten eingesetzt. Verschiedene Disziplinen haben dabei wertvolle Pionierarbeit geleistet und Systeme ins Leben gerufen, die sich heute schon beinahe im Routinebetrieb befinden. Die Möglichkeiten erweitern sich dabei immer mehr. Beispielsweise befinden sich bereits Operationsroboter, die nicht nur ferngesteuert Befehle ausführen, sondern dem Bediener auch interaktiv ein Tastgefühl übermitteln, in immer mehr operativen Disziplinen im Einsatz. Erste Versuche, Operationen sogar über Kontinente hinweg „ferngesteuert" auszuführen, sind bereits erfolgreich verlaufen. Inwiefern sich solche Methoden tatsächlich durchsetzen werden, ist noch nicht sicher. Unbestritten ist jedoch,

Telemedizinische Anwendungen als Teil des Risikomanagements

Telemedizinische Anwendungen werden weiter zunehmen

2

◘ **Abb. 2.31**   Vom Behandlungsraum des Seenotrettungskreuzers „Herrmann Marwede" können nicht nur Vitaldaten, sondern auch Bilder des Patienten in das Krankenhaus Cuxhaven übertragen werden. Nach Auswertung der Daten und Bilder erfolgt eine ärztliche Beratung der Helfer an Bord des Seenotrettungskreuzers. (Bilder: DGzRS – Deutsche Gesellschaft zur Rettung Schiffsbrüchiger, Bremen, mit freundlicher Genehmigung)

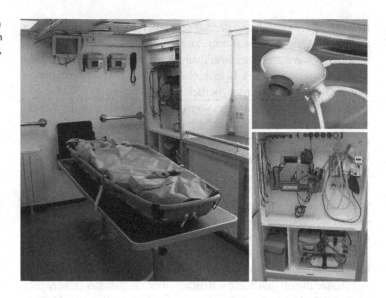

dass im Laufe der nächsten Jahre mit einer weiteren Zunahme von telemedizinischen Anwendungen zu rechnen ist. Eine der sich dabei bietenden Chancen könnte in einem Verfahren zur Echtzeitunterstützung in Sonder- und Notfällen bestehen. Ein solches System wäre vor allem in besonderen Situationen, bei Komplikationen und bei Zwischenfällen sinnvoll. Das Behandlungsteam vor Ort könnte noch während der Akutphase Kontakt mit einem Spezialisten („Schutzengel") aufnehmen, um sich bei Diagnostik und Behandlung beraten zu lassen. Die Erfahrungen aus den beschriebenen außerklinischen Anwendungen zeigen, dass die Herstellung einer Verbindung zu einer externen Beratungsstelle auch in Notfällen durchaus praktikabel ist. Bedingung wäre dabei neben der direkten Sprechverbindung eine Übertragung von Vitaldaten und Bildern des Patienten (◘ Abb. 2.32).

Der „Schutzengel" aus einem anderen Krankenhaus als Unterstützung vor Ort

Die technischen Voraussetzungen hierfür sind inzwischen durch die schnellen und sicheren Internetverbindungen gegeben. Auch die Kosten für die notwendige Hardware sind im Vergleich zur schon vorhandenen Einrichtung als eher gering zu veranschlagen. Um dem Datenschutz gerecht zu werden und unbefugten Zugriff auf das System zu vermeiden, wären allerdings noch zusätzliche Maßnahmen (z. B.

◘ **Abb. 2.32**   Beim „Schutzengel-System" könnte in besonderen Situationen über eine Daten-, Video und Sprachverbindung der Kontakt zu einem Spezialisten in einem anderen Krankenhaus hergestellt werden. Nutznießer des Systems wären vor allem Krankenhäuser der Grund- und Regelversorgung

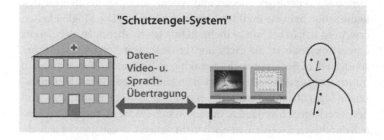

Verschlüsselungsprogramme) erforderlich. Wesentlich problematischer wird es jedoch werden, Beratungszentralen zu finden, einzurichten und permanent dienstbereit zu halten. Dennoch könnte ein solches „Schutzengel-System" gerade für Krankenhäuser der Grund- und Regelversorgung eine gute Möglichkeit darstellen, auch außergewöhnliche Situationen zu beherrschen. Vor allem operative Bereiche sowie die Anästhesie und Intensivmedizin könnten die ersten Nutznießer des Systems sein. Der besondere Vorteil für die Patienten würde vor allem darin bestehen, dass sie ohne belastenden Transport vom Fachwissen und der Erfahrung der jeweils kompetenten Spezialisten profitieren könnten.

2.8   Eventuelle Risiken erfassen

Beispiel

Virgil Grissom, Edward White und Roger Chaffee (◪ Abb. 2.33) waren ausgewählt, den ersten bemannten Flug des Apollo-Programms durchzuführen. Endziel der Apollo-Missionen war die Landung auf dem Mond. Die Zeit drängte, denn zwischen den USA und der UDSSR hatte sich ein erbitterter Wettlauf um Erfolge im Weltall entwickelt. Präsident Kennedy erklärte bereits im Jahre 1961, dass noch vor Ablauf des Jahrzehnts ein Mensch auf dem Mond landen würde. Die NASA und die ganze Nation fühlten sich auch nach seinem Tod noch dieser Vorgabe verpflichtet. Am 27. Januar 1967, knapp einem Monat vor dem vorgesehenen Start ihrer Rakete, befanden sich die drei Astronauten in der Kommandokapsel, um eine fünfstündige Simulation unter realistischen Bedingungen durchzuführen. Dabei gab es von Anfang an Probleme und daraus resultierende Unterbrechungen. Als die Simulation zum

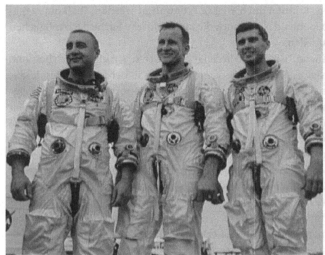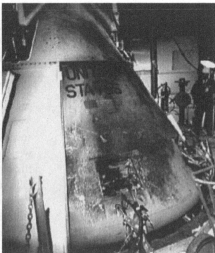

◪ **Abb. 2.33**   Die Astronauten Grissom, White und Chaffee fanden beim Brand des Kommandomoduls von Apollo 1 den Tod. Niemand konnte sich vorstellen, dass sich ein so verheerendes Unglück noch am Boden ereignen könnte. (Bilder: NASA)

wiederholten Male wieder begonnen wurde, kam es dann zur Katastrophe. Vermutlich löste ein Kurzschluss einen kleinen Kabelbrand aus. Sofort begannen in der reinen Sauerstoffatmosphäre die verschiedensten Materialien in der Kapsel lichterloh zu brennen. Über Funk waren verzweifelte Hilferufe der Besatzung zu hören, doch bis es den Technikern gelang, zur Kapsel vorzudringen, waren die drei Astronauten bereits tot. Das Unglück löste weltweit große Erschütterung aus. Bei einer groß angelegten Untersuchung wurden später viele technische, methodische und materialbedingte Ursachen gefunden, die sich jedoch nur in ihrer Kombination so verheerend auswirken konnten. Auf den Punkt brachte es schließlich der Astronaut Frank Bormann, der von einem Versagen der Vorstellungskraft („failure of imagination") sprach. Man konnte es sich schlicht nicht vorstellen, dass es nicht im Weltall, sondern auf dem vermeintlich sicheren Boden zu einer solchen Katastrophe kommen könnte.

Unfallkonstellationen übersteigen häufig das Vorstellungsvermögen

Manche Unfallkonstellationen übersteigen tatsächlich das menschliche Vorstellungsvermögen. Eine wichtige Rolle spielt hierbei vor allem die Tatsache, dass zwar häufig ein Hauptauslöser gefunden wird, dieser jedoch nur in den seltensten Fällen alleine ursächlich war. Vielmehr ist bei der Entstehung der meisten Zwischenfälle, innerhalb und außerhalb der Krankenhauswelt, eine ganze Reihe von Faktoren beteiligt.

> **Die sprichwörtliche Verkettung von Umständen, die sich immer wieder neu ergibt, macht es sehr schwer, Gefahrenpotenziale zu erkennen. Häufig ist es auch erst im Nachhinein möglich, den Entstehungsmechanismus eines Unglücks aufzuschlüsseln.**

Deshalb ist es sehr wichtig, schon im Vorfeld zu versuchen, möglichst viele potenzielle Risiken aufzudecken. Nur Gefahren, die identifiziert wurden, können auch wirksam bewältigt werden. Risikomanagement bedeutet deshalb auch die systematische Suche nach möglichen Fehlerquellen.

Zwischenfallanalysen haben das Ziel, die Wiederholung von Geschehnissen zu vermeiden

Manche Risiken sind in den Fachkreisen schon hinlänglich bekannt, da sie sich z. B. durch Veröffentlichungen in der Literatur fest in das gemeinsame Bewusstsein einer Berufsgruppe oder Disziplin eingeprägt haben. Die meisten Gefahrenquellen müssen jedoch erst ermittelt werden. Hierbei sind eine gezielte und systematische Vorgehensweise sowie die kombinierte Anwendung unterschiedlicher Methoden notwendig. Nur so werden sich auch die weniger auffälligen Risiken identifizieren lassen. Schon jetzt ist es in gewissem Maße üblich, Zwischenfälle rückwirkend zu betrachten („Feedback-Methode"). Eine solche Analyse hat zumeist das Ziel, eine Wiederholung des Geschehnisses zu verhindern bzw. die dabei erkannten Gefahrenquellen zu beseitigen. Die Untersuchung von Zwischenfällen kann sehr effektiv sein. Es wäre schlicht verantwortungslos, nicht zu versuchen, aus gemachten Fehlern zu lernen. Allerdings muss einschränkend berücksichtigt werden, dass dabei meist nur diejenigen Risiken erfasst werden, die bereits zu

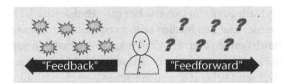

■ **Abb. 2.34**   Die Identifikation von Risiken geschieht sowohl durch rückwirkende Betrachtung stattgefundener Ereignisse ("Feedback-Methode") als auch durch vorausschauende Suche nach potenziellen Gefahrenquellen ("Feedforward-Methode")

Problemen geführt haben. Echte Prävention bedeutet aber auch, Fehlerquellen ausfindig zu machen, die bisher noch nicht in Erscheinung getreten sind ("Feedforward-Methode"). In der Praxis kann sich dies sehr schwierig gestalten. Auf den ersten Blick scheinen hierfür nicht nur ein gewisses Maß an Fantasie, sondern schon beinahe hellseherische Fähigkeiten notwendig zu sein. Die objektive Identifikation von latenten Risiken ist jedoch durchaus möglich. Wichtig sind dabei vor allem eine methodische Vorgehensweise sowie die Anwendung von Methoden, die sich bereits beim Qualitätsmanagement bewährt haben oder die in anderen Branchen mit Erfolg eingesetzt werden. Der größte Gewinn an Erkenntnissen ist aber bei der Kombination von reaktiver Analyse von Zwischenfällen und proaktiver Suche nach Risiken zu erwarten (■ Abb. 2.34).

■ **Auswertung von Zwischenfällen**

Der Untersuchung und Auswertung von Zwischenfällen wird in den Krankenhäusern noch relativ wenig Bedeutung beigemessen. In anderen Hochsicherheits-/Hochrisikobereichen gilt es hingegen als selbstverständlich, dass für die Suche nach den Unfallursachen umfangreiche finanzielle, zeitliche und personelle Ressourcen bereitgestellt werden. Die Leistungen in der Luftfahrt können hierbei sicherlich als vorbildlich angesehen werden. Als beispielsweise eine McDonnell-Douglas 11 (Flug SR111) der Swissair am 2. September 1998 wegen starker Rauchentwicklung im Flugzeuginneren vor der kanadischen Küste ins Meer stürzte, wurde nichts unversucht gelassen, den ursprünglichen Brandherd und die Ausbreitungswege des Schwelbrandes zu finden. Mit Tauchern und Spezialschiffen wurden 98% der Wrackteile vom Meeresgrund geborgen und an Land wieder zusammengesetzt. Anschließend wurden umfangreiche Tests zum Brandverhalten der in der Maschine vorhandenen Materialen vorgenommen. Ein solcher Aufwand wäre für die Analyse von Komplikationen im Krankenhaus leider undenkbar. Eine nicht zu unterschätzende Rolle spielen dabei sicherlich die Unterschiede in der öffentlichen Wahrnehmung. Während Meldungen über Flugzeugunglücke meistens weltweit verbreitet werden, bleiben selbst dramatische Krankenhauszwischenfälle weitgehend unbemerkt. Entsprechend niedriger ist auch der gesellschaftliche Druck, solche Vorfälle aufzuarbeiten und die Ergebnisse publik zu machen. Ebenso ist die

Die Analyse von Zwischenfällen ist in anderen Branchen selbstverständlich

Mehr Opfer durch Adverse Events als durch Flugzeugunglücke

öffentliche Darlegung von Untersuchungsergebnissen nach Flugunfällen im Internet und den Medien selbstverständlich. Im Krankenhaus ist dies (noch) undenkbar. Zum Teil mag dies auch daran liegen, dass bei einem Flugzeugabsturz gleichzeitig sehr viele Menschen geschädigt werden, während bei einem medizinischen Zwischenfall zumeist nur ein einzelner Patient betroffen ist. Beim direkten Vergleich zwischen den jährlich zu beklagenden Opfern von Flugzeugunglücken und der geschätzten Anzahl der tödlichen Zwischenfälle in Krankenhäusern ändert sich allerdings die Perspektive. Selbst wenn sehr optimistische Schätzungen zu Grunde gelegt werden, ist von einer wesentlich geringeren Zahl von Opfern durch Flugunfälle auszugehen.

> ❯ Das Jahr 1996, in dem weltweit 1840 Menschen an Bord von Flugzeugen ums Leben kamen, gilt in der Geschichte der Luftfahrt als besonders katastrophal. Wenn die im Report des US-amerikanischen Institute of Medicine (IOM) und in anderen seriösen Untersuchungen dargestellten Zahlen zu Grunde gelegt werden, muss davon ausgegangen werden, dass im gleichen Jahr alleine in Deutschland deutlich mehr Todesfälle durch Adverse Events zu beklagen waren.

Ein Kulturwechsel erfordert Umdenken auf breiter Basis

Unter diesem Gesichtspunkt betrachtet wäre es also durchaus berechtigt, mehr Energie und Ressourcen in die Analyse von Behandlungsfehlern zu investieren. Dennoch finden in den Kliniken nur selten umfangreiche Analysen von Fehlern statt. Die Gründe hierfür sind sicherlich sehr vielschichtig. Eine wichtige Rolle spielt die fehlende zentrale Erfassung und Datensammlung über Komplikationen oder Behandlungsfehler. Da weder die Zahl der geschädigten Patienten noch die besonderen Risikoschwerpunkte genau bekannt sind, ist man zur Beurteilung der Problematik auf Hochrechnungen und Schätzungen angewiesen. Daten von einzelnen Studien geben oft nur ein eingeschränktes, nicht repräsentatives Bild von Teilbereichen wieder. Dies führt fast zwangsläufig dazu, dass in Unkenntnis der Gesamtsituation Zwischenfälle als einmalige oder extrem seltene Ereignisse angesehen werden, deren genaue Analyse nicht sinnvoll erscheint. Ein besonders großes Hemmnis stellt jedoch die in den Krankenhäusern tief verwurzelte Haltung zu Fehlern dar. Die Problematik wird noch viel zu sehr unter personenbezogenen Aspekten gesehen, während die Systemfaktoren eher selten berücksichtigt werden. Die Erfahrung hat mittlerweile gezeigt, dass der häufig geforderte (Kultur-)Wechsel zu einer echten Fehlerkultur, bei der jeder Fehler auch als Chance zur Erkennung von Schwachstellen und notwendige Korrekturen gilt, nicht so einfach verwirklicht werden kann, wie es in der anfänglichen Euphorie der Patientensicherheitsbewegung gehofft wurde. Vielmehr muss auch weiterhin auf breiter Basis ein Prozess des Umdenkens angeregt und gefördert werden. Die vorbehaltlose Analyse von Zwischenfällen kann ein erster Schritt in diese Richtung sein. Mitarbeiter, die erkennen, dass dabei nicht die Suche nach individueller Verantwortung, sondern nach Verbesserungspotenzialen im Vordergrund steht, werden sich diese Einstellung über kurz oder lang zu eigen machen. Die Aufarbeitung eines (Beinahe-)Zwischenfalls wird allerdings nur dann gelingen, wenn hierfür auch die entsprechenden Rahmenbedingungen geschaffen werden (◘ Abb. 2.35).

Zeitpunkt, Zielsetzung und Zusammensetzung der Aufarbeitungsrunde sowie die anschließende zentrale Auswertung der Ergebnisse (4 mal „Z") sind Faktoren, die hierbei eine entscheidende Rolle spielen.

■ Zielsetzung der Untersuchung

Vordringliches Ziel einer solchen Untersuchung muss es immer sein, die Ursachen zu finden, die zum Ereignis geführt haben um daraus Lehren für die Zukunft ziehen zu können. Die Klärung einer individuellen „Schuld" ist zumeist nicht nur unerheblich, sondern sogar kontraproduktiv. Die zentrale Frage muss also „Warum?" – keinesfalls jedoch „Wer?" – lauten. Nur so kann ein Klima geschaffen werden, in dem die Aufarbeitung des Geschehnisses, frei von gegenseitigen Schuldzuweisungen möglich ist.

> ❯ **Eine offene Diskussion wird nur dann möglich sein, wenn die Mitarbeiter keine Angst vor Bestrafung haben. Sofern es sich nicht um einen wiederholten Fall von Nachlässigkeit handelt, dürfen deshalb den beteiligten Mitarbeitern keine negativen Konsequenzen drohen.**

Vielmehr sollte ausdrücklich zu einer selbstkritischen Betrachtung des Geschehnisses ermutigt werden. Aus Betroffenen eines Zwischenfalls werden auf diese Weise Beteiligte an der Problemlösung. Dabei darf nicht in Vergessenheit geraten, dass ein Eingeständnis von eigenen Fehlern viel Mut und Überwindung erfordert. Diese Zivilcourage ist auch entsprechend zu würdigen. Anderenfalls wäre wohl niemand mehr zu so viel Offenheit bereit. Es würde vielmehr dazu kommen, dass Mitarbeiter zukünftig versuchen, Zwischenfälle zu vertuschen. Die hierfür notwendige offene Atmosphäre kann am besten im Rahmen eines partnerschaftlichen Dialogs geschaffen werden. Es ist deshalb sinnvoll, alle Beteiligten schon vorab über den Zweck und den Charakter der Besprechung hinzuweisen. Keinesfalls darf der Eindruck entstehen, es handele sich bei der Zwischenfallanalyse um ein Tribunal, bei dem ein Schuldiger gesucht wird. Hierfür ist sicherlich ein Umdenken vonnöten. In den Krankenhäusern herrscht auch heute noch häufig die „Culture of blame" (Kultur des Bestrafens). Dabei scheint das „naming, shaming and blaming" (Benennung, Beschuldigung und Bestrafung) von Personen wichtiger als die Suche nach den eigentlichen Ursachen zu sein.

Die Identifikation der/n Ursache/n bedeutet noch nicht das Ende des Auswertungsprozesses. In einer zweiten Phase müssen Konsequenzen diskutiert, beschlossen und dann auch umgesetzt werden. Hier ist es sinnvoll, zunächst ein wenig Zeit vergehen zu lassen. Dadurch bekommen alle Beteiligten die Möglichkeit, nach Lösungswegen zu suchen. Zudem eröffnet die zeitliche Verzögerung auch die Möglichkeit,

Zielsetzung der Auswertung

Zeitpunkt der Auswertung

Zusammensetzung der Runde

Zentrale Auswertung

◘ **Abb. 2.35** Voraussetzungen für die erfolgreiche Analyse eines Zwischenfalles (4 mal Z)

Die zentrale Frage heißt nicht „Wer?", sondern „Warum?"

Zwischenfallanalysen sind kein Tribunal

Recherchen im Kollegenkreis, bei anderen Krankenhäusern oder in der Fachliteratur anzustellen.

■ **Zeitpunkt der Auswertung**

Emotionen erschweren eine Analyse unmittelbar nach einem Vorkommnis

Die subjektive Erinnerung weicht häufig von der Realität ab

Die Wahl des Zeitpunktes kann mit darüber entscheiden, in welcher Atmosphäre die Nachbesprechung stattfindet. Unmittelbar nach dem Ereignis sind zumeist viele Dinge zu erledigen (Versorgung des betroffenen Patienten, Dokumentation des Vorfalls, Benachrichtigung von Vorgesetzten etc.), sodass in dieser Phase nur wenig Zeit bleibt. Zudem sind die Mitarbeiter zu diesem Zeitpunkt normalerweise emotional stark belastet und deswegen nur bedingt zu einer objektiven Beurteilung des Vorkommnisses fähig. In einer solchen Atmosphäre ist von den betroffenen Mitarbeitern kaum eine sachliche Diskussion über mögliche Ursachen zu erwarten. Bei einem zu früh angesetzten Termin besteht deshalb die Gefahr, dass es zu gegenseitigen Schuldvorwürfen und daraus resultierenden Verteidigungsversuchen kommt. Dennoch ist es sinnvoll, schon frühzeitig alle Beteiligten über eine später stattfindende Nachbesprechung zu informieren. Um evtl. auftretende Befürchtungen schon im Vorfeld zu zerstreuen, ist es wichtig, auf den Charakter und die Zielsetzung des Gesprächs hinzuweisen. In diesem Zusammenhang sollten die Mitarbeiter dazu aufgefordert werden, bis dahin das Ereignis noch einmal (selbst-)kritisch zu überdenken. Es sollte aber auch nicht zu viel Zeit verstreichen, bis der Zwischenfall besprochen wird. Einerseits können ansonsten wichtige Fakten in Vergessenheit geraten, andererseits setzen bei den Mitarbeitern im Laufe der Zeit auch Verdrängungsmechanismen ein. Hierbei muss die Tatsache berücksichtigt werden, dass ein Zwischenfall für alle Betroffenen ein psychisch belastendes Ereignis darstellt. Deshalb ist es nur natürlich, wenn unbewusst nach entlastenden Erklärungen gesucht wird. Die subjektive Erinnerung kann dadurch zunehmend von der Realität abweichen. Schon alleine aus diesem Grund ist es für jeden Beteiligten wichtig, frühzeitig ein persönliches Gedächtnisprotokoll zu erstellen. Aus juristischen Gründen ist es wichtig, dass das Gedächtnisprotokoll wirklich nur als individuell erstellte Notiz behandelt wird. Es darf keinesfalls in die Krankenakte gelangen oder als schriftliche Zeugenaussage den Ermittlungsbehörden ausgehändigt werden.

■ **Zusammensetzung der Auswertungsrunde**

Kompetenz von zusätzlichen Fachkräften nutzen

Die Auswertung von Zwischenfällen darf nicht einzelnen Personen überlassen werden, sondern ist immer als Teamaufgabe zu sehen. In den USA ist es z. B. an vielen Krankenhäusern üblich, feste Root-Cause-Analysis-Teams (RCA-Teams) zu bilden. Ihre Aufgabe ist es, durch eine systematische Analyse die Wurzeln und Ursachen eines Zwischenfalls zu ermitteln. Die Zusammensetzung eines solchen Teams kann je nach Größe und Organisationsform des Krankenhauses variieren. Zumeist sind Vertreter der ärztlichen und pflegerischen Leitungsebene und des Risiko- bzw. Qualitätsmanagements ständige Mitglieder der Gruppe. Damit aus dem Geschehnis die entsprechenden Konsequenzen gezogen werden können, ist es unentbehrlich, die jeweils zuständigen Entscheidungsträger (Chefärzte und leitende Pflegekräfte der betroffenen Abteilungen) mit einzubeziehen. Die Anwesenheit von Vorgesetzten bei solchen Gesprächsrunden kann sich allerdings auch hemmend auswirken. Sollte deshalb keine offene Diskussion möglich sein, kann durch Einzelgespräche oftmals ein besseres Ergebnis erzielt werden. Solche Interviews sind möglichst strukturiert durchzuführen. Dabei ist es sehr wichtig, eine geschützte Atmosphäre und ein konstruktives Gesprächsklima zu schaffen. Häufig kann es auch notwendig sein, die Kompetenz von Fachkräften (Medizintechniker, Apotheker etc.) zu nutzen. Die jeweiligen Berufsgruppen sehen einen Zwischenfall oft aus einem anderen Blickwinkel. Nur durch einen gemeinsamen Abgleich der Einzelperspektiven entsteht ein wirklich vollständiges Bild eines Ereignisses (◘ Abb. 2.36).

■ **Zentrale Auswertung der Ergebnisse**

Die Beurteilung eines Zwischenfalls sollte möglichst zentral erfolgen, damit die gewonnenen Erkenntnisse später für alle Berufsgruppen und Disziplinen verwertbar sind. Deswegen ist es sinnvoll, immer die gleichen Personen mit der Auswertung zu beauftragen. Durch die im Laufe der Zeit gewonnene Erfahrung und Routine in diesen Teams

Erfahrung und Routine ermöglichen die qualifizierte Analyse

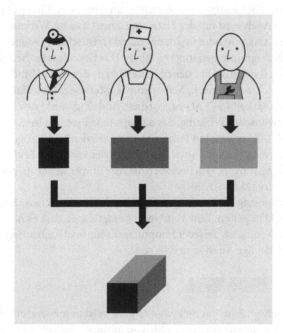

◘ **Abb. 2.36** Mitarbeiter aus unterschiedlichen Berufsgruppen und Disziplinen nehmen ein Ereignis aus jeweils anderen Perspektiven wahr. Bei der Analyse von Zwischenfällen ist es deshalb wichtig, unterschiedliche Qualifikationen, Meinungen und Wahrnehmungen einfließen zu lassen

wird nicht nur eine qualifizierte Bearbeitung, sondern auch eine zentrale Auswertung des Zwischenfalls sichergestellt. Die Ergebnisse der Auswertung sind unverzichtbare Grundlagen für die spätere Erstellung eines Risikoprofils. Um später die Zwischenfälle miteinander vergleichen zu können, ist eine einheitliche Dokumentation sowie eine zentrale Archivierung der Berichte notwendig.

■ **Methoden zur Auswertung von Zwischenfällen**

❯ **Die Auswertung von Zwischenfällen wird nur dann wirklich effektiv sein, wenn dabei erprobte Methoden, die sich schon beim Qualitätsmanagement bzw. in anderen Branchen bewährt haben, zur Anwendung kommen. Bei der Suche nach möglichen Ursachen ist es von entscheidender Bedeutung, alle Umstände, die zur Entstehung des Geschehnisses beigetragen haben, zu erfassen. Dies erfordert eine systematische und klar strukturierte Vorgehensweise.**

Haupteinflussfaktoren: Mensch, Technik und Organisation

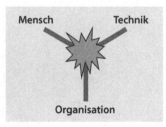

■ **Abb. 2.37** Die MTO-Analyse ist vor allem als gedankliches Grundmodell zu verstehen, um die Einflüsse von Mensch, Technik und Organisation auf ein Ereignis ermitteln zu können

Eine Möglichkeit hierfür ist die MTO(Man-Technique-Organization)-Analyse. Mit dieser relativ einfachen Methode werden die Hauptfaktoren Mensch, Technik und Organisation einzeln und in ihrer Wechselwirkung aufeinander analysiert (■ Abb. 2.37).

Die MTO-Analyse ist sehr einfach, schnell und ohne aufwendige Hilfsmittel durchzuführen. Allerdings kann sie für die Darstellung von vielschichtigen Problemen zu ungenau sein. Eine wesentlich präzisere Analyse ist mit der Erstellung eines Ursache-Wirkungs-Diagramms (Ishikawa- oder wegen des charakteristischen Aussehens auch Fischgrätdiagramm genannt) möglich. Das Grundgerüst besteht aus einem Pfeil mit fünf bis sieben Seitenästen, denen die Einflussfaktoren Maschine, Mensch, Management, Methode, Material, Milieu und Messbarkeit (5–7 M) zugeordnet sind. Zielpunkt des Pfeils ist die unerwünschte Wirkung, das aufgetretene Problem bzw. der Zwischenfall. Alle erkannten Hauptursachen werden in die zugehörigen Seitenäste eingetragen. Durch Hinzufügen der jeweiligen Erklärungen (Hilfsfrage: „Warum?") dehnen sich die Äste immer weiter aus oder verzweigen sich (■ Abb. 2.38).

Der Vorgang wird so lange fortgesetzt, bis die Ursachen als hinreichend geklärt gelten. Eine Faustregel besagt dabei, dass es normalerweise notwendig ist, bei jeder Hauptursache fünfmal nachzufragen, um eine vollständige Analyse zu erhalten.

Praxistipp

Die Verwendung des Ishikawa-Diagramms ist besonders für die Analyse von spezifischen Problemen geeignet. Zudem ermöglicht sie eine gute Zuordnung von Ursachen zu den verschiedenen Einflussfaktoren.

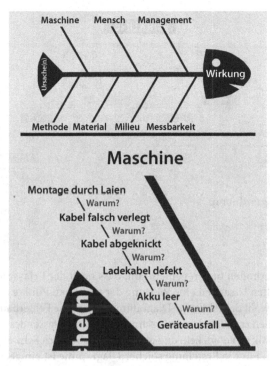

◘ Abb. 2.38 Ishikawa- oder auch Fischgrätdiagramm. Hierbei werden zunächst die Hauptursachen in die jeweiligen Hauptäste eingetragen. Weitere Faktoren können dann schrittweise hinzugefügt werden

Eine weitere Möglichkeit, Ursachen für einen Zwischenfall zu ermitteln, ist die sogenannte Fehlerbaumanalyse (FBA bzw. FTA = „Fault Tree Analysis"). Hierbei werden, von der unerwünschten Wirkung ausgehend, die einzelnen Ursachen retrograd in sinnvoller Reihenfolge aufgeführt. Auch bei der Fehlerbaumanalyse bedient man sich der Hilfsfrage „Warum?", um genauere Erkenntnisse zu erhalten. Das Diagramm verästelt dabei immer weiter in einzelne Zweige. Als Ergebnis entsteht eine genaue Verlaufsanalyse mit einer sehr detaillierten Wiedergabe der verschiedenen Ursachen. Diese Methode lässt sich auch gut mit dem MTO-Schema kombinieren. Durch unterschiedliche Farben können die Einflussfaktoren Mensch, Technik und Organisation gekennzeichnet und dann entsprechend im Diagramm markiert werden (◘ Abb. 2.39).

Fehlerbaumanalyse zur Darstellung von komplexen Ereignissen

Praxistipp

Die Erstellung eines Fehlerbaumdiagramms ist vor allem dann sinnvoll, wenn die Entstehungsgeschichte eines Fehlers im Verlauf analysiert werden soll. Zudem ist es mit diesem Instrument sehr anschaulich möglich, die Verknüpfungen von verschiedenen Faktoren offensichtlich zu machen.

2

□ **Abb. 2.39**   Die Fehlerbaumanalyse eignet sich gut zur Darstellung von komplexen Ereignissen. Von der (unerwünschten) Wirkung ausgehend werden retrograd die jeweiligen Ursachen eingetragen. Diese Methode lässt sich (z. B. durch farbliche Markierung) sehr gut mit der MTO-Schematik kombinieren

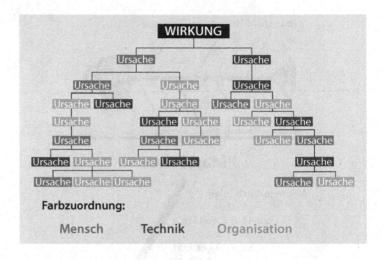

Übersichtlichkeit durch Visualisierung der Analyse

Beide Methoden haben gemeinsam, dass nach der Erfassung aller potenziellen Ursachen eine Wertung der einzelnen Punkte erfolgen muss. Sowohl das Ishikawa-Diagramm als auch die Fehlerbaumanalyse machen es möglich, relativ schnell ein sehr umfassendes Bild der Problematik zu entwickeln und gleichzeitig dabei auch Schwerpunkte zu setzen. Für die Erstellung solcher Diagramme ist ein geeignetes Medium (Flipchart, Metaplantafel, IT-Tools etc.) unerlässlich, damit die erarbeiteten Ergebnisse übersichtlich dargestellt werden können. Darüber hinaus ist es notwendig, den Prozess durch einen mit dieser Methode vertrauten Moderator zu begleiten. Der Vorteil der Visualisierung ist darin zu sehen, dass die Ergebnisse schon während des Analyseprozesses für alle Beteiligten sichtbar sind und dadurch die aktive Mitarbeit gefördert wird. Die Anwendung von vorgefertigten Fallanalyse-Tools kann nicht nur während der Aufbereitung, sondern schon im Vorfeld für die Mitarbeiter eine gedankliche Stütze sein.

▪ **Präventive Risikoidentifizierung**

Um zukünftige Zwischenfälle voraussagen zu können, bedarf es nicht nur vieler Fantasie, sondern auch schon beinahe hellseherischer Fähigkeiten. Durch konsequente Auswertung und Aufarbeitung sowie gezielte Prüfung der aktuellen (und zukünftigen) Situation muss jedoch zumindest versucht werden, potenzielle Gefahren proaktiv ausfindig zu machen.

▪ **Sammlung und Auswertung von Beinahezwischenfällen**

Beinahezwischenfälle als Indikator

Immer wieder zeigt sich, wie wichtig es ist, das Augenmerk nicht nur auf „echte" Zwischenfälle, bei denen es zu einer Schädigung von Patienten kam, sondern auch auf Beinahezwischenfälle zu richten. Sie ereignen sich wesentlich häufiger und sind daher gut als Indikatoren geeignet. Das quantitative Verhältnis von Zwischenfällen zu Beinahezwischenfällen ist nicht genau bekannt, es ist jedoch davon auszugehen, dass auf jedes Ereignis mit Personenschaden mehrere hundert potenziell

◘ **Abb. 2.40** Die alleinige Beachtung von Ereignissen, bei denen es zu Schäden kam, gleicht dem Blick auf die Spitze des Eisberges

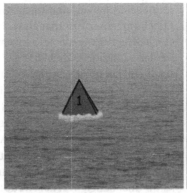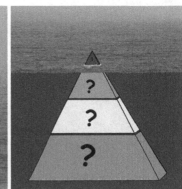

gefährliche Situationen kommen. Eine alleinige Betrachtung von Ereignissen, bei denen Patienten tatsächlich geschädigt wurden, gleicht deshalb dem Blick auf die viel zitierte Spitze des Eisberges (◘ Abb. 2.40).

> ❯ Die korrekte Dokumentation und Archivierung von entsprechenden Meldungen und Berichten über Beinahezwischenfälle gibt zwar ein rückwärts gerichtetes Bild wieder, ermöglicht aber wegen der weitaus größeren Fallzahlen auch Prognosen für die Zukunft.

Bei der Beobachtung von Beinahezwischenfällen zeigen sich auch noch weitere Vorteile. Da dabei niemand zu Schaden gekommen ist, liegt die Hemmschwelle, darüber zu berichten, wesentlich niedriger, als es bei gravierenden Ereignissen der Fall wäre. Betroffene Mitarbeiter sehen sich dann nicht so sehr im Zwang, sich für ihre Handlungen rechtfertigen zu müssen, und können deshalb auch freier über das Geschehene berichten. Zudem ist es möglich, bei der Analyse von Beinahezwischenfällen auch positive Aspekte, die z. B. zur Erkennung des Fehlers oder zur Bewältigung der Situation beigetragen haben, zu erfassen. Ebenso wichtig wie die Erfassung von Fehlerkonstellationen ist das Wissen über die Umstände, die eine Schädigung verhindert haben. Auf diese Weise können wichtige Lehren über funktionierendes Krisenmanagement, situative Aufmerksamkeit, bestehende Sicherheitseinrichtungen etc. gezogen werden.

Die Analyse von Beinahezwischenfällen zeigt nicht nur Schwächen, sondern auch Stärken auf

▪ **Audits**

Eine Möglichkeit zur Erfassung von Risiken sind sogenannte Audits (von lat. „audire": hören). Darunter versteht man strukturiert durchgeführte Gespräche und Besichtigungen mit dem Ziel der Informationsgewinnung. Bei einem internen Audit finden die Interviews durch geschulte Mitarbeiter des eigenen Hauses statt. Vorteilhaft ist hierbei eine vertraute Atmosphäre, die sich förderlich auf den Gesprächsverlauf auswirkt. Externe Audits werden häufig im Rahmen einer Begutachtung oder Beratung durchgeführt. Bei den meisten Beratungsgesellschaften und Versicherungsträgern, die sich auf Risikomanagement

Audit als Methode des Risikomanagements

Der Informationsgewinn ist abhängig von der Gesprächsführung des Auditors

2

spezialisiert haben, sind solche Gespräche fester Bestandteil bei der Erstellung einer Risikoanalyse. Externe Auditierung ist aber auch durch Mitarbeiter anderer Krankenhäuser möglich. Bei dieser Methode werden Auditoren zwischen vergleichbaren Abteilungen/Kliniken ausgetauscht. Diese gegenseitige Beurteilung bringt nicht nur verwertbare Ergebnisse, sondern ist auch relativ kostengünstig. Man kann Audits mit einzelnen Personen oder mit Gruppen durchführen. Beide können gleichermaßen effektiv sein, bei Gesprächen unter vier Augen erleichtert die diskrete Atmosphäre den Austausch über dieses heikle Thema. Bei Gruppen- oder Teamaudits entwickelt sich oft eine Gruppendynamik, die sich ebenfalls fördernd auf den Informationsfluss auswirken kann. Unabhängig von der Art des Audits ist es wichtig, das Gespräch so zu führen, dass dabei der Informationsgewinn möglichst groß ist.

> **Praxistipp**
>
> Der Auditor muss
> — vorbereitet sein,
> — strukturiert fragen,
> — zu Antworten motivieren,
> — das Gespräch steuern,
> — den Inhalt immer wieder zusammenfassen und
> — gezielt nachfragen.
>
> Keinesfalls sollte ein Auditor
> — Antworten vorgeben,
> — Suggestivfragen stellen,
> — die eigene Sichtweise aufdrängen,
> — wertende Aussagen machen,
> — Emotionen auslösen oder
> — Spannungen hervorrufen.

Um den negativen Beigeschmack eines Verhörs zu nehmen, müssen die Gesprächspartner rechtzeitig über den Zweck und den Ablauf des Audits informiert werden. Auch während des Dialoges ist für eine möglichst entspannte und ungestörte Atmosphäre zu sorgen. Damit keine wichtigen Inhalte in Vergessenheit geraten, ist es erforderlich, noch während des laufenden Gesprächs ein vorläufiges Protokoll zu erstellen. Abschließend sollte der Auditor seinen Gesprächspartnern ein mündliches Feedback geben und dabei die wesentlichen Punkte des später erfolgenden Abschlussberichtes beschreiben.

■ Prozessanalysen/Prozessbeobachtungen

Fehler dürfen nicht isoliert betrachtet werden

Bei der Betrachtung von Zwischenfällen im Krankenhaus wird der Fokus zumeist stark auf die beteiligten Mitarbeiter gerichtet. Dadurch gelingt es zwar relativ schnell, „Verantwortliche" zu finden, eine umfassende Analyse der Faktoren, die zum Ereignis beigetragen haben, ist auf diese Weise allerdings nicht möglich. Jedes Verhalten eines Mitarbeiters und jeder einzelne Arbeitsschritt stellt immer nur einen Teil des Gesamtprozesses dar. Folglich dürfen auch Fehler nicht isoliert gesehen werden. Zur objektiven Beurteilung von auftretenden Problemen und Zwischenfällen ist deshalb grundsätzlich eine kritische Prüfung des kompletten Ablaufs notwendig. Mit dem Hauptziel der Kostensenkung werden die Arbeitsabläufe in den Krankenhäusern zunehmend auf ihre Effizienz und mögliche Verbesserungspotenziale geprüft. Solche Prozessanalysen sind aber auch gut geeignet, um Risiken zu erfassen. Dies kann allerdings nur gelingen, wenn der gesamte Ablauf exakt aufgeführt wird. Hierfür eignen sich am besten sogenannte Flussdiagramme. Mit ihnen können Abläufe so dargestellt werden, dass die Abfolge der Einzelschritte leicht nachvollziehbar zu erkennen ist. Um ein möglichst einheitliches Aussehen und Verständlichkeit zu gewährleisten, sollten dabei immer die allgemein gebräuchlichen Symbole zur Anwendung kommen (■ Abb. 2.41).

Die Vielzahl der aufzuführenden Einzelschritte kann jedoch zu Lasten der Übersichtlichkeit gehen. Deswegen ist es sinnvoll, zunächst die wesentlichen Elemente in einem „High-Level-Diagramm" darzustellen und für die detaillierte Beschreibung von Teilprozessen ein gesondertes „Low-Level-Diagramm" anzulegen (■ Abb. 2.42).

Im Krankenhaus werden Leistungen nur in den seltensten Fällen von einer einzigen Berufsgruppe oder Disziplin erbracht. Bei der

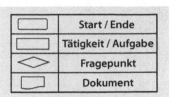

	Start / Ende
	Tätigkeit / Aufgabe
	Fragepunkt
	Dokument

■ **Abb. 2.41** Bei der Erstellung von Flussdiagrammen sollten immer die allgemein gültigen Symbole verwendet werden

■ **Abb. 2.42** Um die Übersichtlichkeit zu wahren, können Flussdiagramme aufgeteilt werden. Das High-Level-Diagramm zeigt dabei den Gesamtprozess, während das Low-Level-Diagramm der Darstellung von Teilprozessen dient

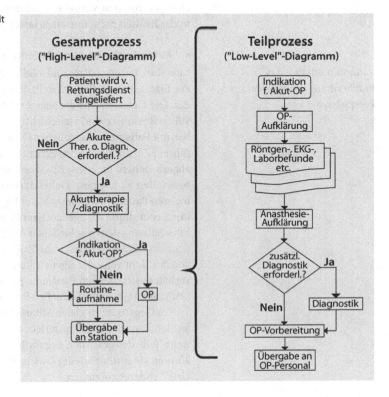

Darstellung und späteren Analyse von Handlungsabläufen müssen deshalb auch immer alle Beteiligten vertreten sein.

> **Das gemeinsam erstellte Flussdiagramm bietet eine Grundlage für die Analyse der Gesamt- und Teilprozesse und die Suche nach potenziellen Gefahren. Hierbei ist eine systematische Vorgehensweise empfehlenswert, da anderenfalls Risiken übersehen werden können.**

Ein besonderer Vorteil der graphischen Darstellung des Prozesses ist die Möglichkeit, Fehlerquellen direkt einzutragen. Dabei sollten nicht nur die persönlichen Ansichten und Erfahrungen der verschiedenen Teilnehmer, sondern auch Erkenntnisse aus dokumentierten (Beinahe-) Zwischenfällen, Incident Reporting, Fachnachrichten sowie anderen Quellen (z. B. überregionaler Austausch) einfließen.

Die Analyse eines Prozesses darf jedoch nicht nur in der Theorie, abseits der beruflichen Realität, erfolgen. Vielmehr ist es auch erforderlich, die Abläufe auch zu beobachten. Nur auf diese Weise kann ein bestehendes Missverhältnis zwischen den eigentlich vorgesehenen bzw. schriftlich fixierten Vorgehensweisen („work as imagined") und der Wirklichkeit („work as done") erkannt werden. Die Erfahrung zeigt dabei, dass die beobachteten Mitarbeiter sich zwar anfangs bemühen, möglichst korrektes Verhalten zu demonstrieren, nach gewisser Zeit jedoch dann auch in der Beobachtungssituation zur tatsächlich üblichen Praxis zurückkehren. Auf diese Weise können einerseits Abweichungen von den Vorgaben, andererseits aber auch Prozesse, die sich in der Realität nicht umsetzen lassen, erkannt werden.

▪ Miteinbeziehung von Patienten

Patienten erleben das Krankenhaus aus einer anderen Perspektive

Eine stark unterschätzte und folglich auch wenig genutzte Möglichkeit zur Erfassung von Risiken stellt die aktive Einbeziehung der Patienten dar. Die Ursachen für die eher zurückhaltende Nutzung dieser wertvollen Ressource sind vielschichtig. Vielerorts gilt es noch als undenkbar, mit Patienten einen offenen Dialog über eine so heikle Thematik zu führen. Zum Teil wird den Patienten aber auch schlicht die Kompetenz abgesprochen, in einem Krankenhaus Fehler, Probleme oder Risiken beurteilen zu können. Dabei darf nicht vergessen werden, dass die meisten Patienten durchaus in der Lage sind, ein objektives Urteil über ihre Behandlung abzugeben. Krankenhausmitarbeiter nehmen bei der Einschätzung der verschiedenen Abläufe die Patienten eher als Gruppe denn als Einzelpersonen wahr. Zudem ist dieses Bild auch häufig stark von der Sichtweise der eigenen Station oder Abteilung geprägt. Anders verhält es sich bei den Patienten. Sie erleben den Aufenthalt im Krankenhaus aus ihrer individuellen Perspektive (◘ Abb. 2.43).

Im Gegensatz zu vielen Mitarbeitern, die oft nur die jeweils betreffenden Einzelschritte miterleben, verfolgen die Patienten zumeist weite Teile des gesamten Behandlungsablaufs bewusst mit. Deswegen können sie immer wieder Unstimmigkeiten erkennen, die sich dem Urteil anderer entziehen.

■ **Abb. 2.43**　Patienten sehen Abläufe, Personen und Personengruppen aus ihrer eigenen Perspektive. Deshalb sind sie oft in der Lage, Unstimmigkeiten, Fehler oder potenzielle Risiken zu erkennen

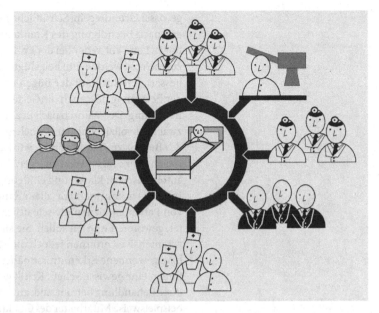

Praxistipp

Patienten sollten deshalb ausdrücklich dazu ermutigt werden, aktiv an der Behandlung teilzunehmen und im Zweifelsfall kritische Fragen zu stellen. Auf diese Weise werden in vielen Kliniken schon heute schwerwiegende Zwischenfälle (z. B. Seitenverwechslungen im OP) deutlich reduziert.

Neben einer adäquaten Aufklärung setzt dies allerdings auch voraus, dass der Patient als mündiger Mensch anerkannt wird, der in der Lage ist, über sein Schicksal mitzubestimmen, und der Risiken erkennen kann.

Zusätzlich ist es sinnvoll, die Patienten aufzufordern, ihre Beobachtungen und Empfindungen über potenzielle Gefahrenquellen mitzuteilen. Dies kann u. a. im Rahmen des allgemeinen Beschwerdemanagements geschehen. Dabei ist jedoch zu beachten, dass dieses Instrument häufig nur bedingt wirksam ist. Bekanntermaßen nutzen nur relativ wenige Patienten tatsächlich dieses Angebot. Die Hemmschwelle, Kritik zu äußern, ist im Krankenhaus als besonders hoch anzusehen. Deshalb kann bei alleiniger Verwendung der weit verbreiteten Rückmelde- oder Beschwerdebögen allenfalls ein kleiner Prozentsatz der möglichen Erkenntnisse erfasst werden. Wesentlich mehr Informationen sind im Rahmen der vielerorts schon üblichen Patientenbefragungen zu erwarten. Sie können entweder schriftlich oder in Form von Interviews stattfinden. Vor allem Kliniken mit gut funktionierenden Qualitätsmanagement-Abteilungen haben mit diesen Instrumenten positive Erfahrungen gemacht. Wichtig ist dabei jedoch die Einhaltung

Patienten sollen Beobachtungen über Gefahrenquellen mitteilen

Patientenrückmeldungen fördern

gewisser Grundregeln. Schriftliche Befragungen finden sinnvollerweise erst nach Beendigung des Krankenhausaufenthaltes statt. Der Fragebogen kann entweder bei der Entlassung überreicht oder nachträglich zugeschickt werden. Ein beigefügter frankierter Antwortumschlag verbessert den Rücklauf der Bögen und trägt wesentlich zur Akzeptanz der Befragung bei. Auch die Gestaltung der Fragebögen ist von großer Bedeutung. Der Wunsch nach Beantwortung möglichst vieler Fragen ist zwar nachvollziehbar, darf jedoch nicht dazu führen, dass das Ausfüllen des Bogens zu zeitaufwendig wird. Ebenso ist auf eine klare Strukturierung der Fragen Wert zu legen. Im Idealfall führen sie dann nahezu automatisch zu klaren und eindeutig verwertbaren Aussagen. Direkte Interviews kommen vor allem dann in Frage, wenn Informationen von Patienten, denen die schriftliche Beantwortung Probleme bereitet, gewonnen werden sollen. Sie sind zwar wesentlich personal- und zeitintensiver, eröffnen jedoch die Möglichkeit, Rückfragen zu stellen bzw. gewonnene Erkenntnisse näher zu erörtern. Viele Patienten empfinden eine gewisse Scheu, Kritik gegenüber Personen, die direkt mit ihrer Behandlung betraut sind, zu äußern. Deshalb ist es sinnvoll, wenn beispielsweise Mitarbeiter des Qualitäts- und Risikomanagements oder Patientenfürsprecher solche Interviews durchführen. Schriftliche Befragungen und Interviews schließen sich gegenseitig nicht aus. Da durch die Kombination beider Instrumente wesentlich mehr Patienten zu erreichen sind, wird dabei sogar ein repräsentativeres Ergebnis erzielt. Für die Auswertung ist dann allerdings die Verwendung eines einheitlichen Fragenkatalogs notwendig.

> ❯ Wegen des Gefühls der Abhängigkeit ist unabhängig von der gewählten Methode der Aufbau einer soliden Vertrauensbasis zu den befragten Patienten sehr wichtig. Dazu gehört die Zusicherung und strikte Wahrung der Anonymität sowie die Gewissheit, dass die Mitglieder des Behandlungsteams die Ergebnisse nur indirekt erfahren.

2.9   Incident Reports austauschen

Beispiel

Auf der Strecke des D-Zuges, der in der Nacht vom 5. auf den 6. Februar 2000 von Amsterdam nach Basel fuhr, lag wenige Kilometer vor Bonn eine Baustelle. Der Zug wurde im Güterbahnhof Brühl auf ein anderes Gleis umgeleitet, hierzu musste die Geschwindigkeit auf 40 km/h reduziert werden. Der Lokführer verlangsamte den Nachtexpress ordnungsgemäß, beschleunigte danach jedoch wieder auf ca. 120 km/h. Die Geschwindigkeitsbeschränkung galt jedoch weiterhin, da im Bereich des Personenbahnhofs nochmals ein Gleiswechsel anstand. Diese Weiche wurde mit viel zu hoher Geschwindigkeit passiert, woraufhin der Zug entgleiste. Neun Menschen starben, 148 wurden verletzt. Nach ersten Einschätzungen lag die Verantwortung eindeutig beim Lokomotivführer. Er hatte entgegen den Anweisungen wieder beschleunigt und war im Bereich der zweiten Weiche fast dreimal schneller als erlaubt gefahren. Doch schon bald wurden Einzelheiten bekannt, die an seiner alleinigen Schuld Zweifel aufkommen ließen. Zwischen dem Güter- und Personenbahnhof von Brühl liegt eine Strecke von 2,5 km, die zum Teil über offenes Gelände führt, dadurch entstand der Eindruck, dass die Ursache der Geschwindigkeitsbeschränkung schon zurückliegen würde. In den schriftlichen Anweisungen fanden sich zudem widersprüchliche, teilweise sogar falsche Aussagen, die zusätzlich für Verwirrung sorgten. Auch andere Lokführer, die in der zuvor diese Stelle passiert hatten, waren ebenfalls stark verunsichert. Weitere Faktoren waren irreführend aufgestellte Tafeln sowie ein unterlassener Funkspruch, der über die Besonderheit der Gleisführung informieren sollte. Das mit Spannung erwartete Gerichtsverfahren, bei dem neben dem Lokomotivführer noch weitere Mitarbeiter der Bahn angeklagt waren, wurde nach 33 Tagen eingestellt. Sowohl der Richter als auch der Staatsanwalt betrachteten das Ausmaß des persönlichen Verschuldens der Angeklagten als zu gering, um Strafen zu verhängen. Die Katastrophe von Brühl zeigt eindringlich, wie wichtig es ist, vor drohenden Gefahren zu warnen. Vielleicht hätte die Katastrophe verhindert werden können, wenn die Zugführer, die zuvor die Baustelle passiert hatten, eine adäquate Möglichkeit gehabt hätten, ihren Kollegen zu warnen.

Immer wenn Menschen vor potenziellen Risiken gewarnt werden, muss dabei auch die Möglichkeit von Missverständnissen einkalkuliert werden. Warnungen können auch ganz schlicht übersehen oder vergessen werden, deswegen werden z. B. Tempolimits auf Autobahnen immer wieder angezeigt, auch wenn formal eigentlich ein Schild am Anfang der Geschwindigkeitsbegrenzung genügen würde. Ähnlich verhält es sich auch in einem Krankenhaus.

> **Wer Mitarbeiter zum risikobewussten Arbeiten anhalten möchte, muss sich auch Gedanken über eine möglichst effektive Form der Warnung machen. Belehrende Ermahnungen und Moralpredigen fruchten erfahrungsgemäß wenig. Wesentlich sinnvoller ist es, Überzeugungsarbeit zu leisten und auf diese Weise Problembewusstsein zu schaffen.**

Risikomanagement muss zwar von der Leitungsebene aus initiiert und vorangetrieben werden, die tatsächliche Umsetzung erfolgt letztlich jedoch auf der Ebene, auf der die eigentliche Patientenversorgung stattfindet. Deswegen ist es von entscheidender Bedeutung, dass jeder Mitarbeiter mit den Grundgedanken des Risikomanagements vertraut ist und ein entsprechendes Risikobewusstsein entwickelt.

Das subjektive Gefühl für Sicherheit oder Risiken kann bei den einzelnen Mitarbeitern sehr unterschiedlich ausgeprägt sein (◘ Abb. 2.44).

Hierbei spielen viele Faktoren eine Rolle, besonders prägend sind persönliche Erlebnisse, bei denen Patienten geschädigt wurden (bzw.

Warnungen können übersehen oder vergessen werden

Erfahrung und Wissen um Risiken müssen geteilt werden

2

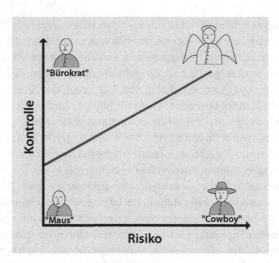

◘ Abb. 2.44   Das individuelle Sicherheitsbewusstsein ist von vielen Faktoren abhängig. Ausgehend von einem gewissen Mindestmaß sollte sich die zu erreichende Kontrolle dem Risiko anpassen. Dem Idealbild des Mitarbeiters, der dies erreicht („Engel"), werden wohl nur wenige entsprechen. Manche sind schon bei relativ geringem Risiko nicht in der Lage, Kontrolle aufzubauen („Mäuse"), während sich andere auch bei einem hohen Gefahrenniveau sicher fühlen („Cowboys"). Mitarbeiter, die selbst bei niedrigem Risiko ein Höchstmaß an Kontrolle benötigen („Bürokraten"), laufen Gefahr, den Überblick zu verlieren

beinahe geschädigt wurden). Schon in frühen Kindesjahren gehört es zu den elementaren Lernmethoden, aus solchen negativen Erfahrungen entsprechende Konsequenzen zu ziehen. Auch später, im Berufsleben, prägen sich manche Ereignisse besonders fest im Gedächtnis ein. Dies gilt vor allem, wenn echte Gefahrensituationen miterlebt wurden. Deshalb ist bei vielen Mitarbeitern auch eine besondere Sensibilität gegenüber bestimmten Risiken zu verzeichnen. Die Erfahrung und das Wissen um mögliche Fehlerkonstellationen sollte jedoch auch mit anderen geteilt werden. Dadurch kann nicht nur ein Problem- und Risikobewusstsein geschaffen, sondern auch eine Wiederholung des Geschehnisses an anderer Stelle verhindert werden.

❯ **Von der Schilderung eines sicherheitsrelevanten Ereignisses, das sich tatsächlich zugetragen hat, ist erfahrungsgemäß mehr Wirkung zu erwarten als von abstrakt dargestellten Gefahrenquellen. Der Lerneffekt ist hierbei erwiesenermaßen sehr hoch und wird nur noch vom eigenen Erleben gefährlicher Ereignisse übertroffen.**

Erfolgsmodell: Incident Reporting in der Luftfahrt

Berichte von Risiken, Zwischenfällen und Beinahezwischenfällen sollten deshalb systematisch gesammelt und veröffentlicht werden. Hierfür hat sich der Begriff „Incident Reporting" eingebürgert. Wie wertvoll ein solcher Austausch sein kann, zeigen die guten Erfahrungen, die in der Berufsluftfahrt, aber auch in anderen Hochsicherheits-/Hochrisikobereichen gemacht wurden. Basierend auf privaten Initiativen entstand 1976 in den Vereinigten Staaten unter Federführung der NASA das „Aviation Safety Reporting System" (ASRS). Zu dieser Zeit war der Flugverkehr in den USA sprunghaft angestiegen. Besonders in Ballungszentren mit mehreren Großflughäfen häufte sich die Zahl der Beinahezusammenstöße in einem nicht mehr zu tolerierenden Maße. Die Einführung des ASRS bewirkte innerhalb weniger Jahre, dass potenzielle Fehlerquellen und Handlungsweisen identifiziert und ausgemerzt werden konnten. Mehr als 400.000 eingegangene Meldungen sind ein deutlicher Beleg für die große Akzeptanz des Systems bei den verschiedenen Berufsgruppen in der Luftfahrt, die in erster Linie durch sichtbare Resultate erreicht wurde. Der große Erfolg des ASRS war eine der Triebfedern für andere Hochrisiko-/Hochsicherheitsbereiche, ebenfalls Incident-Reporting-Systeme einzuführen. Im deutschsprachigen Raum war hierfür das „Critical Incident Reporting System" (CIRS) Vorreiter, das von der Anästhesieabteilung am Kantonsspital Basel entwickelt wurde.

Eine sehr einfache, dennoch effektive Grundform des Incident Reporting ist der Austausch im Rahmen von Teambesprechungen. Bei diesen regelmäßigen Zusammenkünften besteht die Möglichkeit, im vertrauten Kreis der Kollegen offen über gemachte Erfahrungen zu berichten. Als besonderer Vorteil ist hierbei die Möglichkeit zu sehen, gleichzeitig auch Lösungen für Probleme, die innerhalb der Station/Abteilung behoben werden können, auszuarbeiten. Dieses interne Incident Reporting sollte fester Bestandteil jeder Besprechung sein und entsprechend gefördert werden.

Austausch bei Besprechungen als Grundform des Incident Reportings

---

Praxistipp

Damit auch Mitarbeiter, die an Besprechungen nicht teilnehmen konnten, informiert werden, empfiehlt es sich, das Besprochene zu dokumentieren, für eine bestimmte Zeit auszuhängen und zu archivieren. Um die Warnwirkung zu erhöhen, können hierfür eigene Vordrucke verwendet werden, die durch ihr charakteristisches Aussehen auf ihre besondere Bedeutung hinweisen (◘ Abb. 2.45).

Diese Sammlung kann nicht nur bei der Einarbeitung neuer Mitarbeiter herangezogen werden, sondern auch als Grundlage für weiterführende Maßnahmen dienen, wenn beispielsweise die Bewältigung des Risikos intern nicht möglich ist oder ein größerer Kreis informiert werden soll. Besonders relevante Probleme und Risiken sollten zusätzlich innerhalb des Hauses weitergeleitet werden. Auf diese Weise können auch

Incident Reporting als Teil des Krankenhaus-Risikomanagements

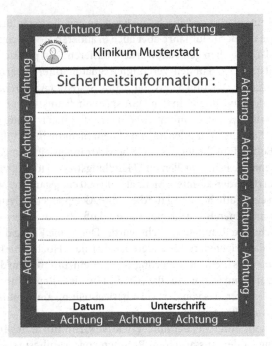

- Achtung – Achtung – Achtung –

Klinikum Musterstadt

Sicherheitsinformation :

Datum   Unterschrift

- Achtung – Achtung - Achtung –

☐ **Abb. 2.45**   Sicherheitsinformationen sollten sich optisch deutlich von anderen Aushängen absetzen

andere Stationen/Abteilungen von den Erfahrungen profitieren. Gleichzeitig eröffnet sich dadurch eine erste Möglichkeit, an einem hausspezifischen Risikoprofil zu arbeiten. Für eine umfassende Risikoidentifikation ist jedoch notwendig, allen Mitarbeitern die Möglichkeit zu bieten, anonym über Zwischenfälle und Beinahezwischenfälle berichten zu können. Ohne ein organisiertes und sinnvoll gestaltetes System werden solche Meldungen jedoch häufig ohne Konsequenzen bleiben. Wesentlich effektiver ist es, ein Incident-Reporting-System als feste Einrichtung im Rahmen des allgemeinen Krankenhaus-Risikomanagements zu installieren. CIRS sollte dabei auch zur Erfassung von potenziellen Gefahren, die bisher noch nicht zu (Beinahe-)Zwischenfällen geführt haben, genutzt werden. Um Verwirrung zu vermeiden und der Formularflut entgegenzuwirken, ist es empfehlenswert, auch hierfür die gleichen Meldebögen/EDV-Tools zu verwenden.

> **Die Zahl der gemeldeten Fälle sollte kontinuierlich überwacht werden, allerdings ist dabei zu beachten, dass sich Incident Reporting nicht für eine statistische Auswertung eignet. Aus steigenden oder sinkenden Meldezahlen kann nicht auf die Häufigkeit von Beinahezwischenfällen und Zwischenfällen geschlossen werden, vielmehr gelten sie eher als Beleg für die Akzeptanz des Meldesystems.**

2.9.1 Voraussetzungen für wirksames Incident Reporting

Die Erfahrungen von bestehenden Incident-Reporting-Systemen zeigen, dass ein Meldewesen nur dann wirksam und erfolgreich sein kann, wenn mehrere Grundvoraussetzungen erfüllt sind (◘ Abb. 2.46).

■ **Einheitliche Form der Meldungen**
Eine vergleichende Prüfung und Beurteilung der Meldungen wird nur dann möglich sein, wenn sie in einer einheitlichen Form eingehen. Prinzipiell stehen zwei Möglichkeiten zur Verfügung: die Verwendung von Meldeformularen und die Nutzung des EDV-Netzes. Eine Kombination beider Methoden kann in manchen Situationen durchaus sinnvoll sein, da auf diese Weise Vorbehalte mancher Mitarbeiter gegenüber der Verwendung von Meldebögen oder der Nutzung von Computern überwunden werden können. Auch große Fluggesellschaften verwenden beispielsweise aus IT-Sicherheitsgründen noch ausschließlich Meldebögen („Confidential Safety Reports"). Die zunehmende Vernetzung von Computern in einem Krankenhaus ermöglicht es aber auch, gänzlich auf Papier zu verzichten und die Meldungen im Internet/Intranet zu versenden. Die Verwendung des elektronischen Meldeweges bietet dabei die Möglichkeit, wesentlich umfangreichere Daten zu erheben, als es bei Meldebögen der Fall ist. Allerdings sollte, unabhängig vom genutzten Meldeweg, immer auf vergleichbare Kerndatensätze geachtet werden.

■ **Ermöglichung der Anonymität**
Naturgemäß ist es schwierig, über eigene Fehler zu berichten. Schon kleine Kinder lernen sehr schnell, dass Fehler negative Folgen nach sich ziehen können und versuchen deshalb, sich durch Verheimlichen und Vertuschen diesen Konsequenzen zu entziehen. Dieses Verhalten wird während der Schulzeit und Berufsausbildung/Studium sogar noch verstärkt. Gerade im Krankenhaus ist die Sichtweise, dass ein Fehler immer mit einem gewissen Anteil von Schuld verbunden ist, noch sehr verbreitet. Ein solches Klima wirkt sich natürlich stark hemmend auf die Meldebereitschaft der Mitarbeiter aus. Effektives Incident Reporting erfordert deshalb die Möglichkeit, über Fehler unter Wahrung der Anonymität zu berichten. Dies kann durch mehrere Maßnahmen erreicht werden. Zunächst sollten alle Berichte prinzipiell so gestaltet sein, dass zwar wichtige Rahmendaten (Berufsgruppe, Berufserfahrung etc.) erhoben werden können, aber dennoch ein Rückschluss auf die meldende Person unmöglich ist. Bei der Verwendung von Meldeformularen sollte der Inhalt in ein EDV-Dokument übertragen und das Original anschließend vernichtet werden. Auf diese Weise ist eine nachträgliche Identifizierung, z. B. durch Schriftvergleich, ausgeschlossen. Auch bei Meldungen über das Intranet ist der Absender zu anonymisieren. Dies kann beispielsweise durch die technische Gestaltung des

Voraussetzungen für Incident Reporting:
- Einheitliche Form der Meldungen
- Wahrnehmung der Anonymität
- Schutz vor negativen Konsequenzen
- Motivation zu Meldungen fördern
- Einrichtung einer neutralen Meldestelle

◘ **Abb. 2.46** Voraussetzungen für effektives Incident Reporting

Meldeformulare und/oder EDV-Lösung

Anonymität und Vertraulichkeit als Voraussetzung für Incident Reporting

Meldesystems oder auch durch Kopieren und anschließendes Löschen der Originalnachricht geschehen.

Galt die Anonymität ursprünglich als unabdingbare Voraussetzung für den Erfolg von CIRS, hat die Erfahrung mittlerweile gezeigt, dass viele Mitarbeiter durchaus bereit sind, ihre Identität in den Meldungen preiszugeben. Dadurch eröffnet sich die Chance, wichtige Rückfragen, die für das bessere Verständnis der gemeldeten Sachverhalte wichtig sind, direkt an die Melder zu richten. Vielerorts wurden deshalb Angaben zur Person auf freiwilliger Basis eingeführt. Dies erfordert einen verantwortungsvollen und vertraulichen Umgang mit dieser zusätzlichen Funktion durch die Betreiber des Meldesystems. Davon unberücksichtigt sollte aber immer auch die Möglichkeit zur anonymen Eingabe von Meldungen bestehen.

> ❯ Diese Maßnahmen mögen vielleicht ein wenig überzogen wirken, es gilt jedoch, das Vertrauen der Mitarbeiter durch deutliche Zeichen zu gewinnen und auch zu erhalten. Dies gilt insbesondere, wenn Systeme neu eingeführt oder aber durch bestrafendes Verhalten einzelner Personen gefährdet werden.

■   **Schutz vor negativen Konsequenzen für Meldende**

Incident Reporting darf keine negativen Konsequenzen für die Meldenden nach sich ziehen

Ein wichtiger Grundsatz beim CIRS ist die Zusicherung, dass den Meldenden keine negativen beruflichen Konsequenzen drohen. Nur so kann die erforderliche Offenheit erreicht werden. Es gehört bei der Einführung eines Incident-Reporting-Systems deswegen zu den wichtigsten Aufgaben der Führungsebene, deutlich zu machen, dass eine Meldung keine negativen beruflichen Folgen nach sich zieht. Dies sollte grundsätzlich in einer einprägsamen und nachvollziehbaren Form geschehen. Hierfür bietet sich z. B. eine Vereinbarung an („non reprisal policy"), die von den Mitgliedern der Krankenhausleitung unterschrieben und veröffentlicht wird (▶ Anhang A2). Weitere Möglichkeiten, das Vertrauen der Mitarbeiter zu gewinnen, ist beispielsweise auch die Einbindung der Mitarbeitervertretung im Sinne einer Kontrollinstanz oder die Benennung eines Ombudsmanns außerhalb der Krankenhaushierarchie, der für das System verantwortlich zeichnet.

■   **Motivation zu Meldungen fördern**

Incident Reporting muss freiwillig erfolgen

Der Erfolg eines Incident-Reporting-Systems ist naturgemäß stark von der Anzahl und der Aussagekraft der eingehenden Meldungen abhängig. Die Erfahrungen von Informationssystemen zeigen sehr deutlich, dass das individuelle Meldeverhalten sehr unterschiedlich ausgeprägt sein kann. Ein Meldewesen, bei dem vorwiegend Ereignisse erfasst werden sollen, die sich ansonsten gänzlich der Aufmerksamkeit entziehen würden, hat auf der Basis einer Meldepflicht kaum eine Chance. Incident Reporting muss freiwillig erfolgen. Der Hauptmotivationsfaktor für den Meldenden ist jedoch eine schnelle und seriöse Bearbeitung der gemeldeten Fälle. Werden Konsequenzen aus den Meldungen ersichtlich, erkennen die Mitarbeiter die Sinnhaftigkeit des Systems und werden sich auch entsprechend dafür engagieren.

> Es ist dabei von entscheidender Bedeutung, die Mitarbeiter für das System zu begeistern und sie so zu möglichst aktivem Meldeverhalten zu animieren. Die Aussicht, einen Beitrag für mehr Patientensicherheit zu leisten, wird aber allenfalls in der Anfangsphase als Ansporn genügen. Die Mitarbeiter werden schon bald kritisch hinterfragen, inwiefern die Meldungen zu irgendwelchen Konsequenzen geführt haben.

Fehlen solche Erfolgserlebnisse, wirkt sich dies über kurz oder lang frustrierend aus und die Meldebereitschaft wird drastisch abnehmen. Es ist deshalb von entscheidender Bedeutung, den Meldenden die positiven Effekte des Incident Reportings zu demonstrieren. Im Idealfall geschieht dies in Form von tatsächlich stattfindenden Veränderungen. Besonders motivierend wirkt es sich dabei aus, wenn in diesem Zusammenhang deutlich darauf hingewiesen wird, dass hierfür eine Meldung im Rahmen des Incident Reportings ausschlaggebend war. Dadurch wird die Wirksamkeit der Meldungen und die Einbeziehung der Mitarbeiter bei Entscheidungsprozessen offensichtlich präsentiert.

Positive Effekte des Incident Reportings demonstrieren

Die Realität zeigt jedoch, dass es nicht immer möglich ist, bestehende Risiken durch wirksame Maßnahmen komplett zu bewältigen. Hier muss zumindest vor der drohenden Gefahr gewarnt werden. Regelmäßig erscheinende Sicherheitsinformationen und gezielte Sonderwarnungen können hierzu beitragen. Für die Meldenden stellt auch dies ein positives Feedback dar. Sie finden ihren eigenen Beitrag wieder und fühlen sich bzw. ihre Meldung ernst genommen.

Sicherheitsinformationen und Sonderwarnungen auf Basis des Incident Reportings

Ein weiterer Faktor, der sich auf das Meldeverhalten auswirkt, ist die Art und die Gestaltung des Meldewegs. Unabhängig davon, ob die Meldungen elektronisch per Internet bzw. Intranet oder als Meldebogen versendet werden, muss eine möglichst komfortable Lösung gefunden werden. Es besteht sonst die Gefahr, dass sich meldewillige Mitarbeiter von zu umfangreichen und damit zeitraubenden Erhebungsmethoden abschrecken lassen.

Praxistipp

Ein Incident Report sollte einfach und schnell auszufüllen sein („Drei-Minuten-Formular"). Selbst spät in der Nacht oder nach einem belastenden Ereignis darf der zu erbringende Aufwand für die Meldung kein Hindernis darstellen. Folglich ist bei der Gestaltung eines Incident-Reporting-Systems auch ein Kompromiss zwischen wünschenswert umfangreichem Datenmaterial und größtmöglicher Anwenderfreundlichkeit zu finden (▶ Anhang A3).

■ **Einrichtung einer neutralen Meldestelle**

Wenn Risiken und Berichte über Vorkommnisse gezielt gesammelt werden, ist die Einrichtung einer zentralen Meldestelle sinnvoll. Erfahrungsgemäß besteht bei vielen Mitarbeitern trotz aller Versicherungen,

2

⊡ Abb. 2.47   Die Einrichtung
einer gesonderten Reporting-
Meldestelle (RM) für Incident
Reports (IR), deren Aufgabe die
Auswertung und Herausgabe
von Sicherheitsinformationen (SI)
beinhaltet, bringt viele Vorteile.
Die Führungsebene wird von
Routineaufgaben entlastet, während
gleichzeitig den Mitarbeitern die
Scheu genommen wird, sich direkt an
Vorgesetzte zu wenden

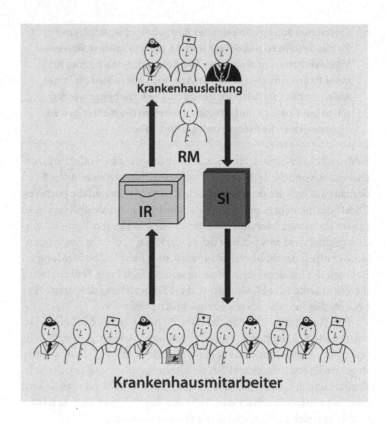

dass keine negativen Folgen drohen, eine gewisse Hemmschwelle, sich direkt an Vorgesetzte bzw. die Krankenhausleitung zu wenden. Deshalb sollte der Funktionsträger, der die Meldungen entgegennimmt, sie einer ersten Auswertung unterzieht und später die Sicherheitsinformationen herausgibt, im Sinne einer Stabsstelle eher auf der mittleren Führungsebene angesiedelt sein (⊡ Abb. 2.47).

❯ **Der Meldeweg sollte möglichst unter Umgehung der direkten Vorgesetzten gestaltet werden. In großen Kliniken kann auch die Benennung von Vertrauenspersonen, die jeweils für einzelne Teilbereiche zuständig sind, sinnvoll sein.**

Spezialisierung erleichtert
die Auswertung von Incident
Reports

Die erste Aufgabe der Meldestelle ist das Sammeln von Informationen, um dann ein möglichst umfassendes Bild des Risikopotenzials zu erstellen. Eine Zusammenfassung der Meldungen sollte dann in Form von regelmäßigen Berichten an die Krankenhausleitung weitergeleitet werden. Durch die Spezialisierung auf diese Tätigkeit fällt das Erkennen von Tendenzen und bestehenden Risikopotenzialen wesentlich leichter. Ein weiterer Vorteil einer solchen Stelle ist darin zu sehen, dass die Krankenhausleitung von der Aufgabe der ersten Sichtung und Auswertung entlastet wird. Die Bewertung von Risiken, Beschlüsse über einzuleitende Maßnahmen sowie die Entscheidung darüber, welche

Informationen veröffentlicht werden sollten, bleibt aber auch bei einer solchen Organisationsform Führungsaufgabe. Die Stabsstelle kann hierbei jedoch eine beratende Funktion einnehmen.

> **Praxistipp**
>
> Zusätzlich ist es sinnvoll, sich durch die jeweiligen Fachleute (Apotheker, Haus- und Medizintechniker, Sicherheitsingenieure, Hygienefachkräfte etc.), aber auch von direkt betroffenen Mitarbeitern beraten zu lassen. Anderenfalls besteht die Gefahr, dass praxisfremde Lösungen ausgearbeitet werden, die dann letztlich auch wirkungslos bleiben.

2.9.2 Perspektiven des Incident Reportings

Die Methode des Incident Reportings ist mittlerweile zwar im Krankenhauswesen etabliert, dennoch muss sie sich mancherorts erst noch vollends durchsetzen. Nur dann werden sich im Laufe der Zeit neue Perspektiven ergeben, die zum gegenwärtigen Zeitpunkt noch unrealistisch erscheinen.

■ Kombinierte zentrale und dezentrale Auswertung

Der Erfolg eines Meldewesens beruht nicht nur auf der Qualität, sondern auch auf der Zahl der eingehenden Meldungen. Der Informationsgehalt einzelner Berichte kann zwar durchaus sehr hoch sein und zu wichtigen Konsequenzen führen, dennoch muss davon ausgegangen werden, dass für ein wirklich umfassendes Bild der Risikosituation ein entsprechender Informationsfluss notwendig ist. Hinsichtlich der potenziellen Interessenten lassen sich die durch Incident Reporting gewonnenen Erkenntnisse in zwei Kategorien einteilen. Informationen über Risiken, die sich durch lokale Besonderheiten ergeben, sind natürlich vor allem für die Mitarbeiter und Entscheidungsträger vor Ort wichtig. Da sich viele Methoden, Medikamente oder Geräte weit über die Grenzen einer einzelnen Klinik hinaus, teilweise sogar weltweit ähneln, sind viele Meldungen aber auch von überregionaler Bedeutung. Lokale Meldesysteme sind zwar gut geeignet, um interne Probleme (z. B. „residente Viren") aufzudecken, bleiben in ihrer Wirkung jedoch örtlich begrenzt. Systeme, die nicht an ein bestimmtes Krankenhaus gebunden sind und z. B. durch Verbreitung im Internet teilweise sogar von internationaler Bedeutung sind, können wiederum nur wenig zur Entdeckung der spezifischen Risiken einzelner Krankenhäuser beitragen. Eine Kombination beider Varianten eröffnet die Möglichkeit, die Vorteile der jeweiligen Methoden gleichermaßen zu nutzen. Dadurch können sowohl regional als überregional bedeutsame Risiken identifiziert werden.

Lokale und überregionale Bedeutung von Incident Reports

■ **Abb. 2.48**   Bei der Kombination von
zentralem und dezentralem Incident
Reporting können sowohl lokal als
auch überregional bedeutsame Risiken
erfasst werden

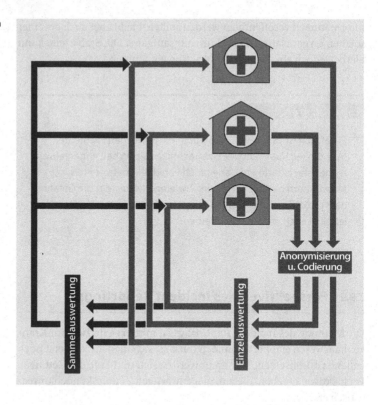

Die Auswertung der Meldungen würde dabei zunächst gemeinsam erfolgen, die beteiligten Krankenhäuser erhalten dann jedoch die
Incident Reports ihrer Mitarbeiter in anonymisierter Form zurück und
können so eine gezielte Risikoanalyse vor Ort durchführen (■ Abb. 2.48).

Internationaler Austausch von
Incident Reports

Diese Methode reduziert nicht nur den Aufwand für die beteiligten Kliniken, sondern erlaubt wegen der umfangreicheren Datenmenge
ein besseres Bild von allgemein bestehenden Risiken. Der breite Austausch von Incident Reports ist sicherlich eine wichtige Perspektive für
die Zukunft des Krankenhaus-Risikomanagements. Die Einrichtung
eines nationalen Systems wäre dabei durchaus vorstellbar. Erste Ansätze
hierfür existieren bereits. Nun ist es wichtig, dass sich möglichst viele
dezentrale Meldesysteme aktiv daran beteiligen. Theoretisch ist sogar
ein weltweit funktionierendes Incident Reporting möglich. Da hierbei
jedoch Sprach- und Kulturbarrieren zu überwinden sind, erscheint es
allerdings einfacher und sinnvoller, einen Datenaustausch zwischen
einzelnen funktionierenden Systemen herzustellen.

■   **Schutz vor juristischer Nutzung**

❯ **Ein relativ wenig bedachtes Problem beim Incident Reporting
ist die Gefahr, dass Berichte als Beweismittel für Straf- und
Zivilprozesse verwendet werden könnten. Prinzipiell ist zwar
jede Meldung anonym, theoretisch wäre es für einen findigen**

> Staats- oder Patientenanwalt jedoch möglich, evtl. auf einen
> aktuellen Fall Rückschlüsse zu ziehen. Der Meldende würde
> dadurch womöglich Informationen preisgeben, die im Rahmen
> eines Gerichtsverfahrens nachteilige Auswirkungen nach sich
> ziehen könnten.

Bei eigenem Verschulden widerspräche dies in gewisser Hinsicht dem allgemein gültigen Rechtsgrundsatz, wonach sich kein Angeklagter selbst belasten muss. Hierbei sind die Unterschiede zwischen zivil- und strafrechtlichen Verfahren zu bedenken. Der Patient bzw. seine Vertreter (Angehörige, Patientenanwalt etc.) verfügen zwar über das Einsichtrecht in die eigene Krankenakte, nicht jedoch in die Dokumentation des Incident Reportings. Sofern das Meldewesen strikt von der Patientendokumentation getrennt gehalten bleibt, ist die Gefahr, dass sie als Beweismittel bei zivilrechtlichen Verfahren zur Verwendung kommen kann, wohl eher nicht gegeben. Veröffentlichte Incident Reports könnten allerdings auf Übereinstimmungen geprüft und somit als Informationsquelle für den Rechtsstreit genutzt werden. Anders verhält es sich bei strafrechtlichen Ermittlungen. Ein Staatsanwalt kann durch einen öffentlich einsehbaren Report von sich aus Ermittlungen anstellen, wenn er ein verfolgungswürdiges Delikt annimmt (sogenannter „Zufallsfund"). Zudem kann es im Rahmen der staatsanwaltlichen Ermittlungen durchaus auch zu einer Beschlagnahmung von Beweismitteln kommen, die nicht Bestandteil der Krankenakte sind. Die Erfahrungen von anderen Meldesystemen (z. B. Meldepflicht bei Vorkommnissen mit Medizinprodukten) zeigen zwar, dass bisher die Ermittlungsbehörden kaum Interesse für vergleichbare Berichte gezeigt haben, dennoch sollte dieses Risiko bei der Einrichtung eines Incident-Reporting-Systems in Betracht gezogen werden.

Kein Einsichtsrecht in die Dokumentation des Incident Reportings

Eine vergleichsweise einfache Methode, dieses Problem zu umgehen, wäre die strikte Beschränkung auf Fälle, bei denen definitiv keine Patienten zu Schaden gekommen sind. Dadurch wäre jedoch ein wichtiger Teil der Informationen vom Meldesystem ausgeschlossen. Zudem kommt es immer zu Klagen, weil Patienten bzw. ihre Angehörigen behandlungs- und krankheitsimmanente Komplikationen oder einen anderweitig nicht zufriedenstellenden Behandlungsverlauf fälschlicherweise als Folgen von Beinahezwischenfällen werten. Deswegen kann auch eine solche Beschränkung keinen sicheren Schutz vor einer juristischen (Fehl-)Nutzung des Incident Reportings darstellen.

> ❯ Der Gesetzgeber könnte viel zur Steigerung der
> Meldebereitschaft beitragen, wenn durch eine entsprechende
> Regelung eine Verwendung von solchen Berichten als
> Beweismittel grundsätzlich ausgeschlossen werden würde.

In einigen Bundesstaaten der USA wurde dies bereits mit Erfolg durch Gesetze oder Verordnungen sichergestellt. Vorbild war auch hierbei das Aviation Safety Reporting System (ASRS), bei dem durch die NASA den Meldenden die strikte Wahrung ihrer Anonymität und eine gewisse Immunität gegenüber juristischen Untersuchungen garantiert wird. Angesichts der nachgewiesenen positiven Effekte wird inzwischen auch in verschiedenen europäischen Ländern intensiv über vergleichbare Regelungen diskutiert.

2.10   Traditionen kritisch überdenken

Beispiel

Zu Beginn des 20. Jahrhunderts vollzog sich bei vielen Armeen ein grundlegender Wandel. Die Erfahrungen aus dem amerikanischen Bürgerkrieg, dem Burenkrieg und anderen bewaffneten Konflikten zeigten, dass es wegen der größeren Reichweite der Gewehre immer wichtiger wurde, sich vor dem Feind zu tarnen. Zuvor war dies kaum notwendig, da im Gefecht der Pulverrauch die Sicht behinderte und wirksames Gewehrfeuer ohnehin nur auf sehr kurze Distanz möglich war. Rauchärmeres Pulver, gezogene Gewehrläufe, die Erfindung des Maschinengewehrs und andere technische Neuerungen führten nun jedoch dazu, dass das Infanteriefeuer wesentlich effektiver wurde. Leuchtende Farbmuster wurden nun zu einer tödlichen Gefahr für ihre Träger. In vielen Ländern reagierten die Verantwortlichen und kleideten ihre Soldaten in unauffälligeren Farben. Auch der französische Kriegsminister Adolphe Méssimy wollte dieser Entwicklung Rechnung tragen, indem er die traditionellen Uniformen, bestehend aus roter Mütze, blauer Jacke und roter Hose, abschaffen wollte (◘ Abb. 2.49). Stattdessen forderte er Tarnfarben für seine Armee. Damit löste er jedoch einen Sturm der Entrüstung in seinem Land aus. Ein ehemaliger Minister meinte sogar: „Le pantalon rouge, c'est la France!" (Die rote Hose ist Frankreich!). Nachdem ihm die Macht der Traditionalisten klar wurde, gab Méssimy resigniert sein Vorhaben auf. Ebenso wurde in Frankreich auch die Beschaffung von Helmen abgelehnt. Als der Erste Weltkrieg ausbrach, erlitten die französischen Soldaten überdurchschnittlich hohe Verluste. Wegen ihrer Uniformen waren sie schon auf weite Entfernung zu sehen und gaben so ein leichtes Ziel für ihre Gegner ab. Schon nach kurzer Zeit fuhr sich der Krieg dann in Grabenkämpfen fest. Da bei einem Soldaten im Schützengraben vor allem der Kopf exponiert ist, erwies es sich als besonders verhängnisvoll, dass die französischen Soldaten nur Mützen trugen. In anderen Armeen hingegen retteten Helme das Leben tausender Soldaten. Der hohe Blutzoll, den die französischen Soldaten im ersten Kriegsjahr entrichten mussten, bewirkte schließlich doch noch ein Umdenken, es wurden Helme beschafft und auf die Uniformfarbe Blaugrau umgestellt.

Krankenhäuser werden gleichermaßen von Tradition und Fortschritt geprägt

Dieses Beispiel zeigt eindrucksvoll, wie das trotzige Beharren auf Traditionen Menschenleben kosten kann. Besonders, wenn wider besseren Wissens auf das Gewohnte nicht verzichtet wird, sind Argumente nur

◻ **Abb. 2.49** Das Traditionsbewusstsein der Öffentlichkeit verhinderte in Frankreich die Einführung von modernen Tarnuniformen. Dieses unsinnige Festhalten an Traditionen kostete zu Beginn des Ersten Weltkrieges das Leben tausender Soldaten. (Bild und Exponat: Wehrgeschichtliches Museum Rastatt, mit freundlicher Genehmigung)

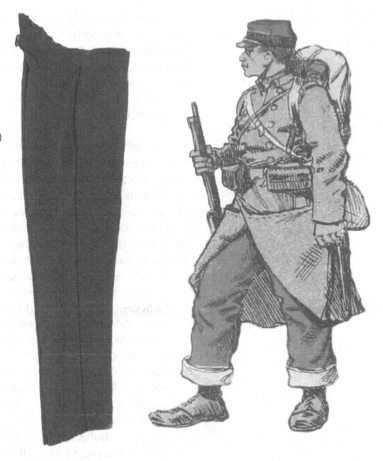

sehr wenig wirksam. Die Krankenhauswelt stellt hierbei sicherlich keine Ausnahme dar. Hier wird gewissermaßen eine Art Spagat gemacht. Mit dem einen Bein, wissenschaftlich und technisch, steht man schon weit im 21. Jahrhundert, während man mit dem anderen Bein noch in vielerlei Hinsicht tief im letzten Jahrhundert verwurzelt ist. Dies betrifft weniger die Patientenbehandlung, sondern eher Organisationsstrukturen, Statussymbole und Privilegien. Manche Verhaltensweisen, die sich über die Jahrzehnte hinweg eingebürgert haben, sind durchaus sinnvoll – andere hingegen können ein Gefährdungspotenzial darstellen. Es ist deshalb immer wieder notwendig, die Gewohnheiten im eigenen Bereich auf ihre Berechtigung zu überprüfen. Dies klingt allerdings einfacher, als es in Wirklichkeit ist. Durch Gewohnheit kann der Blick stark getrübt werden. Deswegen ist es sehr wichtig, zu vermeiden, dass in personeller Hinsicht keine Veränderungen stattfinden. Mitarbeiter, die aus anderen Häusern hinzukommen, bringen neue Ideen mit und sind gegenüber den althergebrachten Traditionen unvoreingenommener als das Stammpersonal. Kliniken sind gewiss nicht die einzigen Arbeitsplätze, bei denen Neuerungen manchmal auf wenig Gegenliebe, ja sogar auf Ablehnung stoßen. Die Besonderheit der Krankenhäuser liegt vor allem in der Abhängigkeit von einigen wenigen Personen, die kraft ihrer Position den Prozess der kontinuierlichen Weiterentwicklung fördern – aber auch massiv bremsen können. Besonders beim Risikomanagement sind jedoch Menschen gefordert, die bereit sind, über die Grenzen des Bekannten hinauszublicken und Lösungen auch von anderen Bereichen anzunehmen.

■ **Wandel zur Sicherheitskultur**

Neben den vielen Traditionen, die durch lokale, berufsgruppen- oder disziplinspezifische Besonderheiten geprägt sind, muss im Krankenhaus sicherlich auch der Umgang mit Zwischenfällen kritisch überdacht werden. Vor allem die stark personenorientierte Betrachtungsweise von Fehlern wirkt sich in vielerlei Hinsicht negativ aus. In vielen Krankenhäusern, Abteilungen und Berufsgruppen sind in diesem Zusammenhang sehr charakteristische Verhaltensmuster zu beobachten.

- Da sich die Ursachenanalyse zumeist auf die Suche nach einer verantwortlichen Person beschränkt, bleiben die latenten Fehler im System weitgehend unerkannt.
- Eigene Fehler werden zumeist als persönlicher Makel empfunden, entsprechend steigt die Tendenz, sie zu verdrängen oder gar zu vertuschen.
- Viele Krankenhausmitarbeiter müssen Nachteile befürchten, wenn sie Vorgesetzte auf Fehler hinweisen. Hierarchieabwärts finden hingegen Fehlervorwürfe und Zurechtweisungen oftmals in unangemessener Form statt.
- Wegen der drohenden Konsequenzen wird die Verantwortung für Fehler häufig auf andere Berufsgruppen oder Disziplinen abgewälzt.
- Die Chance, durch einen offenen Informationsaustausch über bestehende Risiken bei Mitarbeitern eine entsprechende situative Aufmerksamkeit zu erwecken, wird vielfach vertan.
- Früher aufgetretene Fehler werden nicht selten bei Meinungsverschiedenheiten als Argumentationshilfe missbraucht.

Sicherheit als Element der Unternehmenskultur

Solche Verhaltensweisen sind sicherlich zu einem sehr großen Teil auf traditionell geprägte Hierarchie-, Organisations- oder Denkstrukturen zurückzuführen und wirken sich stark hemmend auf alle Bemühungen zur Fehlerreduzierung aus. Sicherheit ist allerdings mehr als nur der Umgang mit Risiken, sondern auch in sehr hohem Maße eine Frage der (Unternehmens-)Kultur. Unternehmen/Organisationen/Krankenhäuser, in denen sich eine echte Sicherheitskultur entwickelt hat, zeichnen sich vor allem durch einen offenen Informationsaustausch und unbelasteten Umgang mit Risiken, Fehlern, Beinahezwischenfällen und Zwischenfällen aus. Aufgetretene Fehler werden vor allem als Hinweis auf bestehende Schwachstellen – und somit als Chance für ein lernendes Arbeitssystem gesehen. Deshalb kann in diesem Zusammenhang auch von einer „Fehlerkultur" gesprochen werden. Im Idealfall sind dabei die folgenden Voraussetzungen erfüllt:

- Jeder Mitarbeiter fühlt sich berechtigt und verpflichtet, auf Risiken hinzuweisen.
- Den Mitarbeitern drohen keine negativen Konsequenzen durch ihre Meldungen.
- Informationen über Risiken, Beinahezwischenfälle und Zwischenfälle werden gezielt erfasst und in geeigneter Form an die Mitarbeiter weitergegeben.
- Der Sicherheitsgedanke wird von der Leitungsebene vorgelebt und von allen Mitarbeitern umgesetzt.
- Die Leitungsebene unterstützt grundsätzlich alle Mitarbeiterentscheidungen, die unter Sicherheitsaspekten getroffen wurden. Dies gilt auch, wenn dadurch Kosten entstanden sind oder es deswegen zu Verzögerungen bei den Arbeitsabläufen gekommen ist.
- Die Leitungsebene fördert sicheres Verhalten, während Verstöße gegen Sicherheitsregeln nicht geduldet werden.
- Bei der Untersuchung von Zwischenfällen werden nicht nur die Fehler der direkt betroffenen Mitarbeiter, sondern auch die Faktoren, die sich dabei fördernd ausgewirkt haben (latente Fehler), analysiert.

Für viele Krankenhausmitarbeiter erscheinen solche Ziele beinahe utopisch. Die gängigen Organisations- und Hierarchiestrukturen sind über viele Jahre hinweg entstanden und gelten zum Teil sogar schon als unabänderlicher Bestandteil des Krankenhauswesens. Erfolgreiche Beispiele aus anderen Branchen zeigen jedoch, dass es durchaus möglich ist, andere Denkweisen zu übernehmen. Besonders eindrucksvoll sind die Resultate in traditionell sehr rigiden Systemen mit ebenfalls langjährig gewachsenen Traditionen (z. B. Seefahrt), in denen dennoch ein Kulturwechsel zu Gunsten der Sicherheit gelang.

Ein Kulturwechsel ist möglich

Ein Wandel ist also auch in den Krankenhäusern zu erreichen. Es ist allerdings unrealistisch, hierbei Ergebnisse innerhalb kurzer Zeit zu erwarten. Zu hohe Erwartungen würden schnell zu Frustrationen führen und dem Engagement vieler Idealisten ein unschönes Ende bereiten. Die Änderung von so lange bestehenden Denk- und Verhaltensmustern in den verschiedenen Berufsgruppen, Disziplinen und Ebenen der Krankenhaushierarchie erfordert vor allem Einsicht und innere Überzeugung. Dies erfordert Zeit, aber auch den Willen, diesen Prozess zu beginnen. Für die Zukunft betrachtet wird es sicherlich besser sein, wenn die Krankenhäuser hierbei selbst die Initiative ergreifen. Anderenfalls besteht die Gefahr, dass Veränderungen durch finanziellen Druck von Kostenträgern und Versicherungen oder der politischen Ebene aufgezwungen werden. Alleine schon aus diesen Gründen ist es lohnend, den Wechsel zu einer Sicherheitskultur in den Krankenhäusern voranzutreiben. Erfahrungen aus anderen Arbeitsbereichen zeigen, dass durch eine solche Entwicklung Abläufe optimiert und effektiv Kosten reduziert werden können. Zudem sind auch sehr positive Auswirkungen auf die allgemeine Motivation und Zufriedenheit der Mitarbeiter zu verzeichnen.

> Die größten Nutznießer einer solchen Entwicklung werden jedoch letztlich diejenigen sein, denen die Krankenhäuser in erster Linie verpflichtet sind, die Patienten.

Weiterführende Literatur

Allan S, Frankel A, Leonard M, Denham C (2006) Fair and just culture, team behavior, and leadership engagement: the tools to achieve high reliability. Health Service Res 41: 1690–1709

Allnut M (1991) Grundsätzliches über den Ursachenfaktor Mensch. In: Hurst R, Hurst L (Hrsg) Flug-Unfälle und ihre Ursachen. Menschliches Versagen? Motorbuch, Stuttgart

Barach P, Small S (2000) Reporting and preventing medical mishaps: lessons from non-medical near miss reporting systems. Br Med J 320: 759–763

BBC (2000) London train crash: special report. http://news.bbc.co.uk/2/hi/special_report/1999/10/99/london_train_crash/465503.stm. Zugegriffen: 13. Novemeber 2016

Benedicta A, Arndt M (2004) Das falsche Medikament gegeben – Persönliche Erfahrungen von Pflegenden mit Medikamentenfehlern. Die Schwester/Der Pfleger 43: 672–676

Berlage S (2004) Klinische Behandlungspfade zur Optimierung des geburtshilflichen Risikomanagements. In: Referateband der 11. Jahrestagung der Gesellschaft für Qualitätsmanagement in der Gesundheitsversorgung e. V. 6 9. Marburger UQM-Kongress Patientensicherheit & Risikomanagement. GQMG, Köln

Buerschaper C, Hofinger G (2004) Patientensicherheit durch Human-Factors-Trainings – Herausforderung für die Weiterbildung in der Anästhesie. Z ärztl Fortbild Qualität Gesundheitswesen 98: 601–607

Buerschaper C, Hofinger G, Harms H (2003) Problemlösefähigkeiten in der Anästhesie: Anforderungen und Trainingsziele. In: Manser T (Hrsg) Komplexes Handeln in der Anästhesie. Pabst, Lengerich

Bundesstelle für Flugunfalluntersuchung (2004) Untersuchungsbericht AX 001-1-2/02. www.bfu-web.de. Zugegriffen: 21. November 2004

Buß B, Marsolek I, Werft C, Friesdorf W (2005) Behandlungsqualität im KH – Welche Rolle spielt der Faktor Mensch aus arbeitswissenschaftlicher Sicht? Plexus 13: 19–22

Cannon-Bowers J, Tannenbaum S, Salas E, Volpe C (1995) Defining competencies and establishing team training requirements. In: Guzzo R, Salas E (Hrsg) Team effectiveness and decision making in organizations. Jossey-Bass, San Francisco

Catchpole K, Mishra A, Handa, A, McCulloch P (2008) Teamwork and error in the operating room: analysis of skills and roles. Ann Surg 247: 699–706

Dekker S (2009) Just culture: who gets to draw the line? Cogn Technol Work 11: 177–185

Dieckmann P, Manser T (2003) Praxis des Simulatoreinsatzes in der Anästhesiologie: Begründung einer Bestandsaufnahme und erste Ergebnisse. In: Manser T (Hrsg) Komplexes Handeln in der Anästhesie. Pabst, Lengerich

Dietrich R (2004) Team-Interaction in under conditions of workload. In: Referateband der 11. Jahrestagung der Gesellschaft für Qualitätsmanagement in der Gesundheitsversorgung e, V. 6 9. Marburger UQM-Kongress Patientensicherheit & Risikomanagement. GQMG, Köln

Flin R, O'Connor P, Mearns K (2002) Crew resource management: improving team work in high reliability industries. Team Performance Management 8: 68–78

Greenfield A (1998) Präsentation: Normal accident theory. http://www.hq.nasa.gov/office/codeq/accident/accident.pdf. Zugegriffen: 13. November 2016

Grote G (2005) Menschliche Kontrolle über technische Systeme – Ein irreführendes Postulat. In: Karrer K, Gauss B, Steffens C (Hrsg) Beiträge zur Mensch-Maschine-Systemtechnik aus Forschung und Praxis. Symposium Publishing, Düsseldorf

Grube C, Volk S, Zausig Y, Graf B.M (2001) Changing Culture – Simulatortraining als Mittel zur erhöhten Patientensicherheit. Anaesthesist 50: 358–362

Haertel T, Weyer J (2005) Technikakzeptanz und Hochautomation. Technikfolgenabschätzung – Theorie und Praxis 14: 61–67

Heiler J (2004) Risiken hochvernetzter Arbeitsplätze in der Intensivmedizin. Plexus 12: 50–52

Helmreich R, Schaefer H.-G (1994) Team performance in the operating room. In: Bogner M (Hrsg) Human error in medicine. Erlbaum, Hillsdale

Helmreich R, Wilhelm J, Klinect J, Merritt A (2001) Culture, error, and crew resource management. In: Salas E, Bowers C, Edens E (Hrsg) Improving teamwork in organizations. Erlbaum, Hillsdale

Hübler M, Möllemann A, Eberlein-Gonska M, Regner M, Koch T (2006) Anonymes Meldesystem kritischer Ereignisse in der Anästhesie; Ergebnisse nach 18 Monaten. Anaesthesist 55: 133–141

Kaufmann M, Staender S, Scheidegger D (2005) Meldesysteme, Beispiel CIRS In: Holzer E, Thomeczek C, Hauke E, Conen D, Hochreutener M-A (Hrsg) Patientensicherheit – Leitfaden für den Umgang mit Risiken im Gesundheitswesen. Facultas, Wien

King H, Battles J, Baker D, Alonso A, Salas E, Webster J, Toomey L, Salisbury M (2008) TeamSTEPPS™: Team Strategies and Tools to Enhance Performance and Patient Safety. In: Henriksen K, Battles J, Keyes MA (Hrsg) Advances in patient safety: new directions and alternative approaches (Vol 3: Performance and tools). Agency for Healthcare Research and Quality (US), Rockville

Kissling B (2002) CIRSmedical – Medical Critical Incident Reporting System; oder aus Fehlern wird man klug. Primary Care 2: 233–236

Köbberling J (2005) Qualitätsverbesserung in der Medizin durch CIRS. Med Klin 100: 143–148

Koch J, Peyer-Schnyder E, Schneeberger C, Schneider N, Würgler F (2013) Entwicklung und Zusammenhänge von CIRS-Meldezahlen und -verhalten in einem Universitätsspital, Projektpraktikum, 7. Semester. Fachhochschule Nordwestschweiz für Angewandte Psychologie, Olten

Körner C, Weigand M, Martin G (2012) Anästhesie: Partner oder Konkurrent? Chirurg 83: 323–326

Kuckelt W (2003) Der Faktor Mensch und die Qualität des Behandlungsprozesses: Das Flugzeug ist sicherer als das Krankenhaus. Plexus 11: 2–4

Manser T, Wehner T, Zala-Mezö E (2004) Material zur Vorlesung Risikoverhalten in Arbeitswelt und Alltag 701-0696. Eidgenössische Hochschule Zürich. http://www.ifap.bepr.ethz.ch. Zugegriffen: 12. Januar 2005

Manser T, Perry J, Schmutz J (2013) Verhalten ist messbar: Behavioural Marker. In: St. Pierre M, Breuer G (Hrsg) Simulation in der Medizin. Springer, Heidelberg

Martin J, Schleppers A, Kastrup M, Kobylinski C, König U, Kox W, Milewski P, Spies C (2003) Entwicklung von Standard Operating Procedures in der Anästhesie und Intensivmedizin. Anästhesiol Intensivmed 44: 871–876

Möllemann A, Eberlein-Gonska M, Koch T, Hübler M (2005) Klinisches Risikomanagement – Implementierung eines anonymen Fehlermeldesystems in der Anästhesie eines Universitätsklinikums. Anaesthesist 54: 377–384

Müller M (2004) Risiko und Risikomanagement im Luftverkehr Zeitschrift für ärztliche Fortbildung und Qualität im Gesundheitswesen 98: 559–565

Müller S, Al-Singary W, Patel H (2012) Human factors, nontechnical skills, and surgical training. In: Hitendra R, Patel H, Joseph J (Hrsg) Simulation training in laparoscopy and robotic surgery. Springer, Berlin

National Aeronautics and Space Administration (1967) Apollo 204 review board final reports. NASA, Washington, DC. http://www.hq.nasa.gov. Zugegriffen: 09. Oktober 2004

National Aeronautics and Space Administration (1999) Mars climate orbiter team finds likely cause of loss press release. NASA, Washington, DC. http://www.jpl. nasa.gov. Zugegriffen: 04. August 2003

Nolan T (2000) System changes to improve patient safety. Br Med J 320: 771–773

Paschen U (2001) Menschliches Versagen? Bemerkungen zum Umgang mit unerwünschten Ereignissen. Gute Hospital-Praxis elektronische Post. http:// www.iq-institut.de. Zugegriffen: 08. Juli 2003

Perrow C (1999) Normal accidents – living with high risk technologies. Princeton University Press, New Jersey

Rall M (2003) Notfall-Telemonitoring in der Anästhesie: Das Schutz-Engel-System – Ein neues telemedizinisches Verfahren zur Erhöhung der Patientensicherheit. In: Manser T (Hrsg) Komplexes Handeln in der Anästhesie. Pabst, Lengerich

Rall M, Manser T, Guggenberger H, Gaba D, M. Unertl K (2001) Patientensicherheit und Fehler in der Medizin. AINS 36: 321–330

Rall M, Martin J, Geldner G, Schleppers A, Gabriel H, Dieckmann P, Krier C, Volk T, Schreiner-Hecheltjen J, Möllemann A (2006) Charakteristika effektiver Incident-Reporting-Systeme zur Erhöhung der Patientensicherheit. Anästhesiol Intensivmed 47: 9–19

Rasmussen J (1982) Human errors: a taxonomy for describing human malfunction in industrial installations. J Occupational Accidents 4: 311–333

Reason J (1994) Menschliches Versagen, Spektrum, Heidelberg. Engl. Original (1990) Human error. Cambridge University Press, Cambridge

Reason J (2000) Human error: models and management. Br Med J 320: 768–770

Rijpma J (1997) Complexity, tight-coupling and reliability: connecting normal accidents theory and high reliability theory. J Contigencies Crisis Management 5: 15–23

Roscoe S, N (1991) Vernachlässigte menschliche Faktoren. In: Hurst R, Hurst L (Hrsg) Flug-Unfälle und ihre Ursachen. Menschliches Versagen? Motorbuch, Stuttgart

Salas E, Burke C, Bowers C, Wilson K (2001) Team training in the skies: does crew resource management (CRM) training work? Human Factors 43: 641–674

Schaper N, Schmitz Graf B, Grube C (2003) Gestaltung und Evaluation von simulatorgestützten Trainings in der Anästhesie. In: Manser T (Hrsg) Komplexes Handeln in der Anästhesie. Pabst, Lengerich

Scheidegger D (2005) Aufbau einer Risikokultur für das Gesundheitswesen. In: Holzer E, Thomeczek C, Hauke E, Conen D, Hochreutener M-A (Hrsg) Patientensicherheit – Leitfaden für den Umgang mit Risiken im Gesundheitswesen. Facultas, Wien

Scheidegger D (2011) Clinical Incident Reporting (CIRS): Eines der Werkzeuge zur Erhöhung der Patientensicherheit. Urologe 50: 1201–1202

Scheidegger D, Burkart C, Kaufmann M (2004) Crititcal Incident Reportings Systems – Wo stehen wir in Europa? Gesundheitsökonomie Qualitätsmanagement 9: 284–285

Schneider P, Egger A, Kurz R (2013) Bessere Qualität dank Critical Incident Reporting Systemen? Eine Frage der Kultur? SAEZ Schweizerische Ärztezeitung 94: 1407–1411

Schrappe M (2004) Unerwünschte Ereignisse (adverse events). In: Lauterbach K, Schrappe M (Hrsg) Gesundheitsökonomie, Qualitätsmanagement und Evidence-based Medicine, 2. Aufl. Schattauer, Stuttgart

Sexton B, Thomas E, Helmreich R (2000) Error, stress, and teamwork in medicine and aviation: cross sectional surveys. Br Med J 320: 745–749

Shrivastava S, Sonpar K, Pazzaglia F (2009) Normal accident theory versus high reliability theory: A resolution and call for an open systems view of accidents. Human Relations 62: 1357–1390

Sobel D (1998) Längengrad. Btb/Goldmann, München

St. Pierre M, Hofinger G, Buerschaper C, Grapengetern M, Harms H, Breuer G, Schütt-
ler J (2004) Simulatorgestütztes, modulares Human Factors Training in der Anästhesie. Anaesthesist 53: 144–152

St. Pierre M, Hofinger G, Buerschaper C (2005) Notfallmanagement – Human Factors
in der Akutmedizin. Springer, Berlin

Staender S (2003) „Incident Reporting" als Instrument zur Fehleranalyse in der Anästhesie. Plexus 11: 2–9

Staender S (2005) Probleme in der Anästhesiologie. In: Holzer E, Thomeczek C, Hauke
E, Conen D, Hochreutener M-A (Hrsg) Patientensicherheit – Leitfaden für den
Umgang mit Risiken im Gesundheitswesen. Facultas, Wien

Tamuz M, Harrison M (2006) Improving patient safety in hospitals: contributions of
high-reliability theory and normal accident theory, health services research.
Health Serv Res 41: 1654–1676

Taxis K, Palm S, Wild R, Risler T, Barber Nick (2004) Medikationsfehler bei der Dokumentation und Applikation von Arzneimittel In: Referateband der 11. Jahrestagung der Gesellschaft für Qualitätsmanagement in der Gesundheitsversorgung
e, V. 6 9. Marburger UQM-Kongress Patientensicherheit & Risikomanagement.
GQMG, Köln

Thomas E, Brennan A (2000) Incidence and types of preventable adverse events
in elderly patients: population based review of medical records. Br Med J 320:
741–744

Thomeczek C (2001) Fehlerquelle „Mensch". http://www.aerztekammer-berlin.de.
Zugegriffen: 07. Juli 2003

Thomeczek C, Ollenschläger G (2005) Entwicklung von Strategien zum Umgang mit
Risiken aus der Industrie am Beispiel Luftfahrt. In: Holzer E, Thomeczek C, Hauke
E, Conen D, Hochreutener M-A (Hrsg) Patientensicherheit – Leitfaden für den
Umgang mit Risiken im Gesundheitswesen. Facultas, Wien

Tullo F (2010) Teamwork and organizational factors. In: Kanki B, Helmreich R, Anca J
(Hrsg) Crew resource management, 2. Aufl. Academic Press, San Diego

Vincent, C (2010) Patient safety, 2. Aufl. Wiley-Blackwell, Chichester

Waleczek H, Hofinger G, Horstmann R Maeder R, Gaidzig P Kleist M, Rüdig P (2004)
Erfahrungen bei der Einführung eines Fehlerberichtssystems. In: Referateband
der 11. Jahrestagung der Gesellschaft für Qualitätsmanagement in der Gesundheitsversorgung e, V. 6 9. Marburger UQM-Kongress Patientensicherheit & Risikomanagement. GQMG, Köln

Walter P (2000) Bericht über das Fährunglück in Griechenland. Europäisches Segel-
informationssystem. Hhht://www.esys.org. Zugegriffen: 13. September 2000

Weick K, Sutcliffe K (2007) Managing the unexpected, 2. Aufl. Wiley, San Francisco

Westrum R (1988) Organisational and inter-organisational thought World Bank
Workshop on Safety Control and Risk Management, Washington, DC, 16.–18.
Oktober 1988

Westrum R (2004) A typology of organisational cultures. Qual Saf Health Care 13:
ii22–1127

Wiener EL, Curry RE (1991) Automation im Cockpit: Aussichten und Probleme. In:
Hurst R, Hurst L (Hrsg) Flug-Unfälle und ihre Ursachen. Menschliches Versagen?
Motorbuch, Stuttgart

Praktisches Risikomanagement

© Springer-Verlag GmbH Deutschland 2017
H. Paula, *Patientensicherheit und Risikomanagement in der Pflege*,
DOI 10.1007/978-3-662-53567-7_3

3

Die Umsetzung der allgemeinen Risikomanagementstrategien stellt die Grundlage für konkrete Maßnahmen z. B. in der Pflege dar. Auch hier liefert wiederum ein Blick auf andere Hochrisiko-/Hochsicherheitsbranchen wichtige Anregungen. Die Bewältigung von Risiken wird dort als Daueraufgabe gesehen, die neben Spezialisierung auch berufsgruppen- und disziplinüberschreitende Zusammenarbeit erfordert. Isolierten Einzelmaßnahmen kommt wegen ihrer begrenzten Effekte dabei relativ wenig Bedeutung zu. Vielmehr wird angestrebt, gesamte Prozesse im Rahmen von Projekten sicherer zu gestalten. Eine solche Vorgehensweise ist durchaus auch im Krankenhaus sinnvoll. Anstelle von einzelnen Aktionen sollten nach Möglichkeit immer komplette Abläufe kritisch geprüft und dann entsprechend angepasst werden.

Der typische Ablauf beim Risikomanagement sieht nacheinander die Erkennung, Analyse, Bewältigung und Überwachung von potenziellen Gefahren vor (◘ Abb. 3.1).

Risikomanagement als Daueraufgabe

Da sich aber weder die Arbeitswelt noch die Risiken statisch verhalten, gilt der Prozess eigentlich nie als beendet, sondern beginnt immer wieder aufs Neue. Alleine schon durch die eingeleiteten Maßnahmen kann sich eine gänzlich veränderte Situation ergeben. Zudem verändert sich die Krankenhauswelt inzwischen in einem früher nie für möglich gehaltenen Ausmaß. Deswegen ist Risikomanagement prinzipiell als Daueraufgabe zu verstehen. Das anzustrebende Ziel ist dabei, ein „lernendes" System zu schaffen, das flexibel auf Veränderungen reagieren kann.

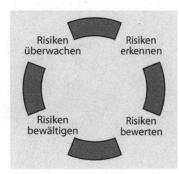

◘ **Abb. 3.1** Geplantes Risikomanagement bedeutet, Risiken nacheinander zu erkennen, zu bewerten, zu bewältigen und zu beobachten. Da sich Risiken nicht statisch verhalten, beginnt dieser Prozess immer wieder aufs Neue

3.1   Risikomanagement als Projektaufgabe

3.1.1   Projektdurchführung

Der Hauptunterschied zwischen der herkömmlichen Bewältigung einzelner Risiken und echtem Risikomanagement liegt vor allem in der systematischen, prozessorientierten, interdisziplinären und interprofessionellen Vorgehensweise.

❯❯ Ein Krankenhaus muss immer als komplexe Arbeitswelt betrachtet werden, in der die unterschiedlichsten Tätigkeiten sehr eng miteinander verknüpft sind. Isolierte Initiativen einzelner Berufsgruppen oder Disziplinen sind deswegen zwar prinzipiell begrüßenswert, können aber als „Insellösungen" immer nur begrenzt wirksam sein. Wenn Risiken jedoch wirklich umfassend und effektiv reduziert werden sollen, ist es unumgänglich, den Fokus auf komplette Prozesse zu richten und alle Beteiligten mit einzubeziehen. Diese Forderung ist insbesondere für die Pflege bedeutsam, da

sie in vielen Bereichen einen bestimmenden Einfluss auf die
Prozessgestaltung hat oder zumindest über die genauesten
Informationen über ihr Funktionieren hat.

Risikomanagement kann somit keine Aufgabe einzelner Personen sein, sondern erfordert die Bildung von Projektgruppen und die Teilnahme von Mitarbeitern aus der Praxis. Die Bereitstellung der hierfür notwendigen zeitlichen, materiellen und personellen Ressourcen wird innerhalb eines Krankenhauses sicherlich nicht unumstritten sein. Es ist deshalb vorab schon wichtig, die potenziellen Effekte des Risikomanagements erkennbar darzustellen und den Charakter als sinnvolle Zukunftsinvestitionen zu unterstreichen.

> **Die Bildung von Projektgruppen führt zu besseren Ergebnissen und mehr Praxisnähe**

Praxistipp

Durch die Einbindung mehrerer Berufsgruppen und Disziplinen darf allerdings die Gruppe nicht zu groß werden. Anderenfalls besteht die Gefahr, dass die Diskussionen zu langen – und letztlich auch fruchtlosen – Debatten ausarten. Am ehesten ist eine Gruppe von ca. sechs Teilnehmern in der Lage, umfassende Ergebnisse in vertretbarer Zeit zu erzielen. Nicht immer führt eine paritätische Zusammensetzung in solchen Gremien auch zu guten Leistungen. Häufig werden hierfür Funktionsträger abgestellt, die aufgrund ihrer Tätigkeit kaum mehr Einblick in die tatsächlichen Gegebenheiten im Kerngeschäft haben. Wesentlich wichtiger ist es, dass dabei echte Fachleute aus dem Kerngeschäft und besonders engagierte Personen einzubeziehen.

Wegen der vielen zu erledigenden Aufgaben und der gemischten Zusammensetzung des Teams ist es ratsam, dabei Methoden des Projektmanagements anzuwenden. Eine offene Diskussionsrunde ohne Leitung benötigt für die Darstellung komplexer Abläufe, Identifizierung, Analyse und Bewertung der dazugehörigen Risiken sowie für die Ausarbeitung der notwendigen Maßnahmen sicherlich zu viel Zeit. Zudem führt eine unstrukturierte Vorgehensweise erfahrungsgemäß zu schlechteren Ergebnissen, da hierbei wichtige Punkte häufig zu wenig – oder sogar überhaupt nicht – berücksichtigt werden. Dem Leiter (Moderator) einer solchen Runde kommt dabei eine sehr wichtige Funktion zu. Er muss nicht nur die organisatorischen Aufgaben (Terminplanung, Einladung, Vorbereitung, Dokumentation etc.) erledigen, sondern sollte auch die Diskussion zielgerichtet leiten. Dazu gehört u. a., die aktive Teilnahme aller Beteiligten zu fördern, zu verhindern, dass die Runde von Einzelnen dominiert wird, Verzettelung in Detailfragen zu vermeiden sowie die Ergebnisse sichtbar darzustellen. Hierfür muss

> **Strukturierte Vorgehensweise spart Zeit**

er kein Spezialist für die behandelte Thematik sein, er muss jedoch die Methoden des Projektmanagements beherrschen.

3.1.2 Projektdokumentation

Die Dokumentation des Risikomanagementprozesses darf keineswegs als Selbstzweck oder unnötiger zusätzlicher Aufwand missverstanden werden. Vielmehr dient sie u. a. als Nachweis über die erbrachten Leistungen gegenüber Kritikern oder der eigenen Führungsebene. Zukünftig wird es wohl auch immer wichtiger werden, die Maßnahmen zur Reduzierung von Risiken nach außen hin belegen zu können. Bei Verhandlungen mit dem Träger der Haftpflichtversicherung kann es beispielsweise hilfreich sein, dokumentierte Risikomanagementprojekte vorzulegen, um die Versicherungsprämien stabil zu halten. Der eigentliche Sinn der Projektdokumentation liegt jedoch in der kontinuierlichen Überwachung der erzielten Fortschritte bzw. der noch zu erledigenden Aufgaben. Zudem ist es häufig möglich, bei neuen Vorhaben auf die Erfahrungen früherer Projekte zurückzugreifen und so sehr viel Zeit zu sparen.

> ❯ **Der Umfang der notwendigen Dokumentation kann, abhängig von der Größe des Projektes, stark variieren.**

Grundsätzlich sollte jedoch eine Basisdokumentation folgende Punkte beinhalten:
- Stammdaten des Projektes (Projektleitung, Teilnehmer, Projektdauer etc.)
- Problembeschreibung
- Vergleich Ist- und Sollzustand
- Darstellung des behandelten Arbeitsprozesses
- Auflistung der identifizierten Risiken
- Ursachen- und Folgenanalyse
- Risikobewertung
- Maßnahmenkatalog (inkl. Durchführende und Verantwortliche)
- Zeitplan (geplante und tatsächlich benötigte Zeit)
- Projektziele (inkl. Erfolgsindikatoren)
- Abschlussbericht (inkl. Erfolgskontrolle)
- Folgemaßnahmen (Risikoüberwachung, Anpassung an die Praxis etc.)

Oberflächlich betrachtet erscheint dies mit enormem Zeitaufwand verbunden zu sein. Vorgefertigte Formulare ermöglichen jedoch eine zeitsparende und dennoch genaue Dokumentation. Zum Teil können hierfür die diversen Vorlagen aus dem allgemeinen Projektmanagement (Stammblätter, Zeitpläne etc.) genutzt werden. Für spezifische Aufgaben (Risikobewertung, Ursachen- und Folgenanalyse etc.) ist allerdings die Verwendung spezieller Vordrucke unabdingbar (◘ Abb. 3.2).

Risikomanagement - Projektübersicht						
Projektname: _____			Projektdauer: von . . bis . .			
Projektleiter: _____			Projektnummer: _____			
Stellvertreter: _____			Versionsnummer: _____			
Risiko	Ursache(en)	Wirkung(en)	Wert (v. Maßn.)	Maßnahme(n)	Durchführung & Verantwortung	Wert (n. Maßn.)

◻ Abb. 3.2 Risikomanagement ist Projektarbeit. Die Projektdokumentation stellt dabei eine wichtige Grundlage dar, auf die bei weiteren Projekten aufgebaut werden kann

Durch EDV-Einsatz ist es ebenfalls möglich, den Zeitaufwand für die Projektdokumentation deutlich zu reduzieren. Dies kann nicht nur durch Einträge in vorgefertigte Dokumente, sondern auch durch Nutzung spezieller Projekt- oder Risikomanagementprogramme geschehen (▶ Abschn. 3.3).

3.2 Erkennung, Analyse, Bewältigung und Überwachung von Risiken

3.2.1 Erkennung von Risiken

Die in ▶ Abschn. 2.8 beschriebenen Methoden zur Identifizierung von Risiken können auch im Rahmen einer Projektgruppe zur Anwendung kommen. Prinzipiell sollte dabei bedacht werden, dass es nicht sinnvoll ist, Risiken isoliert zu betrachten. Vielmehr müssen sie immer im Zusammenhang mit den Arbeitsabläufen, in denen sie auftreten, gesehen werden. Deshalb ist es zweckmäßig, zunächst den betreffenden

Prozess darzustellen und dann die bestehenden Risiken sowie wichtige Einflussfaktoren zu analysieren. Hierfür eignen sich Flussdiagramme besonders gut. Bevor sie in gedruckter Form erscheinen können, müssen sie gemeinsam ausgearbeitet werden, wofür immer ein geeignetes Darstellungsmedium (Flipchart, Tafel, Beamerprojektion etc.) notwendig ist. Anhand des Flussdiagramms kann nun die Prozessanalyse erfolgen. Identifizierte Risiken werden dabei direkt in das Diagramm eingetragen. Dabei sollten neben den persönlichen Erfahrungen der Teilnehmer auch andere Informationsquellen (Analyse von Zwischenfällen, Auswertung des Incident Reporting etc.) Berücksichtigung finden.

3.2.2 Analyse von Risiken

Risikoanalysen ermöglichen Schwerpunktsetzungen

Die eingehende Analyse der identifizierten Risiken stellt die Grundlage für ihre spätere Bewältigung dar. Angesichts der begrenzten finanziellen Möglichkeiten in den Krankenhäusern wird es darüber hinaus zukünftig auch immer wichtiger werden, einen Nachweis über den tatsächlichen Handlungsbedarf zu erbringen.

> ❯ Das Augenmerk ist bei einer Risikoanalyse vor allem auf den Zusammenhang zwischen potenziellen Gefahren, Ursachen und möglichen Folgen sowie auf die objektive Bewertung vor allem hinsichtlich der Häufigkeit und dem zu erwartenden Schadensausmaß zu richten.

■ **Ursachen- und Folgenanalyse**
Ohne die genaue Kenntnis der bestehenden Risiken ist eine wirksame Bewältigung nicht möglich. Deshalb stellt die eingehende Analyse der Ursachen und potenziellen Folgen eine wichtige Voraussetzung für die später einzuleitenden Maßnahmen dar. Um dabei wirklich verwertbare Fakten zu erhalten, ist die Anwendung geeigneter Arbeitsmethoden unabdingbar. Eine Möglichkeit hierfür ist die gemeinsame Ausarbeitung eines Ursachen-Folgen-Diagramms. Die Vorgehensweise ist mit der bei einer klassischen Fehlerbaumanalyse vergleichbar (▶ Abschn. 2.8, „Auswertung von Zwischenfällen"). Zunächst werden vom Risiko ausgehend retrograd die verschiedenen Ursachen eingetragen. Durch die Hilfsfrage „Warum?" erfolgt die genaue Aufgliederung der Hauptursachen, bis eine umfassende Ursachenanalyse entwickelt ist. Die Aufschlüsselung der möglichen Folgen wird in ähnlicher Weise in die entgegengesetzte Richtung durchgeführt. Die direkt auftretenden Wirkungen werden dabei durch die jeweils resultierenden weiteren Effekte ergänzt. Dadurch wird eine möglichst umfassende Darstellung aller denkbaren Folgen einer Gefahrenquelle erreicht (◘ Abb. 3.3).

Im Rahmen der Erstellung des Diagramms ist es zunächst üblich, umfassend alle möglichen Ursachen und Folgen eines Risikos darzustellen. Anschließend ist es jedoch wichtig, Schwerpunkte zu setzen.

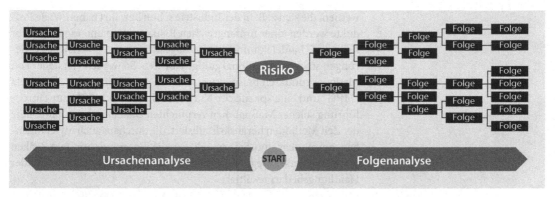

Abb. 3.3 Bei der Ursachen- und Folgenanalyse werden vom Risiko ausgehend die Ursachen und Folgen jeweils in entgegengesetzter Richtung eingetragen. Ziel der Analyse ist es, ein möglichst umfassendes Bild von den Auswirkungen und auslösenden Faktoren zu erhalten

Während die Ermittlung der schwerwiegendsten Folgen für die Risikobewertung erforderlich ist, dient die Festlegung der Hauptursachen vor allem als Grundlage für die später folgende Risikobewältigung.

Praxistipp

Wie bei den vergleichbaren Arbeitsmethoden ist unbedingt darauf zu achten, dass durch ein geeignetes Medium (Beamerprojektion, Flipchart etc.) der Verlauf und die Ergebnisse der Analyse übersichtlich dargestellt werden. Bei sehr komplexen Sachverhalten kann auch eine Teilung in jeweils eine Ursachen- und eine Folgenanalyse erwägenswert sein.

3.2.3 Risikobewertung

Wenn systematisch nach Gefahrenquellen gesucht wird, ist auch mit entsprechend umfangreichen Resultaten zu rechnen. Wegen der erwartungsgemäß großen Zahl der identifizierten Risiken und der immer knapper werdenden Ressourcen im Gesundheitswesen ist es unabdingbar, Schwerpunkte zu setzen. Die Risikobewertung hat deshalb das Hauptziel, das tatsächliche Gefährdungspotenzial möglichst objektiv zu ermitteln, um eine vordringliche Bewältigung der größten Gefahren zu ermöglichen. Vielfach geschieht dies auf der Basis einer rein subjektiven Beurteilung, die naturgemäß immer von den unterschiedlichsten Faktoren geprägt ist. Berufliche Schwerpunkte, Ausbildung und Kenntnisse, aber auch eigene Erfahrungen oder Erlebnisse können sich hierbei als Variablen auswirken. Es existieren zwar keine fest definierten Maßeinheiten oder Messwerte, die es ermöglichen, ein Gefahrenpotenzial exakt zu erfassen, dennoch kann auf Bewertungsverfahren zurückgegriffen

Risikobewertung ermöglicht die objektive Beurteilung des Gefahrenpotenzials

werden, die sich z. B. in der Industrie schon bewährt haben. Viele Produkte werden einer umfangreichen Risikoanalyse unterzogen, bevor sie in den Handel kommen. Grundlage hierfür sind gesetzliche Forderungen sowie international gültige Normen. So werden Hersteller von Medizinprodukten beispielsweise durch das Medizinproduktegesetz (MPG) und eine spezifische Norm (DIN EN ISO 14971) zur Durchführung solcher Maßnahmen verpflichtet. Dabei haben sich im Laufe der Zeit Methoden herauskristallisiert, die durchaus auch im Krankenhaus anwendbar sind. Sie ermöglichen die Eingruppierung von Risiken in verschiedene Kategorien, aus denen dann jeweils ein entsprechender Handlungsbedarf resultiert.

> **Auch bei Verwendung solcher Instrumente bleibt nicht nur die subjektive Einschätzung als Unsicherheitsfaktor erhalten. Deshalb darf die Risikobewertung nicht von einer einzelnen Person erstellt werden, sondern ist als gemeinsam zu lösende Teamaufgabe anzusehen. Auch hierbei ist es wichtig, dass durch interdisziplinäre und berufsgruppenüberschreitende Zusammensetzung ein möglichst breites Spektrum an Ansichten, Kenntnissen und Erfahrungen in die Bewertung einfließen kann. Grundsätzlich dürfen solche Risikobewertungen nicht als exakte Berechnungen, sondern lediglich als ungefähre Orientierungsgrößen verwendet werden.**

Dabei sind verschiedene Faktoren zu berücksichtigen. Maßgeblich sind in erster Linie das zu erwartende Schadensausmaß sowie die Häufigkeit des Auftretens. Zusätzlich wird bei manchen Risikomanagementmethoden (z. B. FMEA: Failure Mode Effect Analysis) die Wahrscheinlichkeit, dass der Fehler entdeckt wird, mit in die Analyse einbezogen. Dieser Faktor ist zwar durchaus sinnvoll, bringt allerdings auch Probleme mit sich. Je mehr Variablen in die Risikobewertung einfließen, umso mehr Möglichkeiten für Fehleinschätzungen bestehen. Zudem beruht die Entdeckungswahrscheinlichkeit an sich schon auf einer sehr vagen Beurteilung, die von vielerlei Einflüssen abhängig sein kann.

Unabhängig von der gewählten Methode ist zu beachten, dass das erzielte Ergebnis eine Genauigkeit vortäuschen kann, die so nicht der Realität entspricht. Meist fehlen belastbare Zahlen, um die Auftretenswahrscheinlichkeit korrekt darstellen zu können. Für die meisten klinischen Risiken liegen hier schlicht zu wenig Daten vor. Angaben aus der Literatur oder die Zuhilfenahme von Daten aus den Meldesystemen können dabei allenfalls eine Orientierungshilfe darstellen. Auch die objektive Bewertung des Schadensausmaßes gestaltet sich in der Praxis sehr schwer. Die meisten klinischen Risiken können letztlich tödliche Folgen nach sich ziehen. In der Realität ergibt sich jedoch eine extrem große Spanne von möglichen Schadensverläufen. Da bei der Bewertung jedoch üblicherweise vom möglichen Maximalschaden („worst case scenario") ausgegangen werden sollte, müssten eigentlichen fast allen klinischen Risiken in die höchste Schadensausmaß-Stufe eingeordnet werden.

Berechnung d. Risiko-Prioritäts-Zahl (RPZ)

Auftretenswahrscheinlichkeit (A)	1 - 10 Punkte
Bedeutung (B)	1 - 10 Punkte
Entdeckungswahrscheinlichkeit (E)	1 - 10 Punkte

$$RPZ = A \times B \times E$$

Abb. 3.4   Die Berechnung der sogenannten Risiko-Prioritäts-Zahl ist u. a. bei der Failure Mode and Effect Analysis (FMEA) üblich

Zusätzlich droht immer die Gefahr, dass sich noch weitere Ungenauigkeiten ergeben. Neben der Problematik der subjektiv geprägten Einschätzung der Teilnehmer ist häufig ein Phänomen festzustellen, das sich auch bei anderen Beurteilungsverfahren (Befragungen, Benotung von Vorträgen etc.) zeigt. Viele Menschen vermeiden unbewusst hohe oder niedrige Wertungen und tendieren deswegen eher zu Mittelwerten. Bei Scoresystemen mit einer vergleichsweise großen Bandbreite (z. B. 1–10) kann es durch diesen Effekt zu falschen Ergebnissen kommen. Die eigentlich beabsichtigte größere Genauigkeit geht dadurch wieder verloren. Ebenso kann die Verwendung von ungeraden Zahlen dazu führen, dass im Zweifelsfall zu oft für die Mittelzahl entschieden wird. Deshalb wird bei manchen Bewertungsverfahren bewusst ein möglichst kleiner Spielraum gelassen, um klare Entscheidungen zu fördern. Welche Methode letztlich zur Risikobewertung verwendet wird, sollte vom Know-how der Teilnehmer abhängen. Nur in gut eingespielten Teams, in denen alle Mitglieder mit der Vorgehensweise hinreichend vertraut sind, sollten aufwendigere Verfahren zum Einsatz kommen. Die Bestimmung einer Risikoprioritätszahl, wie sie beispielsweise für die FMEA notwendig ist, erfordert nicht nur umfangreiche Kenntnisse der zu bewertenden Materie, sondern auch der Methodik und der Bewertungsmaßstäbe (Abb. 3.4).

In Krankenhäusern wird es jedoch häufig vorkommen, dass sich Teams zusammenfinden, bei denen die Mitglieder über relativ wenig Erfahrung mit der objektiven Beurteilung von Risiken verfügen. Hier ist es notwendig, einfache Bewertungskriterien zu verwenden. Durch die Beschränkung auf die Faktoren Auftretenswahrscheinlichkeit und Schadensausmaß können auch unerfahrene Teilnehmer verwertbare Ergebnisse erzielen. Ein weiterer Vorteil der einfacheren Risikobewertung ist darin zu sehen, dass die Risiken in eine übersichtliche Graphik eingetragen werden können, aus der nicht nur das Gesamtergebnis, sondern auch die Einschätzung der Einzelfaktoren leicht abzuleiten sind (Abb. 3.5).

Diese Form der Darstellung ermöglicht es zudem, das Resultat der Risikobewertung für Personen, die nicht direkt beteiligt waren (z. B. Entscheidungsträger), nachvollziehbar zu präsentieren.

Unabhängig davon, welche Bewertungsmethode zur Anwendung kommt, werden sich im Ergebnis drei Hauptbereiche abzeichnen. Neben den als eindeutig akzeptabel bzw. nicht akzeptabel eingestuften Risiken

Vermeidung von Ungenauigkeiten bei der Risikobewertung

Einfache Methoden für ungeübte Teilnehmer

3

■ **Abb. 3.5**   Einfach und
schnell durchzuführen ist die
Risikobewertung anhand der
Faktoren „Schadensausmaß" und
„Auftretenswahrscheinlichkeit"

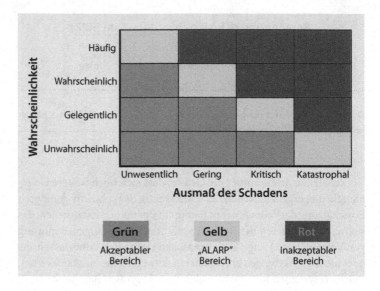

ergibt sich in der Regel auch ein Zwischenbereich. Um den bestehenden Handlungsbedarf festzustellen, muss hier geprüft werden, ob die drohenden Gefahren bereits in einem vernünftigen Ausmaß reduziert wurden. Anderenfalls ist es auch hier erforderlich, entsprechende Maßnahmen einzuleiten. International wird dieser Zwischenbereich mit dem Kürzel ALARP („as low as reasonably practicable": so niedrig, wie vernünftigerweise durchführbar) umschrieben (■ Abb. 3.6).

Mit diesem Begriff wird gleichzeitig auch verdeutlicht, dass die primär als nicht akzeptabel eingestuften Risiken durch Maßnahmen des Risikomanagements soweit wie möglich reduziert werden müssen, als Mindestziel ist dabei der ALARP-Bereich anzusehen.

Verteilung der Risiken nach
dem Pareto-Prinzip

Bei einer korrekt durchgeführten Bewertung findet sich normalerweise eine Verteilung mit relativ wenigen Gefahrenschwerpunkten und einer deutlich größeren Anzahl von kleineren Risiken. Als gedankliche Stütze bei der eigenen Beurteilung der Analyse kann das sogenannte Pareto-Prinzip dienen. Es besagt, dass für 80% der Probleme meistens nur 20% der Ursachen verantwortlich sind – und umgekehrt (■ Abb. 3.7).

■ **Abb. 3.6**   Bei den gängigen
Bewertungsmethoden ergibt sich
neben den eindeutig als akzeptabel
oder nicht akzeptabel eingestuften
Risiken noch den sogenannten
ALARP-Bereich („as low as reasonably
practicable")

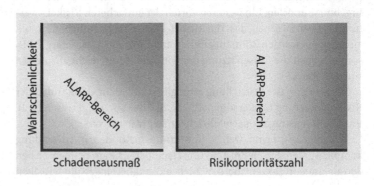

Einen Sonderfall der Risikobewertung stellt die Erhebung eines Risikoprofils für einzelne Patienten dar. In der Pflege existiert eine Vielzahl an Scores, mit denen spezifische Risiken für bestimmte Pflegerisiken (Stürze, Dekubiti, Mangelernährung etc.) ermittelt werden können. Obwohl die Präferenzen hinsichtlich der Wahl der Bewertungsinstrumente zum Teil sehr unterschiedlich sind, besteht doch weitgehend Einigkeit darüber, dass ihr Einsatz sinnvoll ist.

Obwohl sie nicht eine individuelle Pflegeplanung ersetzen können, tragen Scores dazu bei, Mindeststandards z. B. bei Prophylaxemaßnahmen und beim Einsatz von Pflegematerialien einzuhalten. Gleichzeitig wird ihnen aber auch ein hoher Wert als Methode, Pflegerisiken in ständiger Erinnerung zu behalten, zugeschrieben.

Risikobewertung für einzelne Patienten durch Scores

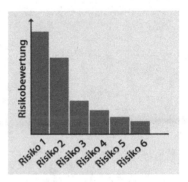

Abb. 3.7 Das Pareto-Prinzip besagt, dass zumeist 20% der Ursachen 80% der Probleme verursachen (und umgekehrt). Auch bei der Bewertung von Risiken findet man häufig diese 20/80-Verteilung

3.2.4 Bewältigung von Risiken

Die Bewältigung potenzieller Risiken gilt als der eigentliche Zweck des Risikomanagements. Da nahezu alle klinischen Prozesse naturgemäß mit einem gewissen Risiko behaftet sind, kann dies zumeist nur durch Eliminierung einzelner Gefahrenquellen geschehen. Die Gesamtwirkung ergibt sich dann aus der Kombination der verschiedenen Einzelmaßnahmen. Gute Vorarbeit (Erfassung, Analyse und Bewertung der Risiken) ermöglicht es, zielgerichtet die drängendsten Probleme zu lösen (◘ Abb. 3.8).

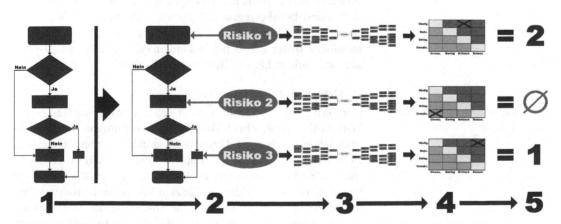

Abb. 3.8 Grundlage für die Bewältigung von Risiken ist ihre Identifizierung und genaue Analyse. Hierfür wird der Prozess dargestellt (1), anschließend werden identifizierte Risiken eingetragen (2), Ursachen und Folgen analysiert (3), die Risiken bewertet (4) sowie Prioritäten festgelegt (5)

Neben den grundlegenden Strategien des Risikomanagements, die nicht nur im Krankenhaus, sondern allgemein gültig sind, ist es unabdingbar, dabei fach- und hausspezifische Wege zu finden. Es ist im Rahmen dieses Buches weder möglich noch sinnvoll, hierfür vorgefertigte Lösungen anzubieten. Vielmehr sollen im Folgenden die Grundsätze der verschiedenen Bewältigungsstrategien als Basis für eigene Überlegungen dargestellt werden.

■ **Wirksamkeit der Bewältigungsstrategien**

Wenn Risiken bewältigt oder reduziert werden sollen, stellt sich zwangsläufig die Frage nach der Wirksamkeit der sich bietenden Möglichkeiten. Aufgrund der langjährigen Erfahrung stehen in anderen Hochrisiko-/Hochsicherheitsbereichen Erfahrungswerte zur Verfügung, auf die auch beim Krankenhaus-Risikomanagement zurückgegriffen werden kann. Die Beachtung dieser Grundsätze kann bei der Entwicklung eigener Sicherheitsstrategien die Erfolgssausichten wesentlich erhöhen.

- Prinzipiell ist es erfolgversprechender, das Arbeitsfeld an die Mitarbeiter anzupassen, als es umgekehrt der Fall wäre.
- Es ist illusorisch zu hoffen, dass Menschen in einem fehlerfördernden System fehlerfrei arbeiten werden.
- Gute Ausbildung, Einarbeitung, Training oder Risikowarnungen können Sicherheitsmängel im System bestenfalls teilweise kompensieren.
- Handlungsfehler und Verstöße von Mitarbeitern sind nie sicher zu vermeiden und sind deshalb mit einzuplanen.
- Bei allen Planungen darf nicht vom Idealfall, sondern muss immer vom denkbar schlechtesten Fall („worst case scenario") ausgegangen werden.

Auf diese Regeln basierend wurde eine hierarchische Abstufung der Sicherheitsstrategien entwickelt, die sich bereits in vielen Arbeitsbereichen bewährt hat. Anhand von Beispielen aus der Medizinprodukteindustrie sind die dabei zugrunde liegenden Erwägungen gut nachzuvollziehen. Bei der Produktentwicklung wird übrigens nicht nur versucht, technische Risiken auszuschalten, sondern Fehler und Verstöße werden auch als „vorhersehbarer Missbrauch" eingeplant.

■ **Sicherheit durch Design (1)**

Größte Wirksamkeit: Sicherheit durch Design

Der Vermeidung von Risiken durch sicheres Design wird die größte Wirksamkeit zugerechnet. Dadurch soll das Auftreten von Fehlern und Gefahren schon von Grund auf verhindert werden. In die arteriellen Systeme zur invasiven Blutdruckmessung dürfen beispielsweise keine Medikamente injiziert werden. Anderenfalls besteht die Gefahr schwerster Schäden, bis hin zum Verlust der betroffenen Extremität. Durch Verzicht auf sämtliche Anschlüsse, die ein Zuspritzen von Medikamenten erlauben, wäre diese Komplikation theoretisch sicher zu vermeiden. Da jedoch auch Blutabnahmen über diese Systeme

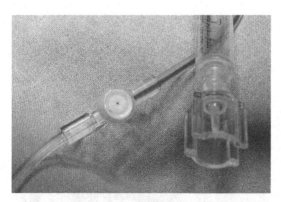

D Abb. 3.9   Beispiel für Sicherheit durch Design: Um die Injektion von Medikamenten in arterielle Druckmesssysteme zu vermeiden, wird anstelle der üblichen Luer-Verbindung ein spezielles Adaptersystem für Blutabnahmen verwendet

durchzuführen sind, scheidet diese Lösungsmöglichkeit aus. Um irrtümliche Injektionen dennoch zu verhindern, haben manche Hersteller ein System eingeführt, das einen Zugang nur über speziellen Adapter ermöglicht (**D** Abb. 3.9).

■ **Sicherheit durch Schutzmaßnahmen (1)**

Sollte die Vermeidung von Risiken durch spezielles Design nicht bzw. nur mit unverhältnismäßig großem Aufwand möglich sein, wird versucht, durch zusätzliche Schutzmaßnahmen einen sicheren Betrieb zu gewährleisten. Beatmungsgeräte, die in der Notfallmedizin oder für Patiententransporte zur Anwendung kommen, müssen leicht und kompakt sein. Da sie für harte Einsatzbedingungen konzipiert sind, verfügen sie auch über relativ wenige Alarmfunktionen. Erschwerend kommt hinzu, dass in den typischen Anwendungssituationen von den Anwendern meist eine Vielzahl von Aufgaben zu bewältigen ist und folglich eine lückenlose Überwachung der Gerätefunktion nicht gewährleistet werden kann. Ein versehentliches Ausschalten des Gerätes (z. B. durch unbeabsichtigte Berührung eines Schalters) könnte deshalb unbemerkt bleiben und würde dann innerhalb kürzester Zeit zum Tode des Patienten führen. Eine Möglichkeit, diese Gefahr zu reduzieren, ist die Anbringung eines einfachen Schutzbügels über den Bedienungselementen. Die Schalter sind problemlos zugänglich, gleichzeitig wird ein versehentliches Ausschalten des Gerätes jedoch relativ sicher verhindert (**D** Abb. 3.10).

■ **Sicherheit durch Warnung/Information (1)**

Nur wenn sich weder Anpassungen des Designs noch Schutzeinrichtungen als durchführbar erweisen, wird die volle Verantwortung auf den Menschen übertragen. Dies ist meistens der Fall, wenn die grundlegenden funktionellen Eigenschaften des Produktes mit Gefahren verbunden sind, die sich technisch nicht vermeiden lassen. Der Anwender soll dann durch Informationen (Produkteinweisungen etc.) und

Wenn eine Änderung des Designs nicht möglich ist: Schutzmaßnahmen

Nur begrenzt wirksam: Informationen/Warnungen

3

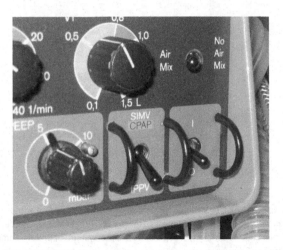

◘ **Abb. 3.10**   Beispiel für Sicherheit durch Schutzmaßnahmen: Ein Schutzbügel verhindert das versehentliche Ausschalten bei einem Transportbeatmungsgerät

zusätzliche Warnhinweise über das Risiko aufgeklärt werden und so in die Lage sein, Zwischenfälle zu verhindern. Bei der Verwendung von Pumpen zur Förderung von Medikamenten oder Sondennahrung aus Flaschen oder Beuteln droht beispielsweise eine sehr typische Gefahr. Bei geöffnetem Verschluss kann der Flaschen-/Beutelinhalt ungesteuert dem Patienten zugeführt werden. Es kann lebensrettend sein, wenn der Anwender über dieses Risiko informiert ist, bevor er bei einer solchen Pumpe den Verschluss öffnet (◘ Abb. 3.11).

Das hierfür notwendige Wissen muss im Rahmen von Einweisungen und evtl. immer wieder erfolgenden Sicherheitsinformationen vermittelt werden. Zusätzlich sollen am Gerät angebrachte Warnhinweise dazu beitragen, solche Zwischenfälle zu vermeiden.

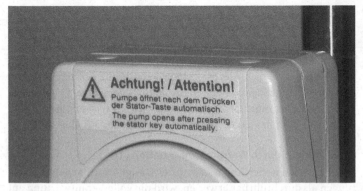

◘ **Abb. 3.11**   Beispiel für Sicherheit durch Information/Warnung: Bei vielen Infusions- oder Sondennahrungspumpen besteht die Gefahr, dass bei geöffnetem Verschluss der Inhalt innerhalb kürzester Zeit verabreicht wird. Da dieses Risiko weder durch Änderungen des Designs noch durch Schutzmaßnahmen wirksam zu bewältigen ist, sind eindeutige Informationen/Warnungen notwendig

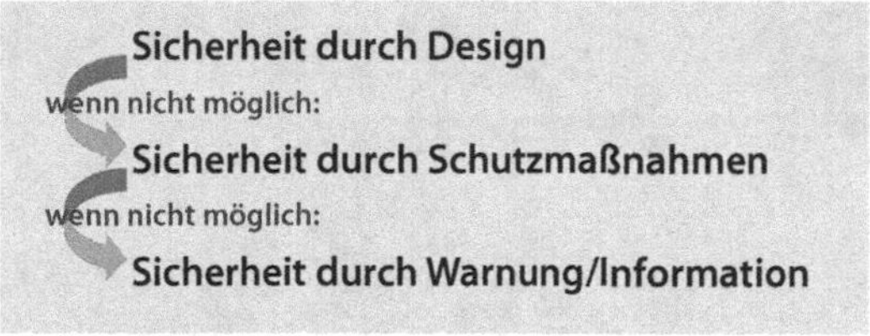

Sicherheit durch Design
wenn nicht möglich:
Sicherheit durch Schutzmaßnahmen
wenn nicht möglich:
Sicherheit durch Warnung/Information

◘ **Abb. 3.12**   Hinsichtlich ihrer Wirksamkeit sind die unterschiedlichen Sicherheitsstrategien hierarchisch abgestuft

■ **Umsetzung im Krankenhaus-Risikomanagement**

Die Umsetzung der hierarchischen Abstufung der Strategien zur Risikobewältigung ist prinzipiell auch beim Krankenhaus-Risikomanagement sinnvoll. Bei der Planung von Maßnahmen sollte deshalb grundsätzlich die Reihenfolge „Sicherheit durch Design", „Sicherheit durch Schutzmaßnahmen" und „Sicherheit durch Warnung/Information" als gedankliche Grundlage dienen (◘ Abb. 3.12).

■ **Sicherheit durch Design (2)**

❯ Prinzipiell sollte auch im Krankenhaus primär immer versucht werden, das „Design" von Strukturen und Prozessen so zu gestalten, dass Fehler möglichst ausgeschlossen sind.

Hier zeigt sich besonders, wie wichtig es ist, Mitarbeiter aus der Praxis im Team zu haben. Ihre Teilnahme ist nicht nur zur Beurteilung der Alltagstauglichkeit von Sicherheitsstrategien unerlässlich. Häufig können sie auch wertvolle Vorschläge beisteuern oder verfügen schon über praktische Erfahrungen mit der Bewältigung von Risiken. Beispielhaft seien die in vielen Stationen/Abteilungen eingeführten Maßnahmen zur Vermeidung von Medikamentenverwechslungen genannt. Als besonders bedrohlich gilt dabei die Gefahr einer versehentlichen intravenösen Verabreichung von Kalium. Vielerorts wird dieses Risiko durch eine gesonderte Aufbewahrung der Kaliumampullen reduziert. Eine häufig gewählte Variante ist dabei die Lagerung von Kalium bei den Infusionen. Dadurch wird der Charakter als Elektrolytkonzentrat deutlich hervorgehoben und zugleich eine Verwechslung mit anderen Medikamenten weitgehend ausgeschlossen (◘ Abb. 3.13).

Sicherheit durch Design ist auch im Krankenhaus möglich

■ **Sicherheit durch Schutzmaßnahmen (2)**

Schutzmaßnahmen verschiedenster Art sind in den Krankenhäusern schon weit verbreitet. Nicht selten dienen sie als zusätzliche Sicherheitsebene, um Anpassungen des Designs zu ergänzen. Besondere Bedeutung erlangen sie jedoch, wenn es sich als unmöglich erweist, Prozesse oder Strukturen von Grund auf sicher zu gestalten. Dann ist es erforderlich, geeignete Schutzmaßnahmen in die Strukturen und Abläufe zu integrieren. Der gewünschte Effekt kann dabei durch Veränderung oder Ergänzung sowohl der Arbeitsschritte als auch der Arbeitsmittel erreicht werden.

3

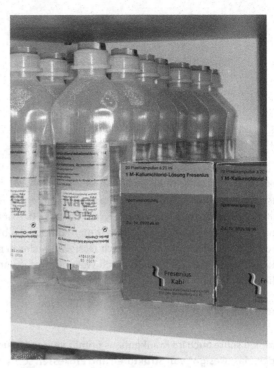

■ **Abb. 3.13**   Beispiel für Sicherheit durch Design: Um Verwechslungen und damit eine versehentliche Injektion von Kalium zu vermeiden, wird dieses Medikament häufig getrennt aufbewahrt. Die Lagerung bei den Infusionen unterstreicht dabei zusätzlich noch den Charakter von Kalium als Infusionszusatz

> ❯ **Die scheinbar allgegenwärtige Präsenz von Schutzmaßnahmen in einem Krankenhaus kann allerdings leicht zu einer Überschätzung ihrer Wirkung führen. Da dadurch keine absolute Sicherheit geschaffen wird, entbinden sie nicht von der Wahrung der Sorgfaltspflichten.**

Schutzmaßnahmen gewähren keine absolute Sicherheit

Zum Teil sind Schutzmaßnahmen sogar mit neuen Risiken behaftet. Dies lässt sich an einem pflegerischen Beispiel besonders eindrucksvoll zeigen. Materialien, die zur Verhinderung von Stürzen verwendet werden, können unter gewissen Umständen auch Patienten gefährden (■ Abb. 3.14):

— Bei unsachgemäßer Anwendung von Gurtsystemen und mangelnder Aufsicht besteht Strangulationsgefahr.

— Wird versucht, ein Bettgitter zu übersteigen, vergrößert sich die potenzielle Fallhöhe. Außerdem kann es auch dazu kommen, dass der Patient kopfüber stürzt und sich dadurch wesentlich schwerer verletzt, als es bei einem unbehinderten Aufstehversuch der Fall wäre.

— Falsch angebrachte Gurte an OP-Tischen oder Untersuchungsliegen verhindern lediglich eine Bewegung der Beine. Verlagert

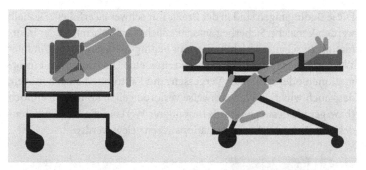

☐ Abb. 3.14 Schutzmaßnahmen können zusätzliche Risiken schaffen. Beispielsweise erhöhen Bettgitter nicht nur die Fallhöhe, sondern können auch dazu führen, dass der Patient kopfüber stürzt *(links)*. Ebenso verhindern zu tief angebrachte Gurte an OP-Tischen oder Untersuchungsliegen Stürze nicht sicher. Bei einem Sturz würden die Beine zunächst am Gurt hängen bleiben und der Patient deshalb zuerst mit dem Kopf aufschlagen *(rechts)*

der Patient sein Gewicht, wird ein Sturz nicht sicher verhindert. Bei einem Sturz würden die Beine zunächst am Gurt hängen bleiben und der Patient deshalb mit dem Kopf aufschlagen.

Diese Beispiele verdeutlichen nicht nur die begrenzte Wirksamkeit von Schutzeinrichtungen, sondern zeigen auch, wie dadurch zusätzliche Gefahrenquellen geschaffen werden können. Die Tatsache, dass sie zumeist dann zur Anwendung kommen, wenn es sich als undurchführbar erweist, Gefahrenpotenziale komplett auszuschalten, unterstreicht diese Einschränkung zusätzlich. Prinzipiell ist bei allen Schutzmaßnahmen deswegen der Charakter als zusätzlich eingebaute Sicherheitsstufe in einem unsicheren Prozess/einer unsicheren Struktur zu beachten.

- **Sicherheit durch Warnung/Information (2)**

Manche Risiken lassen sich weder durch Anpassung des Designs noch durch Schutzmaßnahmen bewältigen. Im Krankenhauswesen sind sie besonders häufig, da die Patientenbehandlung nahezu immer mit Gefahren verbunden ist und manche Schutzmaßnahmen dabei die erhoffte Wirkung sogar wieder aufheben könnten. Hier bleibt nur die Möglichkeit, über drohende Gefahren zu informieren. Die einzelnen Mitarbeiter stehen dabei ganz besonders in der Verantwortung. Das Sprichwort „Gefahr erkannt – Gefahr gebannt!" trifft den Kern des Problems sehr gut.

> **Der jeweilige Informationsstand ist entscheidend dafür, ob Risiken überhaupt als solche wahrgenommen werden und daraus dann auch die entsprechenden Gegenmaßnahmen resultieren. Warnungen können aber nur dann wirksam sein, wenn alle Mitarbeiter sie erhalten, sie verinnerlichen, sie behalten und dann im geeigneten Augenblick auf ihrer Handlungsebene umsetzen.**

3

Warnungen und Informationen
sind nur bedingt wirksam

Diese Bedingungen sind in der Praxis nur schwer zu erfüllen. Deshalb werden Versuche, Sicherheit ausschließlich durch Warnung oder Information zu schaffen, auch immer nur bedingt wirksam sein. Ständiger Wechsel des betroffenen Personenkreises, eine Überflutung mit Informationen oder schlichtes Vergessen sind Faktoren, die dazu führen, dass auch wichtige Warnhinweise verloren gehen können. Dennoch (bzw. gerade deswegen) muss besonderer Wert auf ein funktionierendes innerbetriebliches Informationswesen gelegt werden.

> **Praxistipp**
>
> Gerade bei Warnungen vor konkreten Gefahrenquellen ist es wichtig, die Zielgruppen sicher zu erreichen. Allgemeine Aushänge sind hierfür allenfalls als Minimallösung anzusehen. Wesentlich effektiver ist es, wichtige Warnhinweise besonders zu kennzeichnen, unterzeichnen zu lassen oder eine direkte Verteilung an alle betroffenen Mitarbeiter sicherzustellen.

Schriftliche Informationen dürfen jedoch nicht der einzige Informationsweg zur Warnung vor Risiken sein. Vielmehr müssen u. a. auch Abteilungs- bzw. Stationsbesprechungen genutzt werden, um auf potenzielle Lücken im Sicherheitssystem hinzuweisen. Ein offener Austausch im Kollegenkreis kann zu einem einheitlichen Informationsstand innerhalb einer Abteilung/Station beitragen. Alle Mitarbeiter sollten dabei die Chance haben, eigene Erfahrungen mit konkreten Gefahrenquellen mitzuteilen. Ein funktionierendes Incident-Reporting-System kann Ähnliches leisten. Dort eingehende Berichte sollten deshalb möglichst breitgefächert veröffentlicht werden. Damit wäre dann auch der Grundstein für ein Risiko-Informations-System gelegt, das nicht nur vor konkreten Gefahren warnt, sondern auch Auswirkungen auf das allgemeine Sicherheitsbewusstsein der Mitarbeiter haben wird. Aus den genannten Gründen ist allerdings ist davor zu warnen, ausschließlich auf die Fehlervermeidung durch informierte Mitarbeiter zu bauen. Bestehendes Wissen kann nicht nur grundsätzlich verloren gehen, sondern steht manchmal auch unter bestimmten Umständen (Stress, Übermüdung etc.) situativ nicht mehr zur Verfügung.

In gewissem Maße können auch mit relativ einfachen Mitteln Fehler vermieden werden. Wenn Warnhinweise nicht nur abstrakt, sondern konkret vorhanden sind, ist es zum Teil noch möglich, bestehende Informationsdefizite auszugleichen. Voraussetzung ist dabei allerdings, dass sie sich direkt am Ort der jeweiligen Tätigkeit befinden und so eine fehlerhafte Handlung verhindern (◘ Abb. 3.15). Eine Beschränkung auf besonders große Risiken ist dabei notwendig. Anderenfalls kann sich die Wirkung solcher Hinweise leicht abnutzen.

Abb. 3.15 Informationen und Warnungen können gewissermaßen als letzte Barriere Zwischenfälle vermeiden. Je näher sie sich am Ort des potenziellen Fehlers befinden, umso höher ist ihre Wirksamkeit. Ein am Bett angebrachtes Schild kann z. B. verhindern, dass einem Patienten, der nüchtern bleiben muss, versehentlich Essen gegeben wird *(oben)*. Ein Warnaufkleber, der direkt am Anschluss eines Periduralkatheters angebracht ist, kann soll vor einer irrtümlichen Injektion anderer Medikamente warnen *(unten)*

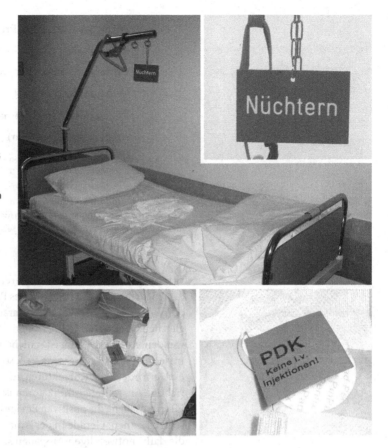

3.2.5 Überwachung von Risiken

Die Überwachung von Risiken ist unentbehrlich, um die Effekte von eingeleiteten Maßnahmen erkennen zu können, dient aber auch der allgemeinen Beurteilung einer sich ständig wandelnder Situation.

■ **Gezielte Überwachung nach Projekten**

Kein Projekt ist wirklich abgeschlossen, bevor seine Auswirkungen auf die tägliche Praxis objektiv erfasst wurden (Projektevaluation). Da diese Effekte wegen der relativ geringen Zahl von Zwischenfällen in der Praxis nur schwer zu messen sind, ist es wichtig, schon im Vorfeld geeignete Indikatoren festzulegen. Sie sollten möglichst eng mit den gesetzten Projektzielen verknüpft, messbar, relevant und verständlich sein (■ Abb. 3.16).

Indikatoren zur Evaluation von Projekten

War beispielsweise die Reduzierung von Fehlern beim Umgang mit Medikamenten das Ziel eines Projektes, so bietet es sich an, die Fehlerrate bei den einzelnen Schritten, angefangen bei der Verordnung

„RUMBA-Regel" für Projektindikatoren

Relevant (relevant)

Understandable (verständlich)

Measurable (messbar)

Behavioural (durch Verhalten zu verändern)

Achievable (erreichbar)

d.h., Projektindikatoren müssen relevant, verständlich, messbar, durch Verhalten zu verändern und erreichbar sein.

◼ **Abb. 3.16**   Indikatoren sind wichtig, um den Erfolg eines durchgeführten Projektes messen zu können. Sie müssen für das Projektziel relevant, verständlich, messbar und durch Verhalten zu ändern sein (RUMBA-Regel)

von Medikamenten bis hin zu ihrer Verabreichung, zu messen. Am besten lassen sich die Erfolge eines Projektes dann durch einen direkten Vorher-Nachher-Vergleich darstellen. Deshalb ist es sinnvoll, die gleichen Messmethoden vor und nach der Projektdurchführung anzuwenden. Auf diese Weise ist es nicht nur möglich, die erreichten Ergebnisse anschaulich zu präsentieren, sondern auch die Notwendigkeit für evtl. erforderliche Korrekturen zu erkennen und zu begründen. Die richtige Auswahl der Indikatoren ist auch wichtig, um gegenüber der Führungsebene die positiven Effekte des Risikomanagements nachweisen zu können. Gerade in der Anfangsphase werden die Projekte und die dafür notwendigen Ausgaben sicherlich einer kritischen Prüfung unterzogen. Deshalb ist es unentbehrlich, positive – aber realistische – Ergebnisse aufzuweisen. In diesem Zusammenhang ist auch ein weiterer wichtiger Bestandteil der Risikoüberwachung zu sehen. Nach Einführung der Maßnahmen zur Risikobewältigung ist eine erneute Durchführung der Risikobewertung notwendig. Unabhängig von der dabei zur Anwendung kommenden Methode kann so die Risikosituation vor und nach den eingeleiteten Maßnahmen vergleichend gegenübergestellt werden (◼ Abb. 3.17).

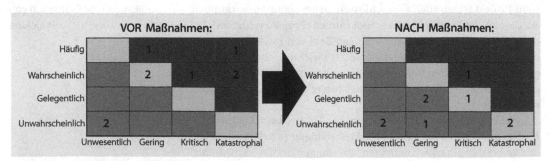

◼ **Abb. 3.17**   Nach der Neubewertung von Risiken ist es möglich, einen Vorher-Nachher-Vergleich anzustellen. In diesem Beispiel ist es durch verschiedene Maßnahmen gelungen, die Risiken, die zuvor als nicht akzeptabel eingestuft wurden, so zu reduzieren, dass sie nun im akzeptablen bzw. im ALARP-Bereich sind

■ **Routine-Monitoring**

Neben der Überwachung der Projekterfolge ist zusätzlich eine allgemeine Risikoüberwachung sinnvoll. Die Situation in einem Krankenhaus verhält sich niemals statisch, sondern ist einem ständigen Wandel unterzogen. Die einmalige Erfassung des Gefahrenpotenzials kann folglich allenfalls als Momentaufnahme angesehen werden. Deshalb ist die kontinuierliche Beobachtung im Sinne eines Routine-Monitorings notwendig. Auch hierfür ist die Zahl der aufgetretenen Zwischenfälle normalerweise zu gering, um daraus echte Tendenzen ableiten zu können. Deshalb müssen wiederum Indikatoren gefunden werden, die es zumindest auszugsweise ermöglichen, auf die Patientensicherheit zu schließen. Ebenso wie bei der Auswahl von Indikatoren für ein Projekt ist es sehr wichtig, dass die erhobenen Daten für das Risiko-Monitoring relevant und sicher zu messen sind.

Risiko-Monitoring zur kontinuierlichen Beobachtung

Praxistipp

Es bietet sich dabei zunächst an, ohnehin vorhandenes Material zu nutzen. Im Rahmen der im 5. Sozialgesetzbuch (SGB V) vorgeschriebenen externen Qualitätssicherung werden bei bestimmten Krankheitsbildern (Tracerdiagnosen) eine Vielzahl von Angaben erhoben. Zum Teil eignen sich diese Daten auch sehr gut für das laufende Risiko-Monitoring. Ebenso bieten sich noch weitere freiwillige und vorgeschriebene Überwachungs- oder Qualitätssicherungssysteme (z. B. Erhebung nosokomialer Infektionen) für eine interne Auswertung an. Ein besonderer Vorteil bei der Verwendung dieser Indikatoren ist darin zu sehen, dass sie die Möglichkeit eröffnen, die eigenen Leistungen mit den veröffentlichten Gesamtergebnissen zu vergleichen.

Eine wirklich umfassende Überwachung ist allerdings nur bei der Erfassung zusätzlicher Daten gewährleistet. Idealerweise würden dabei alle aufgetretenen Patientenschädigungen inkl. der dabei zugrunde liegenden Ursachen laufend zentral dokumentiert. Hierfür müssten Indikatoren gefunden werden, die in möglichst enger Beziehung zu den potenziellen Risiken stehen. Sie sollten möglichst ohne großen Aufwand messbar sein und dabei dennoch über genügend Aussagekraft verfügen. Die Erfahrung der letzten Jahre zeigt jedoch, dass hierbei noch keine entscheidenden Fortschritte gemacht wurden. Auch die Auswertung von sogenannten Routinedaten, die im Rahmen der DRG-Codierung anfallen, hat noch nicht den erhofften Durchbruch gebracht. Auf niedrigerer Ebene kann jedoch das Vorbild verschiedener Fachkräfte, die in Verantwortungs- oder Fachbereichen bereits Risiko-Monitoring praktizieren, jedoch interessante Möglichkeiten aufzeigen. Beispielsweise kontrollieren manche Apotheker regelmäßig die Übereinstimmung von Verordnung, Eintragung in der Dokumentation, Bereitstellung und Abgabe der Medikamente auf den Stationen. Viele Medizintechniker erfassen auch laufend diejenigen Medizingeräte, die zur Reparatur gebracht werden, obwohl sie keine Defekte aufweisen. Daraus ermitteln sie bestehende Unsicherheiten und Einweisungsdefizite bei bestimmten Medizingeräten. Durch die Einbindung von Spezialisten innerhalb des Krankenhauses verteilt sich nicht nur der zu leistenden Arbeitsaufwand auf mehrere Schultern, sondern es wird auch die jeweilige Fachkompetenz sinnvoll genutzt.

3.3   Projektbeispiel

Die strukturierte Vorgehensweise bei der Durchführung eines solchen Projektes stößt in den Krankenhäusern vielfach noch auf Unverständnis und entsprechend geringe Akzeptanz. Anhand eines fiktiven Beispiels soll deshalb ein exemplarischer Projektverlauf dargestellt werden. Ziel ist es dabei, Gefahrenquellen bei der Notfallanforderung von Blutkonserven für Patienten in der Notaufnahme zu reduzieren. Wegen der besseren Übersichtlichkeit wurde hier bewusst ein relativ einfach zu lösendes Problem gewählt. Normalerweise wäre der Aufwand, eine Projektgruppe für die Bewältigung von so wenigen isolierten Risiken zu gründen, sicherlich nicht gerechtfertigt. In der Realität würden vielmehr die genannten Probleme im Rahmen eines umfassenderen Projektes behandelt werden.

Beteiligung aller relevanten Berufsgruppen beim Projekt

Bei der Auswahl der Mitglieder einer Projektgruppe ist es wichtig, Vertreter aller beteiligten Berufsgruppen einzubinden. In diesem Fall könnte sich die Gruppe folgendermaßen zusammensetzen:
- Transfusionsverantwortliche des Krankenhauses
- Leitende MTA des Blutdepots
- Oberarzt der Anästhesie
- Leitende Pflegekraft der Notaufnahme
- Abteilungs-PDL
- Mitarbeiter der Stabsstelle Qualitäts- und Risikomanagement (QRM)

EDV-Anwendung spart Zeit und Aufwand

Der Transfusionsverantwortliche könnte dabei die Leitung der Projektgruppe übernehmen, während der QRM-Mitarbeiter sinnvollerweise für das allgemeine Projektmanagement (Moderation, Dokumentation, Terminplanung, Raumreservierung etc.) verantwortlich zeichnen würde. Für die Abwicklung eines Projektes ist immer ein gewisser Zeitaufwand einzuplanen. Die Freistellung von qualifizierten Mitarbeitern für solche „Nebentätigkeiten" erweist sich häufig als sehr problematisch und muss deshalb frühzeitig geplant werden. Für den Verlauf und das Gelingen des Vorhabens kann folglich die Entlastung von Routineaufgaben oder unnötigen Belastungen entscheidend sein. Die sinnvolle Nutzung von geeigneten EDV-Programmen ist eine gute Möglichkeit, mit verhältnismäßig geringem Aufwand eine strukturierte Vorgehensweise, verbunden mit einer umfassenden Projektdokumentation, zu erreichen. Im Beispiel wird ein spezielles RM-Programm genutzt, das u. a. folgende Möglichkeiten bietet:
- Dokumentation der Stammdaten des Projekts
- Prozessdarstellung als Flussdiagramm

- Dokumentation der erkannten Gefahrenquellen
- Bewertung der Risiken
- Festlegung der erforderlichen Maßnahmen
- Neubewertung der Risiken
- Vergleich der Risiken vor und nach den durchgeführten Maßnahmen

Praxistipp

Im Rahmen des ersten Treffens ist es wichtig, Aufgaben (bzw. Verantwortlichkeiten) zu verteilen sowie die Ausgangssituation und den Anlass für das Projekt zu erläutern.

3.3.1 Identifizierung der Risiken

Die in einem Prozess drohenden Risiken können am besten anhand eines Flussdiagramms markiert bzw. dokumentiert werden. Die Projektgruppe würde deshalb zunächst gemeinsam den Prozess darstellen und dann bestehende Einflussfaktoren sowie potenzielle Gefahrenquellen den einzelnen Schritten zuordnen (◘ Abb. 3.18).

Neben persönlichen Erfahrungen und Einschätzungen der Gruppenmitglieder kämen dabei auch Erkenntnisse aus dokumentierten

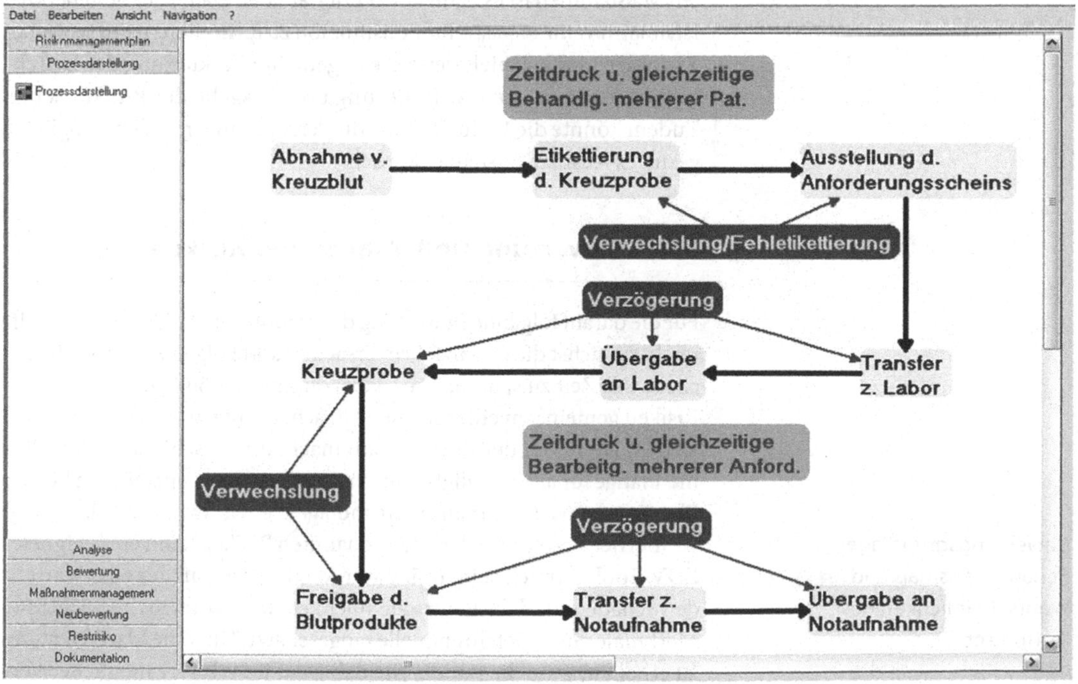

◘ **Abb. 3.18** Eine detaillierte Darstellung eines Prozesses ermöglicht es, Einflussfaktoren und Risiken zu identifizieren (Qware Riskmanager, Bayoonet AG, mit freundlicher Genehmigung)

Zwischenfällen, vom Incident Reporting oder aus abgewickelten Verfahren zur Geltung. Im genannten Beispiel wären beispielsweise die folgenden Risiken auszumachen:

1. Fehler bei der Abnahme von Kreuzblut (Fehletikettierungen, Verwechslungen etc.)
2. Verzögerungen bei der Übergabe des Kreuzblutes und der Konservenanforderung
3. Fehler bei der Blutgruppenbestimmung und bei der Kreuzprobe
4. Verzögerungen bei der Übergabe der Blutprodukte

Erfassung des Istzustandes und Definition des Sollzustandes

Die Festlegung des Bedarfs an einzuleitenden Maßnahmen sollte dabei weniger auf Vermutungen als auf genauen Erfassungen beruhen. Deshalb muss schon in der Planungsphase versucht werden, die bestehenden Probleme quantitativ und qualitativ möglichst objektiv zu fassen. Die erhobenen Zahlen dienen zunächst dazu, die Indikatoren abzuleiten und angestrebte Ziele zu definieren. Im konkreten Fall würde dies z. B. bedeuten, die Zeit zwischen Eingang der Konservenanforderung und Ausgabe der Blutprodukte zu prüfen. Dies könnte durch Auswertung der im Laborprogramm gespeicherten Daten geschehen. Eine darüber hinaus gehende Möglichkeit wäre dann der Abgleich zwischen Daten der Notaufnahme und des Labors. Dabei wäre es nicht nur wichtig, eine Durchschnittszeit, sondern auch besondere Abweichungen zu erheben. Deswegen ist es wichtig, schon im Vorfeld besondere Situationen so zu dokumentieren, dass später eine leichtere Datenauswertung möglich ist. Für die Erfolgskontrolle der später durchgeführten Maßnahmen ist es dann notwendig, aus den Daten der bestehenden Istsituation eine angestrebte Sollsituation zu formulieren. Ein typisches Ziel wäre hier beispielsweise die allgemeine Verkürzung der Durchschnittszeit zwischen Anforderung und Ausgabe der Blutkonserve. Zudem könnte die Reduzierung von Verzögerungen auf ein möglichst geringes Ausmaß angesteuert werden.

3.3.2 Bewertung und Analyse der Risiken

Für die darauf folgende Bewertung der identifizierten Risiken ist es hilfreich, zunächst die potenziellen Ursachen und Folgen zu veranschaulichen. Um Zeit zu sparen, ist es dabei durchaus möglich, vergleichbare Risiken gemeinsam einer solchen Ursachen-Folgen-Analyse zu unterziehen. Diese Art der Präsentation macht die verschiedenen Zusammenhänge für alle Beteiligten anschaulich und kann später auch bei der Planung der Maßnahmen als Grundlage dienen (◘ Abb. 3.19).

Bewertungsgrundlage: Schadensausmaß und Wahrscheinlichkeit des Auftretens

Bei der Bewertung der oben genannten Risiken kann ein geeignetes EDV-Tool hilfreich sein. Dabei werden das Ausmaß des zu erwartenden Schadens und die Wahrscheinlichkeit des Auftretens als wichtigste Merkmale einer Gefahrenquelle eingeschätzt. Um eine klare Wertung zu erhalten, wäre die Bandbreite dabei auf jeweils vier mögliche Wertungen beschränkt. Da es sich dabei immer um eine weitgehend subjektive Einordnung handelt, ist es wichtig, dass das Gesamturteil durch alle

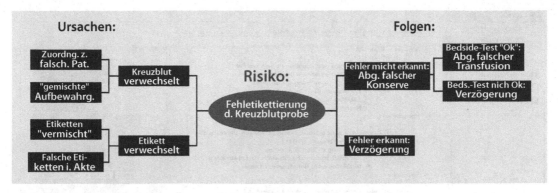

□ Abb. 3.19   Ursachen- und Folgenanalyse des Risikos der Fehletikettierung einer Kreuzblutprobe (aus Gründen der Übersichtlichkeit bewusst einfach dargestellt)

Mitglieder der Projektgruppe gemeinsam erstellt wird. Dabei könnte man beispielsweise zu folgendem Ergebnis kommen:

- Verwechslung der Kreuzblutprobe: Katastrophal/Gelegentlich
- Verzögerung bei der Übergabe ans Labor: Kritisch/ Wahrscheinlich
- Verwechslung der Kreuzblutprobe im Labor: Katastrophal/ Gelegentlich
- Verzögerung bei der Übergabe der Blutkonserven: Kritisch/ Gelegentlich

Die Anwendung eines EDV-Tools erleichtert auch hier die Arbeit. Durch einfache Eingabe per Mausklick erfolgt die Bewertung, zugleich wird das Gesamtergebnis in einer Grafik durch Zahlenangabe in den entsprechenden Feldern übersichtlich dargestellt (□ Abb. 3.20).

Auf diese Weise ist es möglich, ein Gesamtbild der bestehenden Risikosituation aufzuzeigen. Mit einer zusätzlichen Filterfunktion kann die Grafik auch nur die Bewertung für eine betroffene Personengruppe (Patienten, Mitarbeiter, Dritte) anzeigen. Besonders bei umfangreichen Projekten mit einer großen Anzahl an identifizierten Risiken kann so mehr Übersichtlichkeit und eine gezielte Setzung der Schwerpunkte erreicht werden.

3.3.3   Bewältigung/Reduzierung der Risiken

Mit der Analyse und Bewertung der Risiken wurde die Grundlage zu ihrer Bewältigung geschaffen. Folglich würden nun die entsprechenden Maßnahmen ausgearbeitet werden. Dabei ist grundsätzlich zu versuchen, die in ▸ Abschn. 3.2 dargestellte hierarchische Abstufung der Sicherheitsstrategien (Design, Schutzmaßnahmen und Warnung/Information) einzuhalten. Ebenso ist auch hier eine berufsgruppen- und abteilungsüberschreitende Zusammenarbeit wichtig.

Wie die Risikoanalyse zeigt, sind Verwechslungen der Kreuzprobe im Notaufnahmebereich vor allem durch zwei Fehlermöglichkeiten

Ausschaltung von potenziellen Fehlerquellen

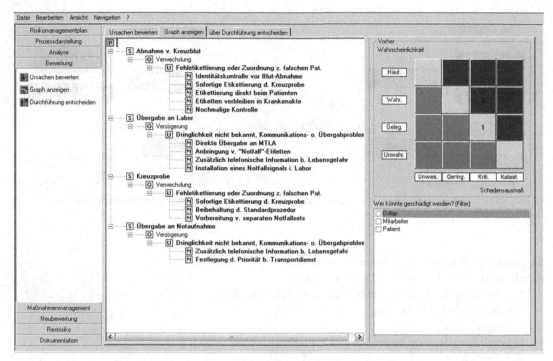

▣ Abb. 3.20   Ein geeignetes EDV-Programm ermöglicht es, die Bewertung der identifizierten Risiken einfach per Mausklick durchzuführen. Das Ergebnis wird dabei übersichtlich in einer Grafik dargestellt. (Qware Riskmanager, Bayoonet AG, mit freundlicher Genehmigung)

gegeben: entweder wird die Kreuzblutprobe einem anderen Patienten zugeordnet oder es wird ein verkehrtes Patientenetikett angebracht. Die Bewältigung dieser Gefahren wäre z. B. durch Einscannen der Barcodes am Patientenarmband und Laboretikett möglich. Sofern die Umsetzung dieser technischen Maßnahmen nicht kurzfristig möglich ist, erfolgt sinnvollerweise zunächst eine Anpassung des üblichen Ablaufs. Angestrebtes Ziel ist es, dabei die identifizierten Fehlerquellen möglichst komplett auszuschalten (Sicherheit durch Design). In der Praxis könnte dies beispielsweise durch die verpflichtende Einführung folgender Regelungen geschehen:

– Unmittelbar vor Abnahme der Kreuzblutprobe wird die Identität des Patienten überprüft.
– Die Kreuzblutprobe und der Anforderungsschein werden grundsätzlich sofort nach der Abnahme mit einem Etikett versehen.
– Die Etikettierung erfolgt direkt beim Patienten.
– Die Bögen mit den Patientenetiketten dürfen nicht getrennt von Patient oder Krankenakte aufbewahrt werden.
– Bevor Kreuzblutprobe und Anforderungsschein aus der unmittelbaren Umgebung des Patienten gebracht werden, erfolgt noch eine abschließende Kontrolle.

Bei konsequenter Umsetzung dieser Regelungen müsste das Risiko ansatzweise gebannt sein. Ergänzend könnte z. B. noch die

Einführung von Doppelkontrollen geprüft werden. Die definitive Lösung wird in diesem Fall jedoch erst mit der späteren Einführung des Barcode-Scannings erreicht. Zusätzlich ist es natürlich sinnvoll, die betroffenen Mitarbeiter über die drohenden Gefahren bzw. über stattgefundene Ereignisse zu informieren, um dadurch ein entsprechendes Problembewusstsein zu wecken (Sicherheit durch Warnung/ Information).

Zu Verzögerungen bei der Bereitstellung von Blutprodukten kann es kommen, wenn beispielsweise das Eintreffen der Kreuzprobe und des Anforderungsscheins nicht sofort bemerkt oder die Dringlichkeit nicht erkannt wird. Die Möglichkeiten, solche Probleme zu vermeiden, sind naturgemäß von der gewählten Transportmethode sowie von der räumlichen Gestaltung oder personellen Besetzung des Labors abhängig. Bei einem selbst durchgeführten Transport und einer ständig anwesenden MTLA im Labor kann eine direkte Übergabe mit Hinweis auf die Notfallindikation erfolgen. Bei anderen Transportmethoden (Rohrpost, Hol- und Bringedienst etc.) müssen jedoch andere Wege gefunden werden. Hier wäre eine gezielte Information der MTLA notwendig. Dies könnte bei dringlichen Anforderungen z. B. durch einen Anruf geschehen. Zusätzlich könnte eine deutlich sichtbare Kennzeichnung der Kreuzblutprobe und des Anforderungsscheins auf die Notfallindikation hinweisen (◘ Abb. 3.21).

Falls eine direkte Übergabe an die MTLA nicht immer möglich ist, wäre beispielsweise die Installation eines akustischen Notfallsignals (Klingel, Summer etc.) eine praktikable Möglichkeit, auf die Dringlichkeit einer eingetroffenen Kreuzblutprobe hinzuweisen.

> **Die Verwechslungsgefahr im Labor selbst lässt sich in erster Linie durch eine strikte Beachtung der gängigen Prozeduren bannen. Allein die Beibehaltung des üblichen Standardverfahrens reduziert die Verwechslungsgefahr schon erheblich.**

◘ **Abb. 3.21** Durch einen auffälligen Aufkleber auf der Kreuzblutprobe kann die Bedeutung einer Notfallanforderung unterstrichen werden

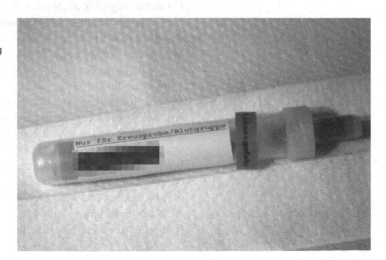

3

▣ **Abb. 3.22**   Die getrennte
Aufbewahrung in vorbereiteten Sets
für Notfallanforderungen verhindert
Verwechslungen und ermöglicht eine
schnelle Bearbeitung

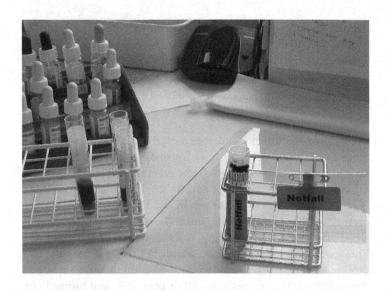

Standardisierte Vorgehensweise
zur Risikoreduzierung

Die Anordnung, auch bei Notfallanforderungen nicht von den standardisierten Abläufen abzuweichen, würde dazu beitragen, dass das allgemein hohe Sicherheitsniveau erhalten bleibt. Da durch Notfälle der übliche Routinebetrieb im Labor unterbrochen wird, könnte zusätzlich auch mittels eigens vorbereiteten Sets zusätzliche Sicherheit geschaffen werden. Durch farbliche Kennzeichnung und durch die von den anderen Kreuzproben getrennte Aufbewahrung wäre eine schnelle Bearbeitung bei gleichzeitig reduzierter Verwechslungsgefahr sichergestellt (▣ Abb. 3.22).

Sofern die Dringlichkeit der Anforderung bekannt ist, sind Verzögerungen bei der Übergabe der Blutkonserven vor allem durch Kommunikations- oder Transportprobleme zu erwarten. Die Möglichkeiten zur Vermeidung von Zeitverlusten sind auch hier von den Gegebenheiten des jeweiligen Hauses abhängig. Falls ein eigener Dienst für Transportaufgaben zur Verfügung steht, wäre es beispielsweise sinnvoll, einen verbindlichen Begriff (z. B. „Notfalltransport") zu vereinbaren. Dieses Kennwort soll dem Mitarbeiter des Transportdienstes eindeutig signalisieren, dass es sich dabei um eine Aufgabe von höchster Priorität handelt, hinter der andere Aufgaben zurückstehen müssen. Um dabei eine „Abnutzung" oder sogar eine missbräuchliche Nutzung zu verhindern, sollten schon vorab Einschränkungen für seine Verwendung eindeutig geregelt werden. Sofern der Transport der Konserve durch das Laborpersonal erfolgen müsste, könnte es dadurch zu Unterbrechungen bei der Erledigung anderer Aufgaben kommen. Deswegen wäre es in diesem Fall notwendig, schon bei der Anforderung auf den Vorrang der Blutkonservenlieferung vor anderen Laboruntersuchungen hinzuweisen. Für den Fall, dass die Blutprodukte abgeholt werden müssen, wäre es notwendig, die Mitarbeiter der Notaufnahme z. B. telefonisch zu informieren.

Neu-Bewertung der Risiken

Nach Festlegung der verschiedenen Strategien zur Risikobewältigung ist es nun möglich, die Risiken neu zu bewerten. Sinn der

Neubewertung ist es, die Wirksamkeit der eingeleiteten Maßnahmen abzuschätzen, noch bevor sie in die Realität umgesetzt wurden. Eine so früh durchgeführte erste Erfolgskontrolle kann bereits vor der Praxisphase wichtige Rückschlüsse auf eventuell notwendige Anpassungen der geplanten Risikobewältigung aufzeigen. Als Bewertungsmaßstab dienen wiederum die Auftretenswahrscheinlichkeit und das zu erwartende Schadensausmaß. Die im Beispiel dargestellten Risiken lassen sich zwar kaum in ihren Auswirkungen, wohl aber in der Häufigkeit, in der sie auftreten, reduzieren. Die neue Bewertung könnte deshalb folgendermaßen aussehen:

- Verwechslung der Kreuzblutprobe: Katastrophal/ Unwahrscheinlich
- Verzögerung bei der Übergabe ans Labor: Kritisch/Gelegentlich
- Verwechslung der Kreuzblutprobe im Labor: Katastrophal/ Unwahrscheinlich
- Verzögerung bei der Übergabe der Blutkonserven: Kritisch/ Unwahrscheinlich

In einem direkten Vergleich können nun die Risikobewertungen jeweils vor und nach Umsetzung der geplanten Maßnahmen gegenübergestellt werden (◘ Abb. 3.23).

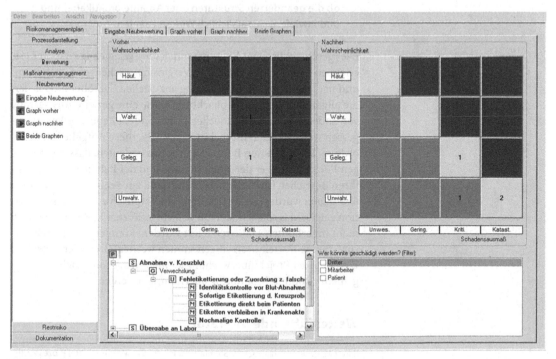

◘ **Abb. 3.23** Die Neubewertung der Risiken erfolgt auf gleiche Weise wie die erste Analyse. Die erreichten Fortschritte sind deutlich sichtbar in den nebeneinander liegenden Risikographen zu erkennen. (Qware Riskmanager, Bayoonet AG, mit freundlicher Genehmigung)

Verteilung der Aufgaben auf mehrere Schultern

Die Aufgabe der eigentlichen Risikobewältigung wird sinnvollerweise auf mehrere Schultern verteilt. Die Fach- und Führungskräfte der jeweiligen Abteilungen wären nun dafür verantwortlich, die beschlossenen Maßnahmen in ihren Verantwortungsbereichen umzusetzen. Um die erzielten Fortschritte – aber auch auftretende Probleme – möglichst zeitnah zu erfassen, ist auch hierbei eine gemeinsame Koordinierung erforderlich. Dies kann z. B. durch die dokumentierte Festlegung von Verantwortlichkeiten und Zeitplänen geschehen. Gerade in dieser Phase ist es wichtig, sich nicht mit Beschlüssen zu begnügen, sondern kontinuierlich zu prüfen, inwiefern die tatsächlichen Gesamt- und Einzelentwicklungen mit den Zielsetzungen und dem Zeitplan übereinstimmen. Im beschriebenen Beispiel wurde die Projektkoordination dem Qualitätsbeauftragten übertragen. Seine Aufgabe wäre es nun, den aktuellen Stand der Fortschritte laufend zu erfassen und gegebenenfalls gemeinsam mit dem Projektleiter bei der Behebung von Problemen behilflich zu sein.

3.3.4 Überwachung der Risiken

> Nach Einführung der Maßnahmen in den jeweiligen Bereichen ist die Projektarbeit noch nicht zu Ende. Durch das Projekt, aber auch durch andere Faktoren, kann sich die gesamte Situation verändert haben. Deshalb muss nun genau überwacht werden, ob die geänderten Strukturen oder Abläufe praktikabel sind und inwiefern sie tatsächlich Wirkung zeigen.

Dies geschieht in erster Linie anhand der festgelegten Indikatoren. Sie erlauben es nun, einen objektiven Vergleich zwischen der Situation vor und nach der Projektdurchführung anzustellen. Darüber hinaus darf die allgemeine Verlaufsbeobachtung sowie eine gezielte Auswertung von anderen Informationsquellen (z. B. Incident Reporting) nicht vergessen werden. Auch hierbei ist es wichtig, diese Aufgabe fest zuzuordnen. Im genannten Beispiel würde das bedeuten, dass die jeweiligen Funktionsträger der Notaufnahme und des Labors die Daten aus ihren Bereichen laufend erheben und dann zur zentralen Auswertung übergeben würden. Sollte sich dann im Vergleich zur Ausgangssituation zeigen, dass die Risiken mit den eingeführten Maßnahmen noch nicht im erhofften Maße reduziert wurden, könnten dann noch entsprechende Korrekturen vorgenommen werden. Besonders relevante Elemente der Projektüberwachung können später dann auch in das allgemeine Routine-Monitoring übernommen werden.

Weiterführende Literatur

Bauer M, Hanß R, Schleppers A, Steinfath M, Tonner P.H. Martin J (2004) Prozessoptimierung im „kranken Haus" Anaesthesist 53: 414–425
Bezzola P, Hochreutener M (2008) Systemische Fehleranalyse ist Teil der Risikostrategie, SAEZ Schweizerische Ärztezeitung 89: 617–619

Gaba M, D. Fish K, J. Howard S, K (1998) Zwischenfälle in der Anästhesie: Prävention und Management. Fischer, Stuttgart

Gerth R, Grethler M, Großhans R, Jahn B, Seyfarth-Metzger I, Vogel S, Wagenhäuser R (2003) Begleitmaterial zur Weiterbildung „Qualitätsberater im Gesundheitswesen". CC Qualitätsmanagement Krankenhaus München Schwabing & Institut für Pflegeberufe der Stadt München, München

Gravenstein J.S (2002) Safety in anesthesia. Anaesthesist 51: 754–759

Grube C, Schaper N, Graf B, M (2002) Man at Risk – Aktuelle Strategien zum Risikomanagement in der Anästhesie. Anaesthesist 51: 239–247

Hauke E, Holzer E (2005) FMEA – Fehlermöglichkeits- und Einflussanalyse. In: Holzer E, Thomeczek C, Hauke E, Conen D, Hochreutener M-A (Hrsg) Patientensicherheit – Leitfaden für den Umgang mit Risiken im Gesundheitswesen. Facultas, Wien

Holzer E (2005) Risikoanalyse bestehend aus Risikoerkennung und Risikobewertung. In: Holzer E, Thomeczek C, Hauke E, Conen D, Hochreutener M-A (Hrsg) Patientensicherheit – Leitfaden für den Umgang mit Risiken im Gesundheitswesen. Facultas, Wien

Hug B (2008) Arbeitsgruppen im Führungsprozess. In: Steiger T, Lippmann E (Hrsg) Handbuch Angewandte Psychologie für Führungskräfte, 3. Aufl. Springer, Heidelberg

Korth S (2004) Using a root cause analysis process to analyze issues of safety. In: Youngberg B, Hatlie M (Hrsg) The patient safety handbook. Jones and Bartlett, Sudbury

Kraft S (2005) Kommunikation als Hilfsmittel. In: Holzer E, Thomeczek C, Hauke E, Conen D, Hochreutener M-A (Hrsg) Patientensicherheit – Leitfaden für den Umgang mit Risiken im Gesundheitswesen. Facultas, Wien

Mistele P (2007) Faktoren verlässlichen Handelns. Deutscher Universitäts-Verlag/ GWV, Wiesbaden

Müller M (2003) Behandlungsfehler und Risikomanagement. Z Allgem Med 79: 339–344

Müller T (2005) Sicheres Medikamenten-Management. In: Holzer E, Thomeczek C, Hauke E, Conen D, Hochreutener M-A (Hrsg) Patientensicherheit – Leitfaden für den Umgang mit Risiken im Gesundheitswesen. Facultas, Wien

Ollenschläger G (2001) Medizinische Risiken, Fehler und Patientensicherheit. Schweizerische Ärztezeitung 82: 1404–1410

Palm S, Hoppe-Tichy T (2002) Risikomanagement in der Medizin. Krankenhauspharmazie 23: 515–517

Pruckner M (1999) Hilfe Krankenhaus: Chancen erkennen und Krisen bewältigen. Döcker, Wien

Steinbrucker S, Jacobs P (2004) Die Fehler-, Möglichkeiten-, Einflussanalyse (FMEA). Pflegeintensiv 1: 22–26

Stockhardt J (2004) Risikomanagement ist Chancenmanagement. Krankenhaus Med Techn 31: 14–16

Van Vuuren W, Kanse L (2003) Widening the scope of incident analysis in complex work environments. In: Manser T (Hrsg) Komplexes Handeln in der Anästhesie. Pabst, Lengerich

Vincent C, Hewett D (2004) The investigation and analysis of critical incidents. In: Youngberg B, Hatlie M (Hrsg) The patient safety handbook. Jones and Bartlett, Sudbury

Einführung von Risikomanagement im Krankenhaus

© Springer-Verlag GmbH Deutschland 2017
H. Paula, *Patientensicherheit und Risikomanagement in der Pflege*,
DOI 10.1007/978-3-662-53567-7_4

4

Kurzüberblick
Die logische Konsequenz aus der Erkenntnis, dass durch neue Denkweisen und Methoden mehr Patientensicherheit erreicht werden kann, ist die Einführung eines organisierten Risikomanagementsystems. Einzeln initiierte Aktionen sind hierbei zwar sicherlich begrüßenswert, werden jedoch in ihrer Wirksamkeit begrenzt bleiben. Wesentlich effektiver sind Gesamtstrategien, die eine Kombination aus mehreren Einzelmaßnahmen darstellen. Ein solches Paket könnte z. B. Incident Reporting, systematische Zwischenfalls- und Prozessanalysen, Schulung von Verantwortungsträgern und Multiplikatoren sowie die regelmäßige Veröffentlichung von Sicherheitsinformationen umfassen. Es liegt auf der Hand, dass die Umsetzung solcher Strategien nicht als Nebenaufgabe geschehen kann, sondern ein gewisses Maß an Spezialisierung erfordert.

Angesichts des aufzuholenden Rückstandes, der bei den Krankenhäusern gegenüber anderen Hochrisiko-/Hochsicherheitsbereichen besteht, müssen auch heute wohl noch viele der in diesem Buch beschriebenen Maßnahmen des Risikomanagements in die Rubrik „Zukunftsperspektiven" eingeordnet werden. Jedoch wird die Thematik in den nächsten Jahren alleine schon wegen des zunehmenden Kostendrucks durch steigende Versicherungsprämien und der finanziell nicht mehr tragbaren Komplikationen zwangsläufig zunehmend in den Vordergrund rücken. Auch die Patienten werden es immer weniger tolerieren, dass ausgerechnet im Krankenhaus Fehlerraten üblich sind, die z. B. in der Industrie undenkbar wären.

4.1   Gründe für die Einführung von Risikomanagement im Krankenhaus

4.1.1   Schutz vor Imageverlusten

Patientensicherheit gerät zunehmend in den Fokus der Medien

Die überwiegende Zahl der Zwischenfälle wird außerhalb der Krankenhäuser nicht wahrgenommen. Dabei besteht in der Öffentlichkeit durchaus ein Interesse an dieser Thematik. Berichte in den Medien über angebliche oder tatsächliche Behandlungs- und Pflegefehler stoßen deshalb zumeist auf große Resonanz. In diesem Zusammenhang ist auch zu beachten, dass die Medienlandschaft angesichts des dort herrschenden Konkurrenzdrucks permanent auf der Suche nach Neuigkeiten und echten bzw. vermeintlichen Skandalen sind. So wetteifern alleine im Nachmittags- und Vorabendprogramm des Fernsehens mehr als zehn verschiedene Nachrichtenmagazine unterschiedlichster Seriosität um möglichst hohe Einschaltquoten. Dies führt dazu, dass die Fernsehsender, aber auch die Printmedien, zunehmend auch über Vorfälle in Kliniken berichten.

> ❯ Während tausende komplikationslose Behandlungen für gewöhnlich keinerlei Medienecho auslösen, kann ein einziger medienträchtiger Fall den Ruf eines Krankenhauses über Jahre

hinweg nachhaltig schädigen und einen Vertrauensverlust in der Bevölkerung nach sich ziehen.

Angesichts der sinkenden Bindung der Patienten an ein Haus und der wachsenden, teilweise sogar politisch erwünschten Konkurrenzsituation zwischen den einzelnen Kliniken kann dies zu geringerer Belegung führen und so auch verheerende wirtschaftliche Folgen haben.

4.1.2 Kostenreduzierung

Da Komplikationen immer mit zusätzlichen Kosten verbunden sind, stellt ihre Vermeidung auch einen wichtigen Beitrag für mehr Wirtschaftlichkeit dar. Viele der zusätzlich entstehenden Kosten durch verlängerte Verweildauer, Folge- bzw. Revisionseingriffe, notwendige medikamentöse Therapie (z. B. Antibiotika) etc. wären vermeidbar. Früher konnten diese Kosten zum Teil noch über Tagessätze, die bei einem verlängerten Krankenhausaufenthalt zusätzlich zu verbuchen waren, abgefangen werden. Spätestens jedoch mit der Einführung der DRGs (Diagnosis Related Groups) werden die erzielten Erlöse der einzelnen Fallpauschalen alleine durch eine längere Verweildauer leicht überschritten und die Patientenbehandlung dadurch defizitär.

Finanzielle Einbußen durch Komplikationen

4.1.3 Optimierung der Abläufe

Die Einführung der DRGs hatte in vielerlei Hinsicht Auswirkungen auf die Krankenhäuser. Da die Patientenbehandlungen nun auf gänzlich anderer Basis abgerechnet werden, ist das Interesse an einer zügigen und störungsfreien Abwicklung des Gesamtprozesses und der Einzelmaßnahmen gestiegen. Stellte früher eine längere Verweildauer der Patienten kein wirtschaftliches Problem dar, kann sich dies nun verheerend auswirken. Durch den Zwang, den Krankenhausaufenthalt des Patienten nun möglichst kurz zu halten, sind inzwischen verstärkt Bemühungen zu verzeichnen, die Abläufe zu optimieren. Risikomanagement kann hierzu einen wichtigen Beitrag leisten.

> Sichere Prozesse laufen normalerweise auch geregelter und effektiver ab. Viele Methoden, mit denen die Einzel- und Gesamtabläufe sicherer gestaltet werden sollen, finden sich auch im Qualitätsmanagement und im noch relativ neuen Fachgebiet Prozessmanagement.

4.1.4 Schutz vor juristischen Konsequenzen

Im Laufe der Zeit hat sich in der Krankenhauswelt zunehmend die Sorge vor juristischen Konsequenzen verbreitet. Sowohl die Zahl der Klagen als auch die Streitwerte steigen kontinuierlich an. Dies hat zur Folge,

Reduzierung von Regressforderungen und Abwehr von unberechtigten Klagen

4

dass die Patientenbehandlung immer auch ein wenig unter dem Aspekt eines möglicherweise folgenden Straf- oder Zivilprozesses gesehen wird. Gängige Begriffe wie z. B. „Defensivmedizin" zeigen, wie sehr sich die Furcht vor Verfahren auf die tägliche Praxis auswirkt. Risikomanagement kann sich hier in zweierlei Hinsicht positiv auswirken. Einerseits sinkt die Zahl der berechtigten Haftungsansprüche, wenn ein Krankenhausbetrieb sicher geführt wird. Andererseits bedeutet Risikomanagement aber auch, unberechtigte Klagen sicher abweisen zu können.

4.1.5 Patientensicherheit

So bedeutsam die Kostenreduzierung, die Optimierung der Abläufe, der Schutz vor Imageverlusten und vor juristischen Konsequenzen für ein Krankenhaus auch sein mögen, das eigentlich Hauptziel des Risikomanagements muss jedoch die Patientensicherheit bleiben.

> ❯ Wenn sich ein Patient in ein Krankenhaus begibt, erhofft er das Beste und befürchtet gleichzeitig das Schlimmste. Das große Vertrauen, das er dem Krankenhaus entgegenbringt, ist für alle dort Tätigen Auszeichnung – aber auch Verpflichtung.

Patientenorientierung durch Risikomanagement

Auch in wirtschaftlich unsicheren Zeiten muss die Patientensicherheit höchste Priorität haben. Durch die unterschiedlichsten Einflüsse, die in den letzten Jahren auf das Krankenhauswesen eingewirkt haben, ist die Patientenorientierung zum Teil ein wenig in den Hintergrund gerückt. Hier zeigt sich, wie sehr sich die Ziele des Risikomanagements mit denen des Qualitätsmanagements decken. Auch hier hat die Kunden- bzw. Patientenorientierung erste Priorität und wird letztlich auch als Schlüssel zum wirtschaftlichen Erfolg gesehen.

4.2   Allgemeine Voraussetzungen

Das Bestreben, den anvertrauten Patienten ein Höchstmaß an Sicherheit zu bieten, muss das grundlegende Motiv für die Einführung des Risikomanagements sein. Dies beinhaltet auch das kontinuierliche Streben nach Verbesserung des bereits erreichten Niveaus. Risikomanagement ist eine Daueraufgabe und darf deshalb nicht nur auf einer einmaligen Initiative beruhen (◻ Abb. 4.1).

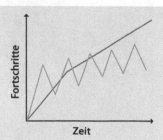

◻ **Abb. 4.1**   Risikomanagement ist als Daueraufgabe zu verstehen. Im Gegensatz zu einzeln durchgeführten Initiativen zeigen sich bei kontinuierlich durchgeführten Maßnahmen auf Dauer deutlich bessere Ergebnisse

> ❯ Solche oder ähnliche Aussagen können allerdings leicht als unverbindliche Floskeln ausgesprochen werden. Es darf jedoch nicht bei Lippenbekenntnissen bleiben. Vielmehr ist unerlässlich, dass alle Beteiligten die besondere Bedeutung der Patientensicherheit (an-)erkennen und sich tatsächlich die dabei zugrunde liegenden Grundvorstellungen zu eigen machen.

Des Weiteren ist die innere Akzeptanz der Tatsache, dass Zwischenfälle ein tatsächlich existierendes Problem darstellen, notwendig. Dies erfordert zum Teil ein grundlegendes Umdenken. Gerade die ausschließliche Orientierung an (Behandlungs-)Erfolgen kann den Blick auf den Sachverhalt stark verschleiern. Es ist jedoch wichtig, Zwischenfälle nicht als seltene Ausnahmen, sondern als wichtige Hinweise auf bestehende Probleme zu betrachten. Ebenso dürfen auch Beinahezwischenfälle nicht unterschätzt werden. Der Umstand, dass es hierbei nicht zu Schädigungen kommt, kann ein trügerisches Bild vermitteln und leicht dazu verleiten, das Sicherheitsniveau zu überschätzen. Das in Beinahezwischenfällen steckende Potenzial für echte Zwischenfälle ist jedoch absolut ernst zu nehmen. Eine eben noch verhinderte Patientenschädigung darf deshalb nicht als Beweis für funktionierende Schutzmaßnahmen gesehen werden. Vielmehr sind die dabei zu Tage tretenden Entstehungsmechanismen als wichtige Hinweise auf bestehende Sicherheitslücken zu verstehen.

Eine solche Denkweise stellt natürlich einen gewissen Kontrast zum populären und allseits propagierten „positiven Denken" dar. Optimismus ist sicherlich hilfreich und sinnvoll, wenn man bereits die Notwendigkeit für Veränderungen erkannt und entsprechende Maßnahmen eingeleitet hat. Die psychologische Forschung – aber auch die Lebenserfahrung – zeigt jedoch, dass ein unbegründeter oder übertriebener Optimismus eine Unterschätzung von Risiken und Vernachlässigung der Sicherheitsmaßnahmen nach sich ziehen kann. Im Sinne der Patientensicherheit ist deshalb durchaus ein „defensiver Pessimismus" angebracht. Diese sicherlich etwas gewöhnungsbedürftige Grundhaltung darf nicht mit destruktiver „Schwarzseherei" gleichgesetzt werden. Darunter ist vielmehr die vorbeugende Erwartung dessen, was unweigerlich immer wieder geschehen wird, zu verstehen. So banal diese andere Einstellung zur Thematik auch erscheinen mag, stellt sie jedoch eine gute Grundlage für die erfolgreiche Einführung des Risikomanagements dar.

> **Nur wenn die Problematik von allen Mitarbeitern eines Krankenhauses erkannt und auch als bedeutsam empfunden wird, gibt es eine echte Chance für Veränderungen. Ein solches Umdenken kann allerdings nicht angeordnet werden, sondern muss aus innerer Einsicht heraus entstehen.**

Erreicht werden kann dies u. a. durch die laufende Thematisierung von Zwischenfällen und einen möglichst offenen Umgang mit auftretenden Fehlern. Ohne Vorbildfunktion des Top- und Linienmanagements wird es indes nicht möglich sein, auf breiter Basis eine solche Denkweise zu erreichen. Deshalb ist es wichtig, dass die obere und mittlere Führungsebene eines Krankenhauses die Bestrebungen für mehr Patientensicherheit nicht nur durch den Start von Programmen und die Bereitstellung der hierfür notwendigen Ressourcen demonstriert, sondern auch immer mit gutem Beispiel vorangeht.

Akzeptanz von Tatsachen

Defensiver Pessimismus

4

Top-down- und
Bottom-up-Initiativen

Risikomanagement ist zunächst also immer eine Aufgabe der Führungskräfte, sie müssen die entsprechenden Entschlüsse fassen und ihre Umsetzung auch von dieser Ebene aus („Top-down") organisieren. Dessen ungeachtet kann auf die Akzeptanz und aktive Mitarbeit aller Mitarbeitenden eines Krankenhauses nicht verzichtet werden. Die Berücksichtigung von Anregungen, die von der Basis ausgehen („Bottom-up"), gehört mit zu den elementaren Grundsätzen des Qualitäts- und des Risikomanagements. Alle Initiativen der Führungsebene werden unwirksam verpuffen, wenn es nicht gelingt, Mitarbeiter für die engagierte Umsetzung in die Praxis und die Hinweise über Risiken und deren Prävention zu gewinnen. Dies setzt voraus, dass alle Mitarbeiter bestmöglich über das „Unternehmensziel Patientensicherheit" informiert sind. Zu Beginn der Initiative sollte deshalb immer eine „Kick-off-Veranstaltung", bei der die Problematik, die angestrebten Ziele und die geplanten Maßnahmen dargestellt werden, erfolgen. Angesichts der hohen Personalfluktuation und ständig notwendigen Anpassungen des Programms ist das angestrebte Ziel damit allerdings noch lange nicht erreicht. Vielmehr ist es erforderlich, durch laufende Fort- und Weiterbildungen einen dauerhaft hohen Informationsstand sicherzustellen.

4.3   Einrichtung des Risikomanagementsystems

Benennung von
verantwortlichen Mitarbeitern

Die eigentliche Einrichtung eines Risikomanagementsystems muss sich auf alle Ebenen und Bereiche eines Krankenhauses erstrecken. Um dies zu erreichen, ist es erforderlich, in den verschiedenen Abteilungen hierfür verantwortliche Mitarbeiter zu benennen. Hierbei besteht jedoch eine gewisse Gefahr. Im Krankenhauswesen sind schon jetzt viele ähnliche Positionen (Transfusions-, Medizinprodukte-, Röntgen-, Hygiene-, Qualitätsbeauftragte etc.) zu besetzen. Da solche Sonderaufgaben häufig eine zusätzliche Arbeitsbelastung darstellen, werden sie nicht immer gerne übernommen und dann auch nicht mit dem notwendigen Engagement betrieben. Es ist deshalb unumgänglich, für den zu erbringenden Mehraufwand einen entsprechenden Ausgleich durch Entlastung von anderen Aufgaben zu schaffen. Darüber hinaus ist es bei der Auswahl der Beauftragten auch wichtig, auf mehrjährige Berufserfahrung, entsprechende Qualifikation und persönliches Interesse zu achten. Nur so können sie in ihren Bereichen als Multiplikatoren bei der Umsetzung der geplanten Maßnahmen oder als akzeptierte Ansprechpartner sowohl für Mitarbeiter als auch für Führungskräfte dienen.

Bei der Auswahl von geeigneten Risikomanagementmethoden bietet sich eine Fülle von Möglichkeiten, die hier zum Teil bereits dargelegt wurden. Als Leitschnur sollte dabei der Grundgedanke gelten, dass Beobachtung, Information und Kommunikation die wesentlichen Elemente des Risikomanagements sind.

> **Fester Bestandteil jedes Risikomanagementsystems sollte deshalb neben einem funktionierenden Meldesystem für**

Risiken, Beinahezwischenfälle und Zwischenfälle („Incident Reporting") auch ein standardisiertes Verfahren zur Analyse von Vorkommnissen sein.

Hierbei können bewährte Fallanalysemethoden zur Anwendung kommen. Um dabei Effektivität und Zeitnähe zu gewährleisten, ist eine einheitliche Vorgehensweise sinnvoll. Dies kann beispielsweise geschehen, indem schon vorab festgelegt wird, welche Funktionsträger daran teilnehmen und in welchen Zeiträumen die einzelnen Schritte (Analyse, Erstellung eines Berichts, Ausarbeitung von Konsequenzen etc.) stattfinden sollten.

Ein weiteres wichtiges Element beim Risikomanagement ist ein offenes Informationssystem. Regelmäßige Informationen über Risiken und Zwischenfälle tragen erheblich dazu bei, dass Gefahren erkannt und vermieden werden können. Obwohl die Wirksamkeit von Informationen und Warnungen in konkreten Fällen nicht überschätzt werden darf, sind sie als Mittel zur Schaffung eines Risikobewusstseins unentbehrlich. Die Kenntnis über drohende Gefahren und stattgefundene Ereignisse führt dazu, dass sie von den Mitarbeitern überhaupt als reale Bedrohung wahrgenommen werden. Die gezielte Förderung von Methoden, die sich bereits seit vielen Jahren im Krankenhausalltag bewährt haben, kann ebenfalls zur Erreichung dieses Ziels beitragen. Mortalitäts- bzw. Morbiditätskonferenzen sowie interdisziplinär und interprofessionell durchgeführte Fallbesprechungen eignen sich gut, um dabei auch Risiken aufzuzeigen. Ein präventives Vorgehen ist vor allem für besonders gefahrenträchtige Bereiche und Prozesse ratsam.

Offener Informationsaustausch für mehr Sicherheits- und Riskobewusstsein

> **Praxistipp**
>
> Durch gezielte Analyse von Strukturen, Prozessen und Ergebnissen können Risiken erkannt und bewältigt werden. Die Tätigkeit einzelner Arbeitsgruppen zu diesem Zweck wird jedoch nur dann Wirkung zeigen, wenn sie in ein schlüssiges Gesamtkonzept eingebunden sind und dabei die Unterstützung der Führungsebene finden.

So wichtig persönliches Engagement und innere Überzeugung bei der Einführung eines Risikomanagementsystems auch sein mögen, ohne die Bereitstellung der notwendigen Mittel und Ressourcen werden wohl die meisten Bemühungen zum Scheitern verurteilt sein. Erfahrungen aus anderen Branchen zeigen, dass hierbei weniger Anschaffungen als Personalkosten in Form von neu geschaffenen Stellen und Freistellungen von Mitarbeitern zu erwarten sind. Da sich die Maßnahmen zur Risikobewältigung mehr auf die Prozesse als auf die Strukturen auswirken, sind auch hierbei die Hauptbelastungen einzukalkulieren. Die notwendigen Ausgaben werden zwar zunächst nur als Defizite in der Bilanz erscheinen, müssen jedoch längerfristig als sinnvolle Investitionen

Bereitstellung der erforderlichen Mittel und Ressourcen

gesehen werden. Bei näherer Betrachtung fällt alleine schon durch die Vermeidung von zusätzlichen Behandlungskosten ein enormes Einsparpotenzial auf, das die Krankenhausleitung nutzen sollte.

4.4   Risikomanager im Krankenhaus

Risikomanager als Fachkraft im Krankenhaus

Die Einführung eines Risikomanagementsystems ist ein Prozess, der alle Ebenen der Krankenhaushierarchie betrifft und von allen Mitarbeitern getragen werden muss. Obwohl die eigentliche Umsetzung der Sicherheitsstrategien in großem Umfang auf der Ebene der Patientenversorgung erfolgt, ist es von Seiten der Krankenhausleitung notwendig, hierfür die entsprechenden Bedingungen zu schaffen. Dazu gehört u. a. auch eine geeignete Organisationsstruktur, die sowohl den Interessen der Führungsebene als auch denen der Mitarbeiter gerecht wird. Wenn Risikomanagement als Aufgabe erkannt wurde, ergibt sich dadurch auch fast zwangsläufig die Diskussion über die Notwendigkeit von eigens geschulten Fachkräften für diese Aufgabe. In vielen Ländern mit vergleichbaren Gesundheitssystemen ist es schon längst eine Selbstverständlichkeit, hierfür speziell geschulte Mitarbeiter einzusetzen. Als Nebenaufgabe wird diese Funktion allerdings kaum zu bewältigen sein. Es wäre sicherlich auch hierzulande sinnvoll, für das Risikomanagement eigene Fachkräfte vorzuhalten und auszubilden. Anderen Spezialaufgaben (Hygiene, Transfusionswesen, Medizinprodukte etc.) vergleichbar gäbe es dann zukünftig auch Beauftragte für Patientensicherheit/Risikomanagement (international: „Patient Safety Officer"). Das potenzielle Betätigungsfeld könnte sehr weitreichend sein:

- Identifikation von Risiken
- Erstellung von Risikoanalysen
- Management von Projekten zur Risikoreduzierung
- Überwachung von Risiken
- Betreuung von Mitarbeitern nach Zwischenfällen
- Auswertung von Zwischenfällen
- Entgegennahme von Risikomeldungen
- Kontakt zum Haftpflichtversicherungsträger
- Betreuung und Auswertung des Incident Reportings
- Beratung der Krankenhausleitung
- Schulung von Mitarbeitern

Um diese Aufgaben bewältigen zu können, muss von einem Risikomanager/Patientensicherheitsbeauftragten eine entsprechende Qualifikation gefordert werden. Sie sollte vor allem Kenntnisse des Risiko-, Qualitäts- und Projektmanagements einschließen. Eine Qualitätsmanagementschulung stellt hierfür sicherlich eine gute Grundlage dar. Zusätzlich sind zumindest die Grundkenntnis von Elementen der Arbeitspsychologie (z. B. „Human Factors"), des Risikomanagements in anderen Branchen sowie des Straf- und Zivilrechts zu fordern.

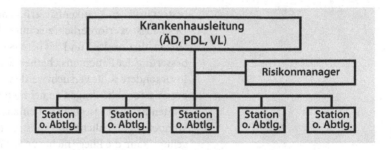

■ **Abb. 4.2** Die Position eines Risikomanagers in einem Krankenhaus sollte im Sinne einer Stabsstelle außerhalb der Krankenhaushierarchie angesiedelt sein. *ÄD* Ärztlicher Direktor, *PDL* Pflegedienstleitung, *VL* Verwaltungsleitung

Beim Umgang mit einer solch sensiblen Thematik, wie Risiken, Fehler und Zwischenfällen, ist es unentbehrlich, ein solides Vertrauensverhältnis zu den Mitarbeitern aufzubauen und auch zu erhalten. Da ein Risikomanager zwangsläufig auch immer wieder ein wenig in die Rolle eines Ermittlers oder Ermahners schlüpfen muss, sind kommunikatives Geschick und die Fähigkeit, in Problemsituationen ausgleichend tätig zu werden, besonders wichtig. Viele Mitarbeiter scheuen sich, mit Vorgesetzten offen über eigene Fehler oder bestehende Probleme zu diskutieren, deswegen sollte die Funktion des Risikomanagers nicht von Führungskräften übernommen werden. Sinnvoller wäre eine weitgehend neutrale Position, im Sinne einer Stabsstelle (■ Abb. 4.2). Auf diese Weise wäre es möglich, bestehende Hemmungen der Mitarbeiter abzubauen und so die „Bottom-up-Initiativen" zu fördern.

Positionierung des Risikomanagers außerhalb der Krankenhaushierarchie

4.5 Die Rolle der Pflege beim klinischen Risikomanagement

Der Pflege kommt bei einem Risikomanagementsystem aus mehreren Gründen eine ganz besondere Rolle zu. Sie stellt nicht nur quantitativ die größte Berufsgruppe im Krankenhaus, sondern auch ist in den meisten Teilbereichen ein wichtiger Kontinuitätsfaktor. Die Fluktuationsrate ist bei den Pflegenden üblicherweise deutlich niedriger als beispielsweise bei den Ärzten. Dadurch können sie in ihren Tätigkeitsbereichen häufig eine gewisse Beständigkeit sicherstellen. Viele der Pflegenden verfügen wegen ihrer langjährigen Tätigkeit in der gleichen Abteilung über einen umfangreichen Erfahrungsschatz bezüglich bestehender Risiken und typischer Fehlerkonstellationen. Zudem werden vielfach Tagesabläufe, organisatorische Entscheidungen und Grundsatzfragen maßgeblich durch die Pflege (mit-)geprägt. Es wäre schlicht verantwortungslos, diese Vorteile nicht zur Verbesserung der Patientensicherheit zu nutzen.

Es sollte selbstverständlich sein, bei allen wichtigen Planungen grundsätzlich alle beteiligten Disziplinen und Berufsgruppen mit einzubeziehen. Ein wirklich gutes Risikomanagementsystem verinnerlicht darüber hinaus den High-Reliability-Grundsatz, der Wertschätzung für besondere Expertise, die u. a. bei der Pflege vorliegt. In dieser Hinsicht

Rolle der Pflege im Risikomanagementsystem

besteht in vielen Krankenhäusern sicherlich noch Verbesserungsbedarf. Deshalb ist es erforderlich, zukünftig vermehrt auf bestehende Kompetenzen hinzuweisen und das bereits vorhandene Engagement zur Verbesserung der Patientensicherheit deutlich sichtbar zu demonstrieren. Insbesondere sollte versucht werden, in wachsendem Maße Einfluss auf organisatorische Fragen zu nehmen und dabei vor allem den existierenden Erfahrungsschatz mit einzubringen. Dies muss allerdings auf kompetente, sachliche und konstruktive Weise geschehen. Sofern dies gelingt, kann die Pflege nicht nur Anerkennung erlangen, sondern auch gänzlich neue Rollen im Krankenhaus einnehmen.

> **Die Pflege sollte sich ihrer Bedeutung für die Patientensicherheit bewusst sein und zunehmend eine aktivere Rolle in dieser Hinsicht einnehmen.**

Dies wird jedoch nur auf Basis von tatsächlich erbrachten Leistungen möglich sein. Es ist deshalb erforderlich, die gewünschte Anerkennung durch die Übernahme einer Vorreiterrolle zu erringen. Hierbei zählen vor allem konkrete Maßnahmen, die sich auch in der täglichen Routine bewähren. Es ist naheliegend, sich dabei zunächst auf berufstypische Risiken zu fokussieren. In Frage kommen hier z. B. Präventionsmaßnahmen (bzw. Prophylaxen) gegen Stürze, Dekubiti, Mangelernährung etc., die zwar schon längst zum Repertoire der pflegerischen Versorgung angehören, aber in ihrer Bedeutung häufig noch nicht ausreichend Anerkennung gefunden haben. Die Anwendung von Assessments und Scores kann hilfreich sein, die fachliche Basis zu unterstreichen. Angesichts knapper personeller Ressourcen ermöglichen sie gleichzeitig den zielgerichteten Einsatz der zur Verfügung stehenden Möglichkeiten. Darüber hinaus bieten sich aber noch weitere Betätigungsfelder zur Verbesserung der Patientensicherheit an. Besonders wichtig wären beispielsweise Initiativen bezüglich der sichereren Vorbereitung und Abgabe von Arzneimitteln, zur Händehygiene oder zur allgemeinen Reduzierung von Verwechslungen der verschiedensten Art. Hierzu zählen z. B. auch Fehletikettierungen, die in ihrer Häufigkeit und ihren Auswirkungen noch zum Teil stark unterschätzt werden.

Obwohl es grundsätzlich sinnvoll ist, zu Anfang typische pflegerische Risiken anzugehen, sollten aber auch Vorhaben in Angriff genommen werden, die über die Grenzen der eigenen Berufsgruppe hinaus wirksam sind. In Frage kommen beispielsweise die Implementation eines Critical-Incident-Reporting-Systems, die Durchführung von Fallanalysen oder die Umsetzung konkreter Verbesserungsprojekte. Hier hat die Pflege vielerorts bereits jetzt schon eine Vorreiterrolle übernommen, die sich jedoch noch ausbauen ließe. Auf diese Weise könnte es gelingen, neue Denkweisen im Krankenhaus zu etablieren und positiven Einfluss auszuüben. Die Pflege würde dadurch gewissermaßen zum Entwickler und wichtigen Träger der Sicherheitskultur werden.

4.6 Integration des Risikomanagements ins Qualitätsmanagement

Beim direkten Vergleich zwischen Risiko- und Qualitätsmanagement fällt auf, wie häufig sich die jeweiligen Maßnahmen, Methoden und Ziele ergänzen bzw. überschneiden. Gute Qualität und Sicherheit sind Begriffe, die sich gegenseitig ergänzen bzw. bedingen. Ebenso wie aus guter Qualität mehr Sicherheit resultiert, führt Sicherheit zu besserer Qualität. Leider müssen viele der ersten Bemühungen, Qualitätsmanagement im Krankenhauswesen einzuführen, rückwirkend als Fehlstart betrachtet werden. Allzu theoretische Erklärungsversuche haben bei vielen Krankenhausmitarbeitern nur Unverständnis und Verwirrung ausgelöst. Zudem wurde teilweise auch versäumt, die Vorteile, die Qualitätsmanagement in der Praxis bringen kann, nachvollziehbar zu vermitteln. Vielfach herrscht deswegen die Meinung vor, Qualitätsmanagement bestehe nur aus der Erhebung von Daten, dem Streben nach Zertifizierungen, würde vor allem mehr administrative Tätigkeiten nach sich ziehen und in der täglichen Arbeit zu keinen echten Verbesserungen führen. Die eigentlichen Grundgedanken, nämlich die dauerhafte Sicherstellung einer qualitativ guten Leistung und der kontinuierliche Verbesserungsprozess (KVP), gerieten hierbei leider häufig ein wenig in den Hintergrund. Neue Modelle, die nicht nur besser nachvollziehbar sind (z. B. DIN EN ISO 9000ff: 2015, EFQM) oder sogar speziell für Krankenhäuser entwickelt wurden (z. B. KTQ), haben jedoch inzwischen die Umsetzung von Qualitätsmanagement in die Praxis wesentlich erleichtert. Dadurch wird es nicht nur möglich, besser die Forderungen des 5. Sozialgesetzbuches (SGB V) nach qualitätssichernden Maßnahmen zu erfüllen, sondern auch ein wirklich funktionierendes Qualitätsmanagementsystem in einem Krankenhaus aufzubauen.

> **Wegen der vielen Gemeinsamkeiten spricht vieles dafür, Risikomanagement in das allgemeine Qualitätsmanagement zu integrieren.**

Ansonsten käme es dazu, dass verschiedene Bereiche an den gleichen Problemen arbeiten würden. Eine solche doppelte Vergabe von Aufgaben ist in der momentanen wirtschaftlichen Situation der Krankenhäuser sicherlich nicht möglich und würde zudem eine Verzettelung von personellen Ressourcen und Kompetenzen bedeuten. Hierfür wäre es lediglich notwendig, das Qualitätsmanagementsystem um die speziellen Methoden des Risikomanagements zu ergänzen. In den meisten Kliniken geschah dies bereits und das Risikomanagement wird erfolgreich von den QM-Abteilungen betrieben. Viele Experten erachten ein funktionierendes Qualitätsmanagementsystem sogar als Voraussetzung für die Einführung echten Risikomanagements.

Anders verhält es sich, wenn in einem Krankenhaus (noch) keine funktionierende QM-Abteilung existiert. Hier kann theoretisch Risikomanagement zunächst auch isoliert betrieben werden und auf diese

Neue Qualitätsmanagementmodelle erleichtern die Umsetzung in die Praxis

Integration des Risikomanagements ins allgemeine Qualitätsmanagement

Weise vielleicht sogar als erster Grundstein für die spätere Einführung des Qualitätsmanagements dienen. Häufig finden die Gedanken des klinischen Risikomanagements im Krankenhaus viel Anklang. Wenn es gelingt, dies mit sinnvollen Maßnahmen des Qualitätsmanagements zu kombinieren, kann dies sogar einen wichtigen Schritt zur Erreichung von mehr Akzeptanz darstellen.

4.6.1   Parallelen zwischen Qualitäts- und Risikomanagement

Es ist nur logisch, von Anfang an bewährte Verfahren, Begriffe und Methoden des Qualitätsmanagements auch beim Risikomanagement einzusetzen. Auf diese Weise wird eine einheitliche Vorgehensweise gewährleistet und die Ergebnisse stehen auch für eine weiterführende Nutzung im Rahmen der Qualitätsarbeit zur Verfügung.

4.6.2   Einteilung von Sicherheit und Risiko in verschiedene Ebenen

Ebenen der Sicherheit

Nicht nur die Qualität, auch die Sicherheit kann in verschiedene Ebenen (Struktur, Prozess und Ergebnis) unterteilt werden. Vorteil dieser Aufgliederung nach Donabedian ist ihre leichte Nachvollziehbarkeit. Zudem werden diese Ebenen zwar klar getrennt, dennoch wird ihre gegenseitige Wechselwirkung auch für Laien deutlich (◘ Abb. 4.3).

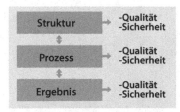

◘ **Abb. 4.3** Ebenso wie die Qualität kann auch die Sicherheit nach Donabedian in die Ebenen „Struktur", „Prozess" und „Ergebnis" untergliedert werden

4.6.3   Struktursicherheit

Die Struktur eines Krankenhauses ergibt sich aus einer Vielzahl von Einzelelementen. Neben den vorhandenen materiellen Bedingungen (bauliche Voraussetzungen, Arbeitsmittel, Gerätebestand etc.) spielen hierbei auch weitere Faktoren (Organisationsstrukturen, Personalstärke, Motivation, Qualifikation etc.) eine wichtige Rolle.

> ❯❯ Bekanntermaßen ist das Sicherheitsniveau in hohem Maße von den strukturellen Gegebenheiten abhängig. Das Fehlen grundlegender Bedingungen macht es nahezu unmöglich, die Patientenversorgung sicher zu gestalten.

Strukturelle Verbesserungen führen nicht automatisch zu mehr Sicherheit

Andererseits resultiert aus alleinigen strukturellen Verbesserungen nicht zwangsläufig mehr Sicherheit (ebenso wenig führt eine Erhöhung der finanziellen Mittel automatisch zu Besserungen). Dies muss vor allem bei der Ausarbeitung von Konzepten berücksichtigt werden. Ohne gleichzeitige Anpassung der Abläufe ist zumeist keine wirksame Reduzierung von Risiken möglich. Die allgegenwärtige Präsenz umfangreicher Schutzsysteme kann dann sogar zu blindem Vertrauen und Sorglosigkeiten führen.

4.6.4 Prozesssicherheit

So wichtig die vorgenannten Elemente auch sein mögen, alleine mit strukturellen Verbesserungen lassen sich Risiken nicht wirklich verhindern oder reduzieren. Vielmehr müssen die verschiedenen Tätigkeiten („Prozesse") entsprechend den Erfordernissen und Risiken angepasst werden. Dies ist besonders bedeutsam, da die meisten Risiken in die Prozess-Ebene einzuordnen sind. Der Begriff „Prozess" ist in diesem Zusammenhang sehr weitreichend zu verstehen. Er umfasst alle Arbeitsabläufe innerhalb des Krankenhausbetriebes. Dabei sind nicht nur die Tätigkeiten der einzelnen Mitarbeiter, sondern auch die Zusammenarbeit innerhalb der Stationen/Abteilungen sowie das Funktionieren der Schnittstellen zwischen den unterschiedlichen Bereichen eines Krankenhauses gemeint.

> **Arbeitsabläufe, die unter Berücksichtigung von Sicherheitsaspekten durchgeführt werden, sind nicht zwangsläufig mit höherem Zeitaufwand oder gar Verzögerungen verbunden. Vielmehr gelingt es sogar häufig, durch Optimierung der Prozesse Zeit zu sparen bzw. den vorhandenen Zeitrahmen sinnvoller zu nutzen.**

4.6.5 Ergebnissicherheit

Ebenso wie die Qualität kann auch die Sicherheit bei einer Dienstleistung nur schwer gemessen werden. Es ist dennoch notwendig, sich ein möglichst objektives Bild von den drohenden Risiken sowie der Effektivität risikoreduzierender Maßnahmen zu machen. Dies kann anhand der Auswertung von Beinahezwischenfällen und Zwischenfällen, durch Beobachtung der eingehenden Risikomeldungen, quantitativer Erfassung von Komplikationen (Stürze, Infektionen, ungeplante Folgeeingriffe, Dekubiti etc.), aber auch durch rückwirkende Betrachtung von abgelaufenen straf- und zivilrechtlichen Verfahren bzw. Haftpflichtfällen geschehen.

> **Ein Krankenhaus sollte ebenso wie auch andere Unternehmen die eigenen Leistungen nicht nur durch finanzielle oder leistungsbezogene Daten (Bettenbelegung, Verweildauer etc.) bewerten, sondern auch andere, nicht kommerzielle Fakten (Verwertung der Ressourcen, Sicherheitsstatus, Mitarbeiter- und Patientenzufriedenheit etc.) zur Bestimmung der eigenen Position verwenden.**

Die meisten Risiken sind auf der Prozessebene zu finden

Integration von sicherheitsrelevanten Faktoren in Balanced Scorecards

Dies kann beispielsweise durch sogenannte „Balanced Scorecards" geschehen, die verschiedene Faktoren beinhalten und so eine Messung und Auswertung ermöglichen. Eine weitere Möglichkeit besteht darin, sich direkt an den Vorgaben der verschiedenen Qualitätsmanagementmodelle zu orientieren und sich so selbst zu bewerten. Der Vorteil hierbei ist vor allem darin zu sehen, dass diese Methode gleichzeitig als Vorbereitung für eine evtl. angestrebte Zertifizierung geeignet ist. Auch bei diesen Erhebungen können die Ergebnisse der Risiko- und Zwischenfalluntersuchungen ein wichtiger Bestandteil sein. Voraussetzung hierfür ist allerdings, dass sie regelmäßig ermittelt werden und ein direkter Vergleich zwischen den einzelnen Untersuchungen möglich ist. Durch vergleichbare Messmethoden ist es auch möglich, die eigenen Ergebnisse denen anderer Krankenhäuser gegenüberzustellen („Benchmarking"). Unabhängig von Unterschieden, die sich z. B. durch unterschiedliches Patientengut ergeben können, ermöglicht ein solcher Vergleich die objektive Darstellung der eigenen Ergebnisse.

4.6.6 Projektmanagement

Kernkompetenz des Qualitätsmanagements: Projektdurchführung

In Krankenhäusern scheitert die Umsetzung vieler guter Ideen und hoffnungsvoller Vorhaben häufig lediglich an unzulänglicher Planung, Vorbereitung, Durchführung und Erfolgskontrolle. Bei solchen Misserfolgen werden nicht nur Mitarbeiter demotiviert, sondern in erheblichem Maße auch Zeit und finanzielle Mittel verschwendet. Deshalb wird in anderen Branchen wesentlich mehr Wert auf die fachgerechte Umsetzung von Projekten gelegt. Projektmanagement ist inzwischen sogar fester Bestandteil von verschiedenen Studien- und Ausbildungsgängen. Dieser Begriff fasst alle Maßnahmen für eine strukturierte und erfolgreiche Durchführung von Projekten zusammen. Eine der Kernkompetenzen des Qualitätsmanagements ist die Durchführung von Projekten. Hierbei haben sich strukturierte Vorgehensweisen etabliert, die eine größtmögliche Effizienz sicherstellen sollen. Ein bewährtes Hilfsmittel beim Projektmanagement ist der PDCA-Zyklus nach Deming. Das Kürzel PDCA steht für „Plan" (Planung), „Do" (Umsetzung), „Check" (Überprüfung) und „Act" (Reaktion), mit denen die einzelnen Phasen eines Projektes beschrieben werden (◻ Abb. 4.4).

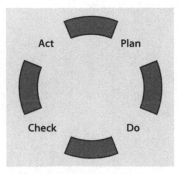

◻ **Abb. 4.4**   Der PDCA-Zyklus zeigt die einzelnen Stufen einer sinnvollen Projektdurchführung

Der Hauptvorteil bei dieser Vorgehensweise ist vor allem in der sinnvollen Abfolge aller notwendigen Schritte zu sehen. Der PDCA-Zyklus und Risikomanagement- bzw. Pflege-Regelkreise stehen dabei nicht in Konkurrenz zueinander, sondern lassen sich sinnvoll miteinander kombinieren.

▪ **Plan (Planung)**

Das Gelingen eines Projektes ist von der Planung abhängig

Das Gelingen eines Projektes ist zumeist stark von der Qualität der Planung abhängig. Das Problem, das den Wunsch nach Veränderungen geweckt hat, muss deshalb genau analysiert werden. Ebenso ist es erforderlich, sich Klarheit über die angestrebten Verbesserungen zu verschaffen.

> Um später den Erfolg eines Projektes beurteilen zu können, ist es nicht nur erforderlich, Ziele klar zu definieren, sondern auch ihre Realisierung zu prüfen. Die objektivsten Messergebnisse sind dabei von einem direkten Vergleich zwischen bestehendem Istzustand und dem später erreichten Sollzustand zu erwarten.

Deshalb sollte die Situation vor Durchführung eines Projektes möglichst genau ermittelt und mit messbaren Indikatoren verbunden werden. Die Erfahrung zeigt, dass Projekte am Widerstand Einzelner scheitern können. Gerade die in Krankenhäusern üblichen Organisationsstrukturen ermöglichen es einer Vielzahl von Personen, eine solche Entwicklung zu blockieren. Der rechtzeitigen Information (und evtl. Einbindung) aller Betroffenen und Entscheidungsträger kann deshalb entscheidende Bedeutung zukommen. Ebenso ist es wichtig, schon im Vorfeld alle anfallenden Kosten zu kalkulieren und laufend zu überwachen. Um ein Durcheinander während der Umsetzungsphase zu vermeiden, muss eine klare Aufteilung von Zuständigkeiten und Kompetenzen unter den am Projekt beteiligten Mitarbeitern erfolgen. Die Erstellung eines Zeitplanes, der auch Meilensteine (definierte Punkte, deren Erreichung für das weitere Vorgehen notwendig ist) einschließt, rundet die Planung ab, sodass mit der Umsetzung begonnen werden kann.

Klare Aufteilung von Zuständigkeiten und Kompetenzen

- **Do (Umsetzung)**

Bei der eigentlichen Umsetzung eines Projektes muss eine laufende Überwachung der gemachten Fortschritte anhand des Zeit- und Kostenplanes erfolgen. In dieser Phase ist immer mit Schwierigkeiten, Verzögerungen und Widerständen zu rechnen.

> Notwendige Korrekturen am Projektplan dürfen nicht als Indiz für ungenügende Planung missverstanden werden. Vielmehr gelten sie als Zeichen für aktives Projektmanagement, das in der Lage ist, flexibel auf Probleme zu reagieren.

- **Check (Überprüfung)**

Vielfach werden Projekte ohne Kenntnis über die erzielten Erfolge und den tatsächlichen Grad der Umsetzung als abgeschlossen betrachtet. Das kann dazu führen, dass Probleme, die eigentlich gelöst werden sollten, weiterhin bestehen. Ohne Erfolgskontrolle muss ein Projekt als unvollständig, vielleicht sogar als Misserfolg angesehen werden. Hier zeigt sich, wie wichtig es ist, in der Planungsphase die bestehende Situation und das zu lösende Problem genau zu analysieren. Nur eine direkte Gegenüberstellung der vorherigen und der erreichten Situation ermöglicht eine wirklich objektive Beurteilung der erzielten Fortschritte. Ein solcher Vergleich gelingt am besten anhand der festgelegten

Vorher-Nachher-Vergleich anhand von Indikatoren

Indikatoren. Ebenso ist es wichtig, im Anschluss an die Projektdurchführung die Einhaltung der Zeit- und Kostenplanung kritisch zu überprüfen. Auch wenn hierbei keine echten Korrekturen mehr möglich sind, können daraus jedoch für zukünftige Projekte wichtige Rückschlüsse gezogen werden.

▪ **Act (Reaktion)**
Die Ergebnisse der Erfolgskontrolle geben noch keinen endgültigen Stand wieder, sondern sind vielmehr Anlass zur weiteren Anpassung des Projektes an die Praxis. Der PDCA-Zyklus beginnt gewissermaßen wieder aufs Neue, da sich schon alleine durch die Durchführung des Projektes eine neue Situation ergeben hat.

4.6.7 Projektdokumentation

❯ Sinn und Zweck der Projektdokumentation ist keineswegs eine Bürokratisierung oder die unnötige Anhäufung von Papierbergen. Vielmehr soll erreicht werden, dass der gesamte Ablauf des Projektes nachvollziehbar ist.

Die Dokumentation stellt das Grundgerüst eines Projektes dar

Jeder Schritt im PDCA-Zyklus baut auf den vorangegangenen auf. Ohne entsprechende Dokumentation droht folglich die Gefahr von unvollständig abgewickelten Projekten. Besonders wichtig ist dabei die schriftliche Fixierung der Stammdaten der in der Plan-Phase vereinbarten Ziele, Indikatoren, Meilensteine sowie der gesetzten Zeit- und Kostenpläne. Sie stellen gewissermaßen das Grundgerüst des gesamten Projektes dar und müssen deshalb besonders akkurat dokumentiert sein. Darauf basierend kann der weitere Ablauf relativ einfach überwacht werden. Durch Anwendung von etablierten Projektmanagementsystemen (z. B. Prince2), Vordrucken oder geeigneter EDV-Tools ist es dabei möglich, den Zeitaufwand stark zu reduzieren. Für später folgende Projekte kann die vorhandene Dokumentation dann auch als Grundlage dienen und so die Abwicklung erleichtern.

Weiterführende Literatur

Buerschaper C (2004) Konzepte moderner OE Theorie und ihre Übertragbarkeit auf Sicherheits-/Fehlerkultur, In: Referateband der 11. Jahrestagung der Gesellschaft für Qualitätsmanagement in der Gesundheitsversorgung e, V. 9. Marburger UQM-Kongress Patientensicherheit & Risikomanagement. GQMG, Köln
Bundesärztekammer (Hrsg) u. Mitarbeit von Kolkmann F.-W. Seyfarth-Metzger I, Stobrawa F (2001) Leitfaden Qualitätsmanagement im deutschen Krankenhaus. 3. Aufl. Zuckschwerdt, München
Candidus W, Aeuer D, Klosterkötter (2003) Risiken den Hahn abdrehen. Grundsätzliche Überlegungen bei der Installation eines Risikomanagements im Krankenhaus. Krankenhaus Technik Management 30: 48–49
Dinges S (2005) Zur Etablierung einer neuen Fehlerkultur im Umgang mit Fehlern in der stationären Patientenversorgung. In: Holzer E, Thomeczek C, Hauke E,

Conen D, Hochreutener M-A (Hrsg) Patientensicherheit – Leitfaden für den Umgang mit Risiken im Gesundheitswesen. Facultas, Wien

Eickhoff A, Riemann J (2003) Schutzmechanismen aus berufspolitischer Sicht. In: Graf V, Felber A, Lichtmannegger R (Hrsg) Risk Management im Krankenhaus – Risiken begrenzen und Kosten steuern. Luchterhand, Neuwied

Eiff W v., Middendorf C (2004) Klinisches Risikomanagement – kein Bedarf für deutsche Krankenhäuser? Krankenhaus 96: 537–542

Hersey P, Blanchard K (1977) Management of organizational behavior – utilizing human resources, 3. Aufl. Prentice Hall, New Jersey

Hollmann J (2010) Führungskompetenz für Leitende Ärzte. Springer, Berlin

Kalb A (2010) Die Interaktion zwischen Arzt und Pflegekraft in ihrer Auswirkung auf das Rollenbild der Pflege. Grin, Norderstedt

Kirchner H, Ollenschläger G, Thomeczek C (2005) Leitlinien zur Fehlerprävention. In: Holzer E, Thomeczek C, Hauke E, Conen D, Hochreutener M-A (Hrsg) Patientensicherheit – Leitfaden für den Umgang mit Risiken im Gesundheitswesen. Facultas, Wien

Nolan T (2000) System changes to improve patient safety. Br Med J 320: 771–773

Ollenschläger G, Thomeczek C (2002) Qualitätsmanagement im Gesundheitswesen: Fehlerprävention und Umgang mit Fehlern in der Medizin. Med Klin 97: 564–570

Palm S (2005) Vermeidung von Patientenstürzen. In: Holzer E, Thomeczek C, Hauke E, Conen D, Hochreutener M-A (Hrsg) Patientensicherheit – Leitfaden für den Umgang mit Risiken im Gesundheitswesen. Facultas, Wien

Paula H (2004a) Der Anwender braucht Beistand – Tipps für ein umfassendes Risikomanagement. Krankenhaus Med Techn 31: 14–17

Paula H (2004b) Zukunftsperspektiven beim Risikomanagement. Kongressband zum 5. Würzburger Medizintechnikkongress. Euritim, Wetzlar, S 109–111

Pfaff H, Ernstmann N, v. Pitzbuer E (2004) Warum gibt es im Krankenhaus keine Fehlerkultur? Gesundheitsökonomie Qualitätsmanagement 9: 271–273

Roberts K, Yu K, Van Stralen D (2004) Patient safety is an organizational issue: lessons from a variety of industries. In: Youngberg B, Hatlie M (Hrsg) The patient safety handbook. Jones and Bartlett, Sudbury

Schäfer M (2013) Das Management muss Funktionen und Leistungsauftrag klar definieren. Competence 77: 10–11

Schrappe M (2004) Risikomanagement-Curriculum: Perspektiven des GQMG-Vorsitzenden, Ärztlichen Direktors und Koordinators des Qualitätsmanagements-Curriculums der Bundesärztekammer. In: Referateband der 11. Jahrestagung der Gesellschaft für Qualitätsmanagement in der Gesundheitsversorgung e, V. 6 9. Marburger UQM-Kongress Patientensicherheit & Risikomanagement. GQMG, Köln

Schrappe M (2005) Das sichere Krankenhaus. In: Holzer E, Thomeczek C, Hauke E, Conen D, Hochreutener M-A (Hrsg) Patientensicherheit – Leitfaden für den Umgang mit Risiken im Gesundheitswesen. Facultas, Wien

Staender S (2011) Patientensicherheit – Ein zentrales Public-Health-Thema fristet noch immer ein Schattendasein, Schweizerische Ärztezeitung 92: 131–134

Steinbrucker S, Jakobs P (2004) Fehler und Gefahren als Chance begreifen: Risikomanagement auf der Intensivstation als zentraler Bestandteil von Qualität, 2. Teil. Schwester Pfleger 43: 390–394

Weick K, Sutcliffe K, Obstfeld D (2008) Organizing for high reliability. In: Boin A (Hrsg) Crisis management Vol. 3. Sage, Los Angeles

Weidringer J, W (2005) Risikomanagement als Teil des Qualitätsmanagements; Qualitätsmanagement und Riskmanagement – Gemeinsamer Nutzen für Patienten, Angehörige der Gesundheitsberufe und verschiedene Kostenträger. In: Holzer E, Thomeczek C, Hauke E, Conen D, Hochreutener M-A (Hrsg) Patientensicherheit – Leitfaden für den Umgang mit Risiken im Gesundheitswesen. Facultas, Wien

Juristisches Risikomanagement

© Springer-Verlag GmbH Deutschland 2017
H. Paula, *Patientensicherheit und Risikomanagement in der Pflege*,
DOI 10.1007/978-3-662-53567-7_5

5

Kurzüberblick

Dem Management juristischer Risiken wird zukünftig immer größere Bedeutung zukommen. Entgegen der landläufig geäußerten Ansicht geht es hierbei nicht darum, geschädigten Patienten das Recht auf Schadensersatz zu verwehren. Vielmehr sollen in erster Linie unberechtigte Ansprüche vermieden werden. Dies ist vor allem angesichts der Tatsache notwendig, dass Haftpflichtversicherungen immer weniger bereit sind, Krankenhäuser zu versichern. Ein wichtiges Ziel des juristischen Krankenhaus-Risikomanagements muss es also sein, auch zukünftig stabile Versicherungsprämien zu erreichen. Nutznießer werden dabei nicht nur die Krankenhäuser, sondern auch betroffene Patienten sein, für die auch zukünftig eine ausreichende Haftung sichergestellt wird. Nicht vergessen werden darf in diesem Kontext auch der Schutz der Krankenhausmitarbeiter, insbesondere vor strafrechtlichen Konsequenzen. Dies ist vor allem ein Gebot der Fairness, da die Personen am „scharfen Ende" eines Prozesses im Vergleich zu den Systemverantwortlichen juristisch sehr stark exponiert sind.

Vermeidbar geschädigte Patienten haben Anspruch auf Schadensersatz

Hauptziel des Krankenhaus-Risikomanagements ist selbstverständlich immer die Patientensicherheit. Da sich hierbei auch die verschiedenen Haftpflichtversicherungträger stark engagieren, entsteht allerdings zuweilen fälschlicherweise der Eindruck, dass es sich ausschließlich um Schutz vor juristischen Konsequenzen handelt. Juristisches Risikomanagement bedeutet jedoch keineswegs, berechtigte Ansprüche von Patienten oder Angehörigen unter Ausnutzung aller Mittel zu verhindern. Wenn ein Patient vermeidbar im Krankenhaus geschädigt wurde, steht ihm (bzw. den Angehörigen) selbstverständlich ein Ausgleich für die entstandenen Kosten und Schmerzensgeld zu. Dies wird aber nur dann auch in Zukunft noch möglich sein, wenn das System finanzierbar bleibt. Die Kosten für eine Krankenhaushaftpflichtversicherung steigen kontinuierlich. Gleichzeitig nehmen viele Versicherungsgesellschaften keine Krankenhäuser mehr als Neukunden auf oder ziehen sich sogar komplett aus diesem Bereich zurück. Um berechtigte Ansprüche auch zukünftig erfüllen zu können, ist es deshalb ein unternehmerisches Gebot, unbegründete Klagen abzuweisen.

❯ **Nicht jeder ungünstige Krankheitsverlauf ist schuldhaft verursacht worden und für krankheitsimmanente oder schicksalhafte Komplikationen kann nicht das Krankenhaus haftbar gemacht werden. Trotz allem Verständnis für die Tragik der Situation und der hohen finanziellen Belastungen, die solche Schicksale mit sich bringen, wäre es nicht zu vertreten, wenn die Kliniken (bzw. ihre Versicherungen) für nicht verschuldete Komplikationen aufkommen würden.**

Keine amerikanischen Verhältnisse

Im Zusammenhang mit der zunehmenden Pflicht, rechtliche Aspekte im täglichen Krankenhausbetrieb zu berücksichtigen, werden häufig Vergleiche mit der Situation in den USA angestellt. Trotz zunehmender Prozesszahlen und steigender Schadensersatzansprüche kann hierzulande noch bei Weitem nicht von „amerikanischen Verhältnissen" gesprochen werden. Die Gründe hierfür liegen in den Besonderheiten des Rechtssystems der USA. Die Schuldfrage wird dort vor Gericht von einer Jury, bestehend aus juristischen Laien, entschieden. Die Väter des amerikanischen Rechtssystems waren der Meinung, dass eine Versammlung von zwölf Bürgern ein natürlicheres Rechtsempfinden als ein Richter haben würde. Diese Laien sind allerdings wesentlich leichter zu beeinflussen als ein Richter mit juristischer Ausbildung. Deswegen wird von Anwälten häufig mit allen möglichen Mitteln versucht, die Geschworenen zu manipulieren. Ein weiteres Merkmal sind die hohen Strafschadensersatzsummen („punitive damages"), die in den USA zugesprochen werden. Da es dort für Anwälte nicht unüblich ist, auf Erfolgsbasis zu arbeiten und einen bestimmten Prozentsatz als Honorar zu vereinbaren, ist die Versuchung, sehr hohe Summen zu fordern, entsprechend groß. Schon durch einen einzigen gewonnenen Prozess kann ein Rechtsanwalt reich werden, Patienten werden deshalb zu Klagen ermutigt. Um möglichst nahe an den potenziellen Klienten zu sein, haben Anwälte sogar mobile Büros in Wohnmobilen auf Krankenhausparkplätzen eingerichtet oder durchstreifen die Stationen auf der Suche nach klagewilligen Patienten.

> **Ungeachtet dieser Verschiedenheit der Rechtssysteme ist es für alle Mitarbeiter eines Krankenhauses von großer Bedeutung, die wichtigsten Verhaltensregeln bei juristischen Auseinandersetzungen sowie zumindest die Grundlagen des Straf- und Zivilrechtes zu kennen.**

Juristisch gesehen gibt es im Krankenhaus keine „arztfreien Räume", d. h., die grundsätzliche Verantwortung für die Patientenbehandlung obliegt bestimmungsgemäß immer einem Arzt. Dies ist jedoch nicht mit umfassender Haftung für sämtliche Tätigkeiten und Entschlüsse der nichtärztlichen Berufsgruppen verbunden. Pflegende können durchaus für ihre Handlungen verantwortlich gemacht werden. Dies betrifft insbesondere die Ausführungsverantwortung bei Aufgaben, für die sie zuständig sind. Ein besonderes Problemfeld stellen dabei immer wieder Verordnungen dar, die sich einer objektiven juristischen Prüfung entziehen, da sie nur mündlich gegeben wurden. Stations- und Pflegedienstleitungen können in dieser Hinsicht viel für den Schutz ihrer Mitarbeiter tun, wenn sie in dieser Hinsicht klare Regeln vorgeben.

5.1 Allgemeine Verhaltensregeln

5.1.1 Information des Patienten/der Angehörigen

Die Information eines Patienten (bzw. seiner Angehörigen) nach einem Zwischenfall ist wohl mit das heikelste Problem, das sich in diesem Zusammenhang ergibt. Hier gibt es keine allgemein gültigen

Keine Patentlösungen bei der Information von Patienten/ Angehörigen

5

Patentlösungen, vielmehr muss für jeden einzelnen Fall eine individuelle Vorgehensweise gewählt werden. Es ist dabei sehr wichtig, eine Sprache zu finden, bei der die Persönlichkeit des Patienten/der Angehörigen Berücksichtigung finden. Die eigentliche Problematik ist vor allem darin zu sehen, dass einerseits ein berechtigtes Informationsbedürfnis zu befriedigen ist, andererseits aber dadurch womöglich auch juristische Nachteile in Kauf genommen werden. So untersagen beispielsweise die Haftpflichtversicherungen, ein etwaiges Verschulden gegenüber betroffenen Patienten oder Angehörigen einzugestehen. Diese in der Öffentlichkeit häufig kritisierte Praxis entspricht im Übrigen den allgemein üblichen Vertragsklauseln einer Versicherung. Auch bei einer KFZ-Haftpflichtversicherung ist beispielsweise festgelegt, dass der Versicherungsnehmer nach einem Verkehrsunfall kein Schuldeingeständnis abgelegen darf.

> ❯ Die Erfahrung zeigt, dass viele Patienten und Angehörige
>   durchaus Verständnis für Komplikationen aufbringen, wenn
>   sie rechtzeitig und verständlich darüber aufgeklärt werden.
>   Ein Rechtsstreit entsteht häufig erst aus einem Gefühl des
>   Misstrauens heraus.

Besonders der Verdacht, die Krankenhausmitarbeiter würden Informationen vorenthalten, etwas vertuschen oder gar die Unwahrheit sagen, untergräbt das Vertrauensverhältnis. Es ist deshalb wichtig, möglichst engen Kontakt aufrechtzuerhalten. Unter allen Umständen muss eine Entfremdung zwischen Patient/Angehörigen und Krankenhausmitarbeitern vermieden werden. Hierbei ergibt sich immer wieder eine Problematik, für die es letztlich keine Patentlösungen gibt. Grundsätzlich sollte die Kommunikation über einen verantwortlichen und entsprechend kompetenten Arzt erfolgen. Dennoch wenden sich Patienten und Angehörige häufig aber direkt an die Pflegenden, wenn sie eine Komplikation oder einen Behandlungsfehler vermuten. Diese befinden sich dann in der Zwangslage, einerseits keine fachlichen Auskünfte geben zu dürfen, andererseits aber auch das berechtigte Informationsinteresse zu befriedigen. Ausweichende Mitteilungen oder gar eine Gesprächsverweigerung sind geeignet, Misstrauen zu schüren und können sich hier fatal auswirken. Nach Möglichkeit sollte deshalb immer versucht werden, solche Situationen gar nicht erst entstehen zu lassen, indem proaktiv ein ärztliches Gespräch organisiert wird. In der Praxis ist dies jedoch nicht immer realisierbar. Aus diesem Grunde muss auch die Pflege gewappnet sein, kritische Fragen entgegenzunehmen und adäquat darauf zu reagieren. Dabei kann die Beherzigung einiger Grundregeln hilfreich sein:

— Grundsätzlich ist bei kritischen Fragen von Patienten und
  Angehörigen immer Gesprächsbereitschaft zu signalisieren.
  Dabei sollte versucht werden, die aufgetauchten Fragestellungen
  zusammenzufassen und an die zuständigen Ärzte
  weiterzuleiten.

- Konkrete fachliche Aussagen können – durchaus wahrheitsgemäß – unter dem Verweis, nicht selbst beim betreffenden
  Ereignis anwesend gewesen bzw. nicht über den kompletten Verlauf
  informiert zu sein, vermieden werden. Das Argument, nicht aus
  zweiter Hand berichten zu wollen, wird üblicherweise akzeptiert.
- Den Patienten und Angehörigen sollte ein baldmöglichst statt-
  findendes Gespräch in Aussicht gestellt werden. Die zuständigen
  Ärzte sind dann sofort über kritische Fragen zu informieren.

Ziel ist es dabei ausdrücklich nicht, Patienten und Angehörige zu ver-
trösten. Vielmehr sollen ihre Bedürfnisse respektiert werden, ohne
den zuständigen Ansprechpartnern vorzugreifen oder diese wichtigen
Gespräche in einem ungeeigneten Umfeld stattfinden zu lassen. Da eine
ständige Verfügbarkeit eines kompetenten Ansprechpartners jedoch
im Krankenhausalltag nicht immer möglich ist, kann es sinnvoll sein,
Termine zu vereinbaren.

> **Praxistipp**
>
> - Schwerpunktmäßig sollte die Sachlage objektiv dargestellt
>   werden, Spekulationen über mögliche Ursachen oder evtl.
>   verantwortliche Personen sind zu unterlassen.
> - Beim Gespräch ist es zwar wichtig, Mitgefühl zu zeigen,
>   allerdings dürfen dabei keine Schuldeingeständnisse
>   gemacht werden.
> - Gespräche sollten nicht von den Mitarbeitern geführt
>   werden, die evtl. schuldhaft an dem Geschehnis beteiligt
>   waren. Nach Möglichkeit sollte der zuständige Chefarzt
>   anwesend sein bzw. das Gespräch führen.
> - Es muss eine möglichst ruhige und ungestörte Atmosphäre
>   geschaffen werden. Die Gespräche dürfen deshalb nicht auf
>   dem Gang stattfinden, sondern sollten prinzipiell in einem
>   separaten Raum (z. B. Arztzimmer) geführt werden.
> - Falls sich im Laufe des Gespräches herausstellt, dass von
>   Seiten des Patienten/der Angehörigen eine Schadensersatz-
>   klage angestrebt wird, sollte ein Schlichtungsverfahren
>   bei einer Gutachterkommission/Schlichtungsstelle der
>   zuständigen Landesärztekammer vorgeschlagen werden.

5.1.2 Dokumentation des Ereignisses

Die ärztliche und pflegerische Dokumentation hat im Laufe der Jahre
zunehmend auch juristische Bedeutung gewonnen. Während sie früher
vor allem als Gedächtnisstütze galt, wird sie heute als Nachweis der
Diagnostik, Indikationsstellung, Aufklärung und Therapie angesehen.

Zunehmende Bedeutung der
Dokumentation

Darüber hinaus ist der gesamte Verlauf schriftlich so zu fixieren, dass er später nach Abschluss der Behandlung noch sicher rekonstruiert werden kann. Hierzu zählt u. a. die Pflicht, aufgetretene Komplikationen zu erwähnen. Wird ein so einschneidendes Ereignis nicht adäquat dokumentiert oder sogar unterschlagen, bedeutet das nicht nur, dass die Krankenakte unvollständig bleibt, sondern es werden dadurch auch juristische Nachteile in Kauf genommen (▶ Abschn. 5.3.3, „Erleichterung und Umkehrung der Beweislast). Ähnlich wie bei der persönlichen Information des Patienten/der Angehörigen gilt es auch bei der schriftlichen Dokumentation, unnötige juristische Nachteile zu vermeiden.

> **Praxistipp**
>
> Neben den allgemeinen Dokumentationsregeln müssen folgende Grundsätze beachtet werden:
> - In der Krankenakte sind ausschließlich Fakten zu beschreiben. Dabei ist der Sachverhalt objektiv darzustellen.
> - Alle beteiligten Mitarbeiter sind mit komplettem Namen, Berufsbezeichnung und Station/Abteilung aufzuführen.
> - Spekulationen über mögliche Ursachen oder evtl. verantwortliche Personen sind unbedingt zu vermeiden.
> - Zusätzliche Aufzeichnungen zum Ereignis (hausinterne Meldeformulare, persönliche Gedächtnisprotokolle etc.) sind wegen der Beschlagnahmegefahr grundsätzlich getrennt von der Krankenakte aufzubewahren.
> - Nachträgliche Eintragungen müssen deutlich als solche gekennzeichnet und mit Datum und Grund der Änderung sowie der Unterschrift der Person, die diesen Eintrag vorgenommen hat, versehen werden.

5.1.3 Herausgabe von Krankenakten

Die Krankenakten stellen bei einem Verfahren häufig das zentrale Beweisstück dar. Deshalb werden sie meistens schon sehr früh staatsanwaltlich beschlagnahmt bzw. von Patienten oder deren Vertretern als Kopien angefordert. Im Laufe eines Straf- oder Zivilverfahrens wird immer wieder der Vorwurf erhoben, dass Teile der Akte fehlen oder sogar nachträglich verändert wurden. Für die Beschuldigten kann dies mit erheblichen Problemen (beim Zivilrecht bis hin zur Umkehr der Beweislast) verbunden sein.

> **Praxistipp**
>
> Zur Entkräftung solcher Anschuldigungen sind gewisse Regeln zu beachten:
>
> - Die Herausgabe von Krankenakten sollte ausschließlich durch den zuständigen Chefarzt erfolgen.
> - Originalakten dürfen nur im Falle einer staatsanwaltlich/gerichtlich angeordneten Beschlagnahmung herausgegeben werden.
> - Fordert ein Patient bzw. seine Vertreter (Angehörige, Anwälte etc.) die Herausgabe der Krankenakte, sind lediglich Kopien auszuhändigen.
> - Bei der Herausgabe und Einsichtnahme durch Vertreter des Patienten sind die Grundsätze der Schweigepflicht zu beachten.
> - Die Herausgabe der Akten sollte möglichst zentral (z. B. durch das Büro des zuständigen Chefarztes) organisiert werden.
> - Vor der Herausgabe sollte die komplette Akte mindestens zweifach fotokopiert werden. Die einzelnen Kopien müssen durchgehend in sinnvoller Reihenfolge nummeriert werden.
> - Die Aushändigung der kompletten Originalakte bzw. der Kopien sollte vom Empfänger schriftlich bestätigt werden.

5.1.4 Verhalten gegenüber Medien

Das Interesse der Öffentlichkeit – und damit auch der Medien – an Zwischenfällen im Krankenhaus ist ungebrochen groß. Häufig werden die Medien gezielt informiert, wenn sich Patienten/Angehörige ungerecht behandelt fühlen oder sich durch den öffentlichen Druck eine Verbesserung des Prozessverlaufs versprechen. In vielen Krankenhäusern wurde die Erfahrung gemacht, dass dabei die Sachverhalte sehr emotional und einseitig dargestellt wurden. In der Presse und im Fernsehen herrscht ein enormer Konkurrenzdruck. Bestehen kann hier nur, wer die Erwartungen der Zuschauer/Leser erfüllt. Unter dieser Prämisse leidet zuweilen die Seriosität der Berichterstattung. Rückt eine Klinik in den Fokus der Medien, droht die Gefahr eines dauerhaften Imageverlustes. Angesichts der enormen Wirkung einer negativen Berichterstattung ist es deshalb sehr wichtig, die sich bietenden Alternativen genau zu prüfen. Bisweilen entsteht dabei auch Eindruck, chancenlos gegenüber den Medien zu sein. Werden Interviews, Drehgenehmigungen etc. verweigert, gilt dies häufig als Zeichen einer Blockadehaltung gegenüber

Gefahr des Imageverlusts durch Berichterstattung in den Medien

den Patienten und Angehörigen. Andererseits führt eine Kooperation mit den Medien nicht immer zum gewünschten Erfolg. Aussagen bei Interviews können aus dem Zusammenhang gerissen werden und zu einer vollkommen falschen Wiedergabe der ursprünglichen Inhalte führen. Jeder Mitarbeiter sollte sich dieser Problematik bewusst sein und (evtl. per Dienstanweisung) zur Einhaltung gewisser Regeln verpflichtet werden.

> **Praxistipp**
>
> — Direkt betroffene Mitarbeiter sollten prinzipiell keine Interviews geben.
> — Interviews sollten ausschließlich von der Krankenhausleitung oder den zuständigen Chefärzten gegeben werden.
> — Bei einem Interview dürfen keine Schuldeingeständnisse etc. abgegeben werden.
> — Wünsche nach Drehgenehmigungen, Interviews etc. sind nur von der Krankenhausleitung zu bearbeiten.
> — Unangemeldet auftretende Medienvertreter sind an die Krankenhausleitungen zu verweisen.
> — Ungenehmigte Filmaufnahmen etc. sind unter Berufung auf den Schutz der Patienten und das Hausrecht zu unterbinden.
> — Die Schweigepflicht ist unbedingt einzuhalten.

5.2   Strafrecht

5.2.1   Grundlagen des Strafrechts

Gesetze dienen dem Schutz wichtiger Rechtsgüter

Es gehört zu den grundlegenden Aufgaben eines Staates, für den Schutz seiner Bürger zu sorgen. Deshalb haben schon die frühen Kulturen Regeln aufgestellt, die wichtige Rechtsgüter (Leben, körperliche Unversehrtheit, Eigentum etc.) garantieren sollen. Um ihre Einhaltung durchzusetzen, wurden Zuwiderhandlungen mit Strafen belegt. Die logische Konsequenz war später die schriftliche Fixierung solcher Regeln als Gesetze. Damit verbundene fest definierte Strafen stellen für die Bürger eines Staates den Schutz vor willkürlicher Festsetzung des Strafmaßes dar.

> ❯ Grundlage des Strafrechtes ist das Strafgesetzbuch (StGB), in dem nicht nur die einzelnen Straftatbestände, sondern auch das jeweils dazugehörige Strafmaß beschrieben sind. Die Aufgaben des Staates beschränken sich jedoch nicht nur auf

die Gesetzgebung, sondern schließen auch die Pflicht ein, die Einhaltung der Gesetze zu überwachen und Verstöße zu ahnden.

Um Machtmissbrauch zu verhindern, werden in Rechtsstaaten diese Aufgaben in die legislative (gesetzgebende), exekutive (vollziehende) und judikative (rechtsprechende) Gewalt geteilt. Allerdings ist nicht jeder strafrechtliche Tatbestand für den Staat automatisch mit der Pflicht verbunden, Maßnahmen einzuleiten. Hier erfolgt nur auf Antrag eine Strafverfolgung („Antragsdelikte"). Zum Schutz besonders wichtiger Rechtsgüter muss der Staat bei schweren Verstößen jedoch tätig werden („Offizialdelikte").

5.2.2 Der Strafprozess

Der Strafprozess beginnt schon mit dem Ermittlungsverfahren, bei dem der Staatsanwalt versucht den/die Täter zu ermitteln (◨ Abb. 5.1).

Ausgelöst wird das Verfahren entweder durch eine Anzeige, bzw. wenn Polizei oder Staatsanwaltschaft anderweitig (z. B. durch eine Todesbescheinigung) Kenntnis von einem möglichen Gesetzesverstoß erhalten. Zu diesem Zweck stehen weitreichende Mittel zur Verfügung.

◨ **Abb. 5.1**   Der Ablauf eines strafrechtlichen Verfahrens

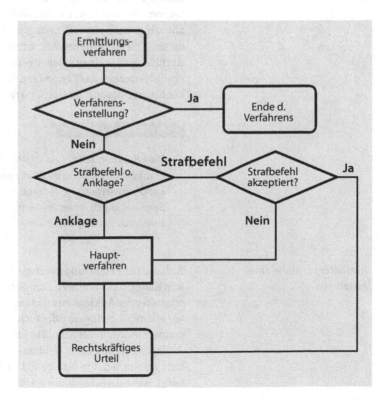

Beispielsweise können Zeugen vernommen und Beweismittel sichergestellt werden. Dennoch verfügt ein Staatsanwalt nicht über unbegrenzte Befugnisse, manche Maßnahmen dürfen nur mit Genehmigung eines Ermittlungsrichters durchgeführt werden. Aufgabe der Polizei ist es, den Staatsanwalt zu unterstützen und gegebenenfalls schon im Vorfeld Ermittlungen aufzunehmen.

> **❯ Kommt es nach einer Patientenschädigung zu Ermittlungen in einem Krankenhaus, ist die Kenntnis der Verhaltensregeln für alle Beteiligten sehr wichtig. Prinzipiell ist jeder Zeuge gegenüber den Ermittlungsbehörden zu Angaben verpflichtet. Es ist allerdings auch ein rechtsstaatlicher Grundsatz, dass sich niemand selbst einer Straftat bezichtigen muss. Ein Recht zur Aussageverweigerung besteht also immer dann, wenn der Zeuge sich selbst belasten würde.**

Häufig Unklarheiten über den Status der Zeugen

In der Praxis kann dies zu erheblichen Problemen führen. Besonders in der Anfangsphase richtet sich eine Ermittlung häufig gegen „Unbekannt". Für die Polizei und Staatanwaltschaft ist es dann erst im Verlauf der weiteren Untersuchung möglich, zwischen Beschuldigten, Verdächtigen und Zeugen zu unterscheiden. Ebenso kann es sein, dass sich ein Krankenhausmitarbeiter zunächst noch nicht darüber im Klaren ist, ob er vielleicht eine (Teil-)Schuld an dem Ereignis trägt. Durch eine offene Aussage könnte er sich dann unnötigerweise selbst belasten. Wird aber grundlos vom Aussageverweigerungsrecht Gebrauch gemacht, kann dadurch allerdings auch ein evtl. unbegründeter Verdacht erregt werden. Um diesem Dilemma zu entgehen, empfiehlt es sich, frühzeitig den Rat eines Rechtsanwaltes einzuholen. Bei der Auswahl eines Verteidigers sollte übrigens weniger das Renommee, als die Erfahrung in Fragen des Krankenhausrechtes ausschlaggebend sein (Fachanwalt statt „Staranwalt").

> **Praxistipp**
>
> Die Erfahrung zeigt, dass strafrechtliche Verfahren gegen Krankenhausmitarbeiter relativ häufig eingestellt werden. Eine kooperative Haltung, verbunden mit einer fachlich fundierten Beratung durch einen versierten Anwalt, kann sich hierfür zweifellos günstig auswirken.

Strafbefehl anstelle eines Verfahrens

Anhand der Ermittlungsergebnisse steht der Staatsanwalt vor der Entscheidung, das Verfahren komplett einzustellen, einen Strafbefehl zu erlassen oder Anklage zu erheben. Eine Verfahrenseinstellung kommt vor allem bei geringem öffentlichen Interesse, nicht erkennbarer oder geringer individueller Schuld in Frage. Teilweise ist dies jedoch mit einer Auflage (Zahlung einer Geldbuße, Wiedergutmachung des Schadens etc.) verbunden. Ein Strafbefehl wird häufig für kleinere Delikte verhängt, wenn die Schuldfrage geklärt ist und nur Geld- oder Nebenstrafen

(z. B. Fahrverbot) in Frage kommen. Sofern dagegen innerhalb von zwei Wochen kein Einspruch eingelegt wird, ist die Strafe dann ohne weiteres Gerichtsverfahren gültig. Falls der Staatsanwalt allerdings die Notwendigkeit für ein Gerichtsverfahren sieht und sich Chancen ausrechnet, eine Verurteilung zu erreichen, wird er Anklage erheben. Damit geht das Verfahren an ein Gericht über, das zunächst überprüft, ob ein Hauptverfahren eröffnet werden soll. Dann wird ein Verhandlungstermin festsetzt, der Angeklagte und die Zeugen vorgeladen.

> **Grundsätzlich wird in öffentlicher Sitzung verhandelt, d. h., es ist für Zuschauer möglich, dem Prozess beizuwohnen. Der Angeklagte soll dadurch nicht bloßgestellt werden, vielmehr soll die Öffentlichkeit eine Kontrollfunktion gegenüber der Justiz wahrnehmen. Ausnahmen gegen dieses Prinzip werden nur in besonderen Fällen (z. B. beim Jugendstrafrecht) gemacht.**

Das eigentliche Gerichtsverfahren („Hauptverfahren") läuft in mehreren Schritten ab, die in der Strafprozessordnung festgelegt sind (◘ Abb. 5.2).

Zunächst werden die Personalien des Angeklagten festgestellt. Im Hinblick auf eine mögliche Geldstrafe werden dabei auch die

◘ **Abb. 5.2** Der Ablauf des Strafprozesses wird durch die Strafprozessordnung festgelegt

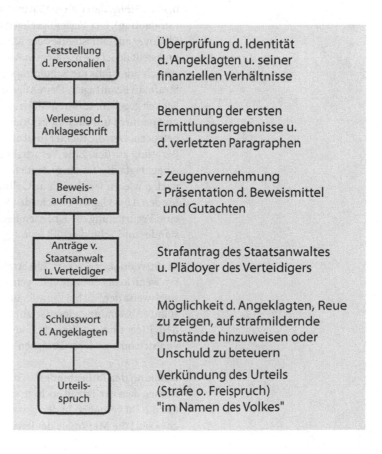

| Feststellung d. Personalien | Überprüfung d. Identität d. Angeklagten u. seiner finanziellen Verhältnisse |

| Verlesung d. Anklageschrift | Benennung der ersten Ermittlungsergebnisse u. d. verletzten Paragraphen |

| Beweisaufnahme | - Zeugenvernehmung
- Präsentation d. Beweismittel und Gutachten |

| Anträge v. Staatsanwalt u. Verteidiger | Strafantrag des Staatsanwaltes u. Plädoyer des Verteidigers |

| Schlusswort d. Angeklagten | Möglichkeit d. Angeklagten, Reue zu zeigen, auf strafmildernde Umstände hinzuweisen oder Unschuld zu beteuern |

| Urteilsspruch | Verkündung des Urteils (Strafe o. Freispruch) "im Namen des Volkes" |

finanziellen Verhältnisse erfragt. Danach erfolgt durch den Staatsanwalt die Verlesung der Anklageschrift, in der neben den zusammengefassten Ergebnissen des Ermittlungsverfahrens auch die verletzten Paragraphen des Strafgesetzbuches angeführt werden. In der anschließenden Beweisaufnahme werden Beweismittel präsentiert, Gutachter gehört und Zeugen vernommen. Dem Angeklagten steht es frei, ob er zu den Anschuldigungen Stellung beziehen möchte. Entschließt er sich zu schweigen, darf daraus kein stillschweigendes Geständnis gefolgert werden. Anders verhält es sich bei der Vernehmung der Zeugen. Wie schon beim Ermittlungsverfahren sind Zeugen grundsätzlich verpflichtet, wahrheitsgemäß auszusagen, es sei denn, sie würden sich dadurch selbst belasten.

Besondere Bedeutung der Gutachter

Strafrechtliche Verurteilung nur bei eingestandener oder nachgewiesener Schuld

Eine besonders wichtige Rolle kommt den Gutachtern während der Beweisaufnahme zu. Da Strafverfahren wegen Patientenschädigungen relativ selten sind, liegen diesbezüglich auch geringe Erfahrungswerte vor. Von Juristen kann kein medizinisches, pflegerisches oder krankenhausorganisatorisches Fachwissen erwartet werden, deshalb müssen sie sich bei der Beurteilung des Falles auf die schriftlich vorliegenden Gutachten und Aussagen von Fachleuten stützen. Sofern durch die Beweisaufnahme keine neuen entlastenden Fakten offensichtlich werden, beantragt der Staatsanwalt anschließend eine Geld- oder Freiheitsstrafe in einer Höhe, die er für die Tat und individuelle Schuld angemessen hält (Strafantrag). Der Verteidiger hat daraufhin die Möglichkeit, in seinem Plädoyer auf entlastende oder schuldmindernde Fakten hinzuweisen und stellt dabei ebenfalls einen Antrag. Hierbei wird er entweder Freispruch oder, falls die Schuldfrage geklärt ist, ein möglichst niedriges Strafmaß beantragen. Dem Angeklagten wird danach noch die Möglichkeit gegeben, auf strafmildernde Umstände (z. B. Reue) hinzuweisen und dadurch um ein mildes Urteil zu bitten oder aber seine Unschuld beteuern. Der/die Richter (und evtl. die Schöffen) ziehen sich dann zur Beratung zurück. Eine Verurteilung ist nur dann möglich, wenn der Angeklagte die Tat eingestanden hat oder ihm durch Indizien sicher nachgewiesen werden kann. Gelingt dies nicht, muss im Zweifelsfall für den Angeklagten entschieden werden. Darüber hinaus müssen für eine Verurteilung die Kriterien Rechtwidrigkeit, Erfüllung des Tatbestandes und Schuld erfüllt sein.

Rechtswidrigkeit der Tat   Ein Straftatbestand ist nur dann rechtswidrig, wenn keine Gründe vorliegen, die die Tat rechtfertigen. Dies ist beispielsweise der Fall bei Einwilligung (z. B. Patienteneinwilligung), Notstand (Abwendung einer Gefahr für Rechtsgüter wie Leben, Gesundheit, Eigentum, Freiheit etc.) oder Notwehr (Abwehr eines Angriffes von sich oder anderen Personen).

Erfüllung des Tatbestandes   Voraussetzung für eine Bestrafung ist immer, dass zur Tatzeit auch ein entsprechendes Gesetz vorgelegen hat, das die Tat verbietet. In den einzelnen Paragraphen des Strafgesetzbuches sind die Merkmale der jeweiligen Tat definiert. Nur, wenn diese

Merkmale erfüllt sind, kann der Angeklagte gemäß dem betreffenden Paragraphen verurteilt werden.

Schuld   Eine Schuld (im Sinne des Gesetzes) bedeutet, dass der Angeklagte zum Zeitpunkt der Tat schuldfähig war und keine entschuldigenden Gründe vorlagen. Typische Beispiele für Schuldunfähigkeit sind geistige Behinderungen, schwere Psychosen und Bewusstseinsstörungen. Kinder unter 14 Jahren gelten grundsätzlich als schuldunfähig. Als entschuldigender Grund kann beispielsweise die Kollision von wichtigen Pflichten gelten, deren gleichzeitige Erfüllung unmöglich ist.

> **Das ergehende Urteil wird „im Namen des Volkes" gesprochen. Dadurch soll verdeutlicht werden, dass die Strafverfolgung und die Strafe durch den Staat als Vertretung des Volkes geschieht.**

Gegen das Urteil können allerdings innerhalb einer Woche die Rechtsmittel der Berufung und Revision eingelegt werden. Bei der Berufung wird der komplette Prozess neu aufgerollt, d. h. auch die Beweisaufnahme findet erneut statt. Eine Revision bedeutet hingegen, dass ohne neue Beweisaufnahme die Richtigkeit des Urteils nochmals geprüft wird. Strafrechtliche Verfahren und Verurteilungen (z. B. wegen fahrlässiger Körperverletzung oder Totschlag) gegen Krankenhausmitarbeiter sind relativ selten. Es zeichnet sich jedoch die Tendenz ab, dass immer mehr Strafanzeigen gewissermaßen als Vorbereitung eines haftungsrechtlichen Anspruchs gestellt werden.

5.3   Zivilrecht

5.3.1   Grundlagen des Zivilrechts

> **Im Gegensatz zum Strafrecht, in dem das Rechtsverhältnis zwischen Staat und den Bürgern reglementiert wird, ist es Zweck des Zivilrechts, das Zusammenleben zwischen den Bürgern zu regeln (◘ Abb. 5.3).**

Grundlage hierfür ist das Bürgerliche Gesetzbuch (BGB). Zivilrechtliche Prozesse gegen Krankenhäuser und ihre Mitarbeiter nehmen kontinuierlich zu. Ziel dieser Verfahren ist es, eine Haftung für entstandene materielle und immaterielle Schäden zu erreichen, deshalb wird hierfür auch der Begriff „Haftungsrecht" verwendet. Die Gründe für die zunehmende Zahl der Prozesse sind mannigfaltig, sicherlich spielt eine gesteigerte Erwartungshaltung der Patienten eine gewisse Rolle. Heute werden die erbrachten Leistungen zunehmend kritischer betrachtet, als es noch vor relativ wenigen Jahren der Fall war. Gleichzeitig wird durch Medienberichte über medizinische Spitzenleistungen zum Teil aber auch ein unrealistisches Bild von den scheinbar unbegrenzten

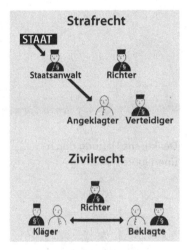

◘ **Abb. 5.3**   Im Gegensatz zum Strafrecht, bei dem der Staat vertreten durch den Staatsanwalt die Klage erhebt, stehen sich beim Zivilrecht weitgehend gleichberechtigte Partner (Kläger und Beklagter) gegenüber

Zivilrechtliche Prozesse nehmen kontinuierlich zu

Möglichkeiten der modernen Medizin vermittelt. Auftretende Komplikationen werden von Patienten und ihren Angehörigen deshalb nahezu automatisch mit einem Verschulden gleichgesetzt. Die steigende Zahl an Zivilprozessen ist aber auch als Teil einer allgemeinen gesellschaftlichen Entwicklung zu sehen. Die Gerichte sehen sich insgesamt mit einer wachsenden Flut von Klagen konfrontiert. Sicherlich fördern auch Berichte über Zivilprozesse aus den USA, bei denen mit teilweise grotesk erscheinenden Klagen Rekordsummen erstritten werden, die Klagefreudigkeit. Die weit verbreiteten Rechtsschutzversicherungen minimieren zudem das finanzielle Risiko einer Klage. Deshalb steigt die Tendenz, Nachbarschaftszwiste, Erbstreitigkeiten, Vertragsprobleme etc. gerichtlich klären zu lassen.

5.3.2 Begründung eines Haftungsanspruchs

> ❯ Die Verletzung eines wichtigen Rechtsgutes (Leben, Körper, Gesundheit, Freiheit, Eigentum etc.) kann einen Haftungsanspruch begründen.

Deliktische Haftung durch unerlaubte Handlung

Diese sogenannte deliktische Haftung greift, wenn ein Patient durch „unerlaubte Handlung" geschädigt wurde. Hierfür steht ihm (bzw. seinen Angehörigen) die Erstattung des materiellen und immateriellen Schadens zu. Während die materiellen Schadensersatzansprüche die tatsächlichen Kosten umfassen (Heilbehandlung, Verdienstausfälle, Fahrtkosten etc.), gilt das sogenannte Schmerzensgeld als Ausgleich für den immateriellen Schaden. In diesem Zusammenhang ist auch die Haftung aus dem sogenannten Übernahmeverschulden zu sehen. Immer wenn Krankenhausmitarbeiter Aufgaben oder Tätigkeiten übernehmen, ohne die notwendigen Voraussetzungen (Qualifikation, Erfahrung, Ausbildung etc.) zu erfüllen, können sie hierfür im Schadensfall haftbar gemacht werden.

Vertragliche Haftung bei Verletzung der vertraglichen Pflichten

Neben der deliktischen Haftung kann sich aber auch Anspruch durch eine schuldhafte Verletzung der vertraglichen Pflichten (vertragliche Haftung) ergeben (◻ Abb. 5.4).

◻ **Abb. 5.4**   Ein Haftungsanspruch kann sich ergeben, wenn ein wichtiges Rechtsgut durch unerlaubte Handlung verletzt wurde (deliktische Haftung). Ebenso kann eine Verletzung der vertraglichen Pflichten einen Haftungsanspruch rechtfertigen (vertragliche Haftung)

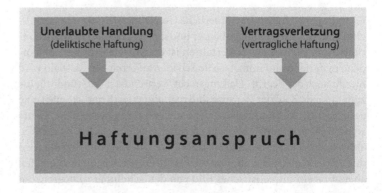

> Zwischen Patienten und Krankenhaus wird ein sogenannter totaler Krankenhausaufnahmevertrag geschlossen. Da sich das Krankenhaus damit nicht nur zur medizinischen Behandlung, sondern auch zu anderen Leistungen (Verpflegung, Unterkunft, ärztliche und pflegerische Leistungen etc.) verpflichtet, gilt dies als Mischform aus Werk-, Kauf-, Miet-, Dienst- und Beherbergungsvertrag.

Bei der Behandlung durch einen Belegarzt oder bei privat versicherten Patienten, die mit den jeweiligen Chefärzten direkt abrechnen, kommt eine etwas andere Vertragsform zustande (gespaltener bzw. totaler Krankenhausaufnahmevertrag mit Arztzusatzvertrag). Da die Krankenhausmitarbeiter bei der Erfüllung des Vertrages aktiv mitwirken, werden sie als „Erfüllungsgehilfen" bezeichnet. Der Patient wiederum verpflichtet sich durch diesen Vertrag, an der Behandlung mitzuwirken und für die Kosten aufzukommen bzw. die Kostenübernahme durch die Krankenkasse in die Wege zu leiten. Art und Umfang der Pflichten des Krankenhauses sind immer wieder Gegenstand gerichtlicher Auseinandersetzungen. Nach allgemeiner Rechtsauffassung können die wichtigsten Pflichten folgendermaßen zusammengefasst werden:

- Organisation des Krankenhausbetriebes durch klare Regelung von Zuständigkeiten und Kompetenzen (Dienstanweisungen etc.)
- Medizinische und pflegerische Behandlung nach den aktuell gültigen Standards
- Sicherstellung der erforderlichen personellen Besetzung, sowohl in qualitativer als auch in quantitativer Hinsicht
- Fachaufsicht über das Personal
- Aufklärung des Patienten
- Reglementierung und Überwachung der ärztlichen Aufklärungspflicht
- Organisation der Dokumentation des Krankheitsverlaufs und Sicherung der Krankenunterlagen
- Bereitstellung und Wartung der notwendigen apparativen Ausrüstung
- Sichere Verwahrung des Patienteneigentums
- Aufsichtspflicht über bestimmte Patientengruppen (Kinder, Suizidgefährdete, Verwirrte etc.)
- Regelung der allgemeinen Sicherheitsmaßnahmen im Krankenhaus

Der Krankenhausleitung bzw. den jeweiligen Chefärzten, Verwaltungs- und Pflegedienstleitungen kommt dabei die Organisationsverantwortung zu. Sie müssen sicherstellen, dass diese vertraglichen Pflichten erfüllt werden. Wird ein Patient durch schuldhafte Verletzung der Vertragspflichten geschädigt, hat das Krankenhaus hierfür zu haften. Typische Beispiele für solche Organisationsfehler sind:

- Unzureichende Personalstärke
- Einsatz nicht ausreichend qualifizierter Mitarbeiter

Organisationsverantwortung der Führungsebene

— Einsatz übermüdeten Personals
— Mangelnde Fachaufsicht über das eingesetzte Personal
— Ungenaue Regelung von Zuständigkeiten und Kompetenzen
— Unzureichende Archivierung der Krankenakten
— Fehlende Dokumentationsstrukturen
— Ungenügende apparative Ausstattung
— Mangelnde Wartung der eingesetzten Medizingeräte

> **Der Schutz und die Sicherheit der Patienten haben nach höchstrichterlicher Auffassung absoluten Vorrang vor allen anderen Belangen. Dies bedeutet vor allem, dass das Krankenhaus unabhängig von der finanziellen, personellen, strukturellen oder sachlichen Situation für ein Organisationsverschulden haftet.**

Die angeführten Vertragspflichten sind zwar sehr weitreichend, allerdings schließen sie beispielsweise keinen Anspruch auf die neuesten Behandlungsmethoden oder die Anwendung modernster Geräte ein. Während sich ein Anspruch aus vertraglicher Haftung ausschließlich gegen den Vertragspartner (das Krankenhaus und gegebenenfalls den Beleg- oder Chefarzt) richten kann, sind im Rahmen der deliktischen Haftung auch Klagen gegen die Erfüllungsgehilfen (Krankenhausmitarbeiter) möglich. Da sich die Feststellung eines deliktischen Haftungsanspruches vor Gericht häufig sehr schwierig gestaltet, werden von den Klägern in der Praxis häufig parallel Verstöße gegen die vertraglichen Pflichten (Organisation, Aufklärung, Dokumentation etc.) geltend gemacht.

5.3.3 Besonderheiten des Zivilrechts

■ Erleichterung und Umkehrung der Beweislast

Umkehr oder Erleichterung der Beweislast

Es ist ein allgemeiner Rechtsgrundsatz, dass eine Verurteilung nur möglich ist, wenn die Schuld eingestanden oder sicher nachgewiesen wird. Im Zweifelsfall ist der Beschuldigte freizusprechen („in dubio pro reo"). Auch im Haftungsrecht gilt dieses Prinzip – unter bestimmten Umständen kann es bei zivilrechtlichen Verfahren jedoch zu einer Erleichterung oder zu einer kompletten Umkehr der Beweislast kommen. Wie der Name schon verrät, werden dem Kläger bei der Beweislasterleichterung wesentliche Zugeständnisse bei der Beweisführung eingeräumt. Bei einer Umkehr der Beweislast muss die beklagte Partei sogar nachweisen, nicht ursächlich für die Schädigung des Patienten verantwortlich zu sein. In der Praxis ist ein solcher Nachweis meist nur schwer, manchmal sogar unmöglich zu erbringen. Um diese Nachteile zu vermeiden, ist es sehr wichtig, die möglichen Gründe zu kennen und entsprechend zu vermeiden.

Voll beherrschbare Risiken In der Rechtssprechung wird davon ausgegangen, dass manche Risiken voll beherrschbar sind. Hierzu zählen u. a.

ein großer Teil der Sturzprävention oder die Anwendung von Medizingeräten. Kommt es dennoch zu einer Patientenschädigung, muss normalerweise das Krankenhaus den Beweis erbringen, das Geschehnis nicht schuldhaft verursacht zu haben.

Dokumentationsmängel   Der klagenden Partei stehen für den Beweis der erhobenen Anschuldigungen vor allem die Zeugenaussagen, Gutachten sowie die Krankenakte zur Verfügung. Ist die Dokumentation jedoch lückenhaft, falsch, nicht vorhanden oder womöglich manipuliert, wird dadurch die Beweisführung erschwert oder sogar unmöglich gemacht. Um eine gewisse Chancengleichheit zwischen den beiden Parteien zu wahren, wird in solchen Fällen zumeist die Beweislast erleichtert, im Extremfall auch umgekehrt. Der korrekten Dokumentation von Diagnostik, Therapie, Krankheitsverlauf und der durchgeführten Maßnahmen kann deshalb prozessentscheidende Bedeutung zukommen.

Grober Behandlungsfehler   Unter einem groben Behandlungsfehler versteht man die Verletzung von elementaren ärztlichen oder pflegerischen Grundsätzen. Es existieren jedoch keine klaren Definitionen, welche Verhaltensweisen so eingestuft werden. Die Entscheidung obliegt letztlich dem Richter, der wiederum bei seiner Beurteilung auf die Aussagen der Gutachter angewiesen ist. Die Folge dieser eng verknüpften individuellen Bewertung durch einen (bzw. mehrere) Gutachter und einen Richter ist die etwas uneinheitliche Einstufung von Verhaltensweisen als grobe Behandlungsfehler. Wird vom Gericht jedoch ein solcher Verstoß erkannt, kehrt sich die Beweislast um. Nun muss der Nachweis erbracht werden, dass die Schädigung nicht ursächlich auf den Behandlungsfehler zurückzuführen ist.

Grobe Organisationsfehler   Ähnlich wie bei groben Behandlungsfehler können auch grobe Organisationsfehler zu einer Erleichterung oder Umkehr der Beweislast führen. Dies kann z. B. bei fehlender Koordination innerhalb des Krankenhauses oder bei fachlichen Problemen, die ihre Ursache in einer fehlenden oder mangelhaften Organisation haben, der Fall sein.

- **Versicherungsschutz**

> **Im Gegensatz zu den strafrechtlichen Sanktionen, die ein Verurteilter immer selbst zu tragen hat, ist es möglich, sich gegen zivilrechtliche Haftung zu versichern (Haftpflichtversicherung).**

Eine Versicherung kann jedoch nur das Geld auszahlen, das sie eingenommen hat. Der ständige Anstieg der Haftungsfälle mit steigenden Streitwerten ist deshalb zwangsläufig auch mit immer höheren Versicherungsprämien verbunden. In den Vereinigten Staaten führte diese Entwicklung beinahe zu einem Kollaps des Systems. Das finanzielle Risiko, ein Krankenhaus zu versichern, war für viele

Versicherungsschutz gegen
Haftungsansprüche

5

Versicherungsgesellschaften nicht mehr zu tragen. Die Folge war, dass sich immer mehr Gesellschaften zurückzogen und es für Kliniken zunehmend schwieriger wurde, die Kosten für die Prämien bei den verbleibenden Versicherungsunternehmen aufzubringen. Auch in Deutschland ist eine Vervielfachung der festgestellten Haftpflichtansprüche und der zu leistenden Zahlungen zu verzeichnen. Dementsprechend steigen die Kosten für den Versicherungsschutz kontinuierlich an und belasten zunehmend die ohnehin immer knapper werdenden Krankenhausbudgets.

Lohnende Kooperation mit Versicherungen

Alleine schon die Notwendigkeit, die Zahl der Haftungsfälle zu reduzieren, rechtfertigt die Einführung eines umfassenden Risikomanagements. Die Versicherungsgesellschaften verfügen durch ihre langjährige Spezialisierung auf dem Gebiet der Krankenhaushaftung über einen sehr großen Erfahrungsschatz, der hierbei genutzt werden sollte. Eine solche Kooperation bringt für ein Krankenhaus den Vorteil, nicht nur wertvolle Informationen über juristisch-organisatorische Schwachstellen (z. B. Patientenaufklärung), sondern auch über typische Risiken bei der allgemeinen Patientenversorgung zu erhalten. Dadurch wird es möglich, juristische Probleme zu vermeiden und gleichzeitig die Patientensicherheit zu erhöhen.

> Es ist wesentlich effektiver, schon im Vorfeld Fehler zu vermeiden als im Nachhinein Haftungsansprüche vor Gericht zu verhindern. Deshalb ist eine solche Zusammenarbeit im ureigenen Interesse der Versicherungen, der Krankenhäuser und letztlich auch der Patienten.

Die meisten Krankenhäuser haben einen umfassenden Versicherungsschutz abgeschlossen, der auch den Schutz der „Erfüllungsgehilfen" (Krankenhauspersonal) mit abdeckt. Jeder Krankenhausmitarbeiter sollte sich jedoch über Art und Umfang der vereinbarten Versicherungsleistungen informieren. Neben einer ausreichenden Deckungshöhe ist es auch wichtig, dass alle Stufen der Fahrlässigkeit (bis hin zur groben Fahrlässigkeit) abgedeckt sind. Falls über das Krankenhaus kein adäquater Versicherungsschutz gewährleistet sein sollte, kann nur jedem Mitarbeiter angeraten werden, sich selbst mit einer Berufshaftpflichtversicherung abzusichern.

5.4   Außergerichtliche Einigung

Gerichtsverfahren nach Möglichkeit vermeiden

Gerichtsverfahren sind in vielerlei Hinsicht für alle Beteiligten belastend. Es kann schon geraume Zeit vergehen, bis die notwendigen Gutachten erstellt sind und ein Verhandlungstermin festgesetzt wird. Währenddessen leben Kläger und Beklagte in Ungewissheit über den Verlauf und Ausgang des Verfahrens. Auch der Prozess kann sich sehr langwierig gestalten und über mehrere Instanzen hinweg geführt werden. Dabei fallen nicht nur enorme Kosten für Anwälte, Gutachter etc., sondern auch für das Gericht selbst an. Nach Beendigung des Verfahrens zeigt sich die unterlegene Partei häufig sehr unzufrieden. Wird der Anspruch eines Patienten (oder seiner Angehörigen) abgewiesen, bedeutet dies nicht immer auch das Ende der Anschuldigungen. Zum Teil werden aus einem Gefühl der Machtlosigkeit heraus sogar noch die Medien eingeschaltet. Im umgekehrten Fall, wenn es also zu einer gerichtlichen Feststellung der Haftung kommt, wird dies von den Betroffenen häufig als persönlicher Makel, der sich womöglich schädigend auf die Karriere auswirken könnte, empfunden. Auch die jeweiligen Fachkreise reagieren auf manche Urteile mit wenig Einsicht und verweisen in diesem Zusammenhang auf die zunehmende „Verrechtlichung" der Krankenhauswelt. Für die verschiedenen Medien sind Verfahren gegen Krankenhäuser und ihre Mitarbeiter von großem Interesse. Da eine einseitige Darstellung und die Verwendung von unsachlichen Begriffen („Pfusch", „Skandal" etc.) nicht unüblich ist, wird ein verzerrendes Bild der Klinik gezeichnet, das sich in der öffentlichen Wahrnehmung über viele Jahre einprägen kann.

> **Aus diesen Gründen sollten die Möglichkeiten, einen Prozess zu verhindern, genutzt werden. Viele Verfahren wären durch einen besseren Kontakt zu den Patienten oder ihren Angehörigen vermeidbar gewesen.**

Sobald sich jedoch abzeichnet, dass Ansprüche geltend gemacht werden, ist es notwendig, den Träger der Haftpflichtversicherung zu informieren. In manchen Fällen, wenn die Haftung offensichtlich begründet ist, kann die Versicherung den Schaden direkt regulieren. Eine weitere Möglichkeit, einen Prozess zu vermeiden, ist der Weg zu den Schlichtungsstellen bzw. Gutachterkommissionen der Landesärztekammern (▶ Anhang A4). Sie wurden eingerichtet, um Meinungsverschiedenheiten über Haftungsfragen außergerichtlich zu klären. Die Vorgehensweise und die personelle Zusammensetzung variieren von Bundesland zu Bundesland. Neben den ärztlichen Mitgliedern ist immer auch ein Jurist mit Befähigung zum Richteramt in der Kommission vertreten. Von verschiedenen Seiten wird zuweilen der Vorwurf geäußert, dass durch die Ansiedlung bei den Landesärztekammern eine unparteiische Beurteilung nicht möglich sei. Im Volksmund wird dies typischerweise mit dem Ausspruch „Eine Krähe hackt der anderen kein Auge aus!" illustriert. Dieser Vorwurf wird jedoch durch die relativ hohe Anerkennungsrate (1999: 18–35%) widerlegt. Die Tätigkeit der Gutachterkommissionen/Schlichtungsstellen ist gebührenfrei. In der Regel werden für die Begutachtung ca. 10–12 Monate benötigt, damit wird die übliche Dauer bis zur Beendigung eines Gerichtsverfahrens deutlich unterschritten und dem berechtigten Interesse an einer schnellstmöglichen Klärung des Sachverhalts Rechnung getragen. Die Entscheidung der Gutachterkommission/Schlichtungsstelle schließt einen späteren Prozess nicht aus, allerdings wird vor Gericht nur sehr selten anders entschieden. Für alle Beteiligten kann die außergerichtliche Begutachtung von Vorteil sein. Da vielen klagewilligen Patienten und Angehörigen

Prozessvermeidung durch Direktregulierung oder Schlichtung

diese Möglichkeit nicht bekannt ist, sollte immer zunächst versucht werden, diesen Weg vorzuschlagen und so einen Prozess zu vermeiden.

Weiterführende Literatur

Conen D, Gerlach F, Grandt D, Hart D, Lauterberg J, Lessing C, Loskill H, Rothmund M, Schrappe M (2006) Systematischer Review zu Häufigkeit von unerwünschten Ereignissen, Fehlern, Schäden, Behandlungsschäden und Beinaheschäden in der Medizin. In: Aktionsbündnis Patientensicherheit (Hrsg) Agenda Patientensicherheit. Aktionsbündnis Patientensicherheit e.V., Berlin

Deutsch E, Spickhoff A (2003) Medizinrecht, 5. Aufl. Springer, Berlin

Hansis M, Hansis D (2001) Der ärztliche Behandlungsfehler: Verbessern statt streiten, 2. Auflage. Ecomed, Landsberg

Hansis M, Hart D (2001) Medizinische Behandlungsfehler in Deutschland – Inzidenz, Ursachen und Präventionsmöglichkeiten. Gesundheitsberichterstattung des Bundes 04/01. http://www.gbe-bund.de. Zugegriffen: 14. Juni 2002

Hell W (2003) Alles Wissenswerte über Staat, Bürger, Recht, 4. Aufl. Thieme, Stuttgart

Jorzig A (2001) Arzthaftungsrecht – Beweislast und Beweismittel. Monatsschr Dtsches Recht 55: 481–485

Kraft S (2005) Vorgehen sofort nach einem Ereignis. In: Holzer E, Thomeczek C, Hauke E, Conen D, Hochreutener M-A (Hrsg) Patientensicherheit – Leitfaden für den Umgang mit Risiken im Gesundheitswesen. Facultas, Wien

Lichtmannegger R (2001) Risk Management im Krankenhaus. BADK Information Sonderheft Krankenhaushaftung November 2001. BDAK, Köln

Lichtmannegger R (2003) Arzthaftungsrecht. In: Graf V, Felber A, Lichtmannegger R (Hrsg) Risk Management im Krankenhaus – Risiken begrenzen und Kosten steuern. Luchterhand, Neuwied

Martin J, Schierig B, Erdmann M, Messelken M, Hiller J (1999) Krisenmanagement in der Anästhesie, 2. Aufl. Dräger, Lübeck

Meilwes M (2005) Dokumentation als Hilfsmittel. In: Holzer E, Thomeczek C, Hauke E, Conen D, Hochreutener M-A (Hrsg) Patientensicherheit – Leitfaden für den Umgang mit Risiken im Gesundheitswesen. Facultas, Wien

Müller J (2001) Risk Management nach Zwischenfall am Patienten. BADK Information Sonderheft Krankenhaushaftung November 2001. BDAK, Köln

Müller J (2003a) Entwicklung des Risk Managements im Krankenhaus. In: Graf V, Felber A, Lichtmannegger R (Hrsg) Risk Management im Krankenhaus – Risiken begrenzen und Kosten steuern. Luchterhand, Neuwied

Müller J (2003b) Haftungsrechtliche Aspekte im Pflegedienst. In: Graf V, Felber A, Lichtmannegger R (Hrsg) Risk Management im Krankenhaus – Risiken begrenzen und Kosten steuern. Luchterhand, Neuwied

Radl C (2003) Einführung in das Haftungsrecht. In: Graf V, Felber A, Lichtmannegger R (Hrsg) Risk Management im Krankenhaus – Risiken begrenzen und Kosten steuern. Luchterhand, Neuwied

Schmentkowski U (2005) Gutachterkommissionen und Schlichtungsstellen in Deutschland. In: Holzer E, Thomeczek C, Hauke E, Conen D, Hochreutener M-A (Hrsg) Patientensicherheit – Leitfaden für den Umgang mit Risiken im Gesundheitswesen. Facultas, Wien

Schrappe M (2004) Kühlen Kopf bewahren. Organisationslernen im Fall der Fälle. In: Referateband der 11. Jahrestagung der Gesellschaft für Qualitätsmanagement in der Gesundheitsversorgung e, V. 6 9. Marburger UQM-Kongress Patientensicherheit & Risikomanagement. GQMG, Köln

Strässner H (2004) Die Strafverfolgung in der Pflege und die anwaltliche Tätigkeit. Pflege Krankenhausrecht 7: 57–64

Ulsenheimer K (2003) Arztstrafrecht in der Praxis, 3. Aufl. Müller, Heidelberg

Ulsenheimer K, Bock R.-W (2001) Verhalten nach einem Zwischenfall – Der juristische „Notfallkoffer". Anästhesiol Intensivmed 42: 885–893

Serviceteil

© Springer-Verlag GmbH Deutschland 2017
H. Paula, *Patientensicherheit und Risikomanagement in der Pflege*,
DOI 10.1007/978-3-662-53567-7

A Anhang

A1 Verantwortung für die prä-, intra- und postoperative Lagerung des Patienten

- **Vereinbarung des Berufsverbandes Deutscher Anästhesisten und des Berufsverbandes der Deutschen Chirurgen**

(Quelle: Anaesth Intensivmed 1987, 28: 65)

Der Berufsverband Deutscher Anästhesisten und der Berufsverband der Deutschen Chirurgen haben folgende Ergänzung zu Punkt 3 der Vereinbarung über die Zusammenarbeit bei der operativen Patientenversorgung vom 28. August 1982 (Quelle: Anaesth Intensivmed 1982, 10/40: 3) beschlossen:

- **Lagerung des Patienten**

Die prä-, intra- und postoperative Lagerung des Patienten auf dem Operationstisch und ihre Überwachung ist eine gemeinsame Aufgabe von Chirurg und Anästhesist. Druck und Zerrung können in der Narkose zu Lähmungen – insbesondere im Bereich der Extremitäten – und anderen Schäden führen. Es empfiehlt sich, die Art der Lagerung zu dokumentieren.

1. Für die Lagerung des Patienten zur Einleitung der Narkose und für die Überwachung bis zur operationsbedingten Lagerung ist der Anästhesist verantwortlich.

2. Die Entscheidung über die Art der Lagerung zur Operation bestimmt sich nach den Erfordernissen des operativen Vorgehens unter Berücksichtigung des anästhesiologischen Risikos. Hat der Anästhesist gegen die vom Chirurgen gewünschte Lagerung Bedenken wegen der Erschwerung der Überwachung und der Aufrechterhaltung der Vitalfunktionen oder der Gefahr von Lagerungsschäden, so hat er den Chirurgen darauf hinzuweisen. Dieser wägt die für und gegen die Lagerung sprechenden Gesichtspunkte gegeneinander ab. Er trägt die ärztliche und rechtliche Verantwortung dafür, dass Gründe des operativen Vorgehens die erhöhten Risiken der von ihm gewünschten Lagerung rechtfertigen.

3. Die Durchführung der Lagerung auf dem Operationstisch fällt prinzipiell in den Aufgabenbereich des Chirurgen. Pflegekräfte, die den Patienten auf dem Operationstisch lagern, handeln dabei in seinem Auftrag und unter seiner Verantwortung, gleichgültig welcher Fachabteilung sie dienstplanmäßig zugeordnet sind. Der Chirurg hat die erforderlichen Weisungen zu erteilen; er hat die Lagerung vor dem Beginn der Operation zu kontrollieren. Auf erkennbare Fehler bei der Lagerung hat jedoch der Anästhesist hinzuweisen. Der Anästhesist ist verantwortlich für die Lagerung der Extremitäten, die er für die Narkoseüberwachung sowie für die Applikation von Narkosemitteln und Infusionen benötigt. Er hat die spezifischen Sicherungsmaßnahmen zu treffen, die sich aus der Lagerung des Patienten für die Überwachung und Aufrechterhaltung der Vitalfunktionen ergeben.

4. Für die Entscheidung über planmäßige Lageveränderungen während der Operation und für die Durchführung gelten die eben aufgeführten Grundsätze über die Aufgabenteilung zwischen Chirurg und Anästhesist sinngemäß. Im Verlauf des Eingriffes können sich unbeabsichtigte Lageveränderungen ergeben, die das Lagerungsrisiko erhöhen. Soweit solche Lageveränderungen und andere Einwirkungen auf den Körper des Patienten vom Operateur und seinen Mitarbeitern ausgehen, ist dieser für die Kontrolle verantwortlich. Bemerkt der Anästhesist eine nicht beabsichtigte Lageveränderung oder andere Einwirkungen, die mit Risiken für den Patienten verbunden sind, so muss er den Operateur darauf hinweisen. Dem Anästhesisten obliegt die intraoperative Kontrolle

hinsichtlich der Extremitäten, die er für die Überwachung und die Infusion benötigt.

5. Die Verantwortung für die Lagerung einschließlich der Umlagerung des Patienten nach Beendigung der Operation bis zur Beendigung der postanästhesiologischen Überwachung trägt der Anästhesist, soweit nicht besondere Umstände die Mitwirkung des Operateurs bei der Umlagerung erfordern.

A2   Beispiel: Einführung eines Incident-Reporting-Systems

■ Abb. A.1

 Klinikum Musterstadt

Beschluss zur Einführung von CIRS
(Critical Incident Reporting System)

Die Gewährleistung der Sicherheit unserer Patienten gehört zu den grundlegenden Zielen und Aufgaben aller Mitarbeiter des Klinikums Musterstadt. Deshalb hat die Leitung des Klinikums die Einführung des anonymen Fehler- und Risiko-Meldesystems „CIRS" (Critical Incident Reporting System) beschlossen und hierzu die folgenden Punkte vereinbart:

- Im Klinikum Musterstadt werden zukünftig Meldungen über erkannte Risiken und (Beinahe-)Zwischenfälle systematisch gesammelt und ausgewertet, hierzu wird für ein elektronisches Meldesystem eingerichtet. Alle Mitarbeiter(Innen), gleich welcher Berufsgruppe oder Disziplin, werden ausdrücklich gebeten, das System zu nutzen und alle erkannte Risiken und (Beinahe–) Zwischenfälle zu melden.
- Ziel des Incident Reporting ist es, bestehende Ursachen für Risiken und (Beinahe–) Zwischenfälle zu erfassen. Eingehende Meldungen werden zunächst in der Abteilung für Qualitäts- und Risikomanagement durch beauftragte Personen gesammelt und ausgewertet. Die Beurteilung und Bewertung der gemeldeten Risiken wird dann durch die Klinikumsleitung sowie die jeweils betroffenen Führungs- und Fachkräfte vorgenommen. Alle Mitarbeiter(Innen) werden regelmäßig über die Auswertung der Meldungen informiert.
- Die Meldungen im Rahmen des Incident Reportings können ohne Nennung der Person erfolgen. Die Leitung des Klinikums versichert allen Mitarbeiter(Innen) die strikte Wahrung der Anonymität. Es werden keinerlei Versuche unternommen, die Identität der Meldenden zu ermitteln. Sollte die Identität dennoch bekannt werden, verbürgt sich die Krankenhausleitung, dass keine negativen Konsequenzen drohen.

Prof. Dr. Mustermann   W. Mustermann   H. Mustermann
Ärztlicher Direktor   Verwaltungsleiter   Pflegedienstleitung

■ **Abb. A.1**   Beispiel einer Erklärung der Krankenhausleitung, auf Meldungen keine beruflichen Konsequenzen folgen zu lassen („non reprisal policy")

A3   Beispiel: Meldeformular zum Incident Reporting

▣ Abb. A.2

Departement Hämatologie, Onkologie, Infektiologie, Labormedizin und Spitalpharmazie

⑩INSELSPITAL
UNIVERSITÄTSSPITAL BERN
HOPITAL UNIVERSITAIRE DE BERNE
BERN UNIVERSITY HOSPITAL

Universitätsklinik für Medizinische Onkologie

Meldeformular EBKE - Kritische Ereignisse
(Ereignisse ohne oder mit Patientenbeeinträchtigung)

Wichtig: Meldung bitte mit Knopf "Meldung speichern" am Ende des Formulars bestätigen.

Melder

Berufsgruppe des Melders / der Melderin
○ Ärzte
○ Pflegende
○ Andere (Sekretariat, Hausdienst, Sozialdienst, Seelsorge, Technik)

Bezug des Melders / der Melderin zum Ereignis
○ Beteiligt ○ Entdeckend

Art der Behandlung
○ Stationär ○ Ambulant ○ Nicht onkologisch

Ereignis

Was ist geschehen und wie haben Sie auf das Ereignis reagiert?
(Beschreiben Sie das Ereignis, ohne jene Details, die den Patienten oder Beteiligte identifizieren könnten.)   *

Ergänzende Informationen
- Vorschläge zur Vermeidung eines ähnlichen kritischen Ereignisses
- Wichtige Begleitumstände
- Faktoren, die sich positiv ausgewirkt und zur Vermeidung einer Schädigung beigetragen haben

Namensangabe freiwillig!!!

Name, Vorname, Tel. / Sucher (wird vertraulich verwendet und ist nur für die Gruppenmanager ersichtlich)

| Meldung speichern |

▣ **Abb. A.2**   Beispiel eines Meldeformulars für Incident Reporting (Universitätsklinik für Medizinische Onkologie am Inselspital, Universitätsspital Bern, mit freundlicher Genehmigung)

A4   Gutachterkommissionen und Schlichtungsstellen der Landesärztekammern

— Gutachterkommissionen im Bereich der Landesärztekammer Baden-Württemberg bei den Bezirksärztekammern:
  — Gutachterkommission bei der Bezirksärztekammer Nordwürttemberg
    Jahnstraße 5, 70597 Stuttgart,
    Tel.: 0711/76981-0
  — Gutachterkommission bei der Bezirksärztekammer Nordbaden
    Keßlerstraße 1, 76185 Karlsruhe,
    Tel.: 0721/5961-0
  — Gutachterkommission bei der Bezirksärztekammer Südbaden
    Sundgauallee 27, 79114 Freiburg,
    Tel.: 0761/600-470
  — Gutachterkommission bei der Bezirksärztekammer Südwürttemberg
    Haldenhaustraße 11, 72770 Reutlingen,
    Tel.: 07121/917-0
— Gutachterstelle für Arzthaftungsfragen bei der Bayerischen Landesärztekammer
  Mühlbaurstraße 16, 81677 München,
  Tel.: 089/30904830
— Gutachter- und Schlichtungsstelle bei der Landesärztekammer Hessen
  Im Vogelsgesang 3, 60488 Frankfurt,
  Tel.: 069/97672-161/162
— Gutachterkommission für ärztliche Behandlungsfehler bei der Ärztekammer Nordrhein
  Tersteegenstraße 9, 40474 Düsseldorf,
  Tel.: 0211/4302-2170
— Schlichtungsausschuss zur Begutachtung ärztlicher Behandlungen bei der Landesärztekammer Rheinland-Pfalz
  Deutschhausplatz 3, 55116 Mainz,
  Tel.: 06131-28822-71/72
— Gutachterstelle für Arzthaftungsfragen der Sächsischen Landesärztekammer
  Schützenhöhe 16, 01099 Dresden,
  Tel.: 0351/8267-131
— Gutachterkommission für Arzthaftpflichtfragen der Ärztekammer Westfalen-Lippe
  Gartenstraße 210-214, 48147 Münster,
  Tel.: 0251/929 9100

— Außerdem gibt es die Schlichtungsstelle für Arzthaftpflichtfragen der Norddeutschen Ärztekammern
  Hans-Böckler-Allee 3, 30173 Hannover,
  Tel.: 0511/380-2416/2420
  in der die folgenden Ärztekammern zusammengeschlossen sind:
  — Ärztekammer Berlin
    Friedrichstraße 16, 10969 Berlin,
    Tel.: 030/40806-0
  — Landesärztekammer Brandenburg
    Dreifertstraße 12, 03044 Cottbus,
    Tel.: 0355/780100
  — Ärztekammer Bremen
    Schwachhauser Heerstraße 30, 28209 Bremen, Tel.: 0421/3404200
  — Ärztekammer Hamburg
    Weidestraße 122 b, 22083 Hamburg,
    Tel.: 040/20 22 99-0
  — Ärztekammer Mecklenburg-Vorpommern
    August-Bebel-Straße 9a, 18055 Rostock,
    Tel.: 0381/492800
  — Ärztekammer Niedersachsen
    Berliner Allee 20, 30175 Hannover,
    Tel.: 0511/38002
  — Ärztekammer des Saarlandes
    Faktoreistraße 4, 66111 Saarbrücken,
    Tel.: 0681/4003-0
  — Ärztekammer Sachsen-Anhalt
    Doctor-Eisenbart-Ring 2, 39120 Magdeburg, Tel.: 0391/6054-6
  — Ärztekammer Schleswig-Holstein,
    Bismarckallee 8–12, 23795 Bad Segeberg,
    Tel.: 04551/8030
  — Landesärztekammer Thüringen
    Im Semmicht 33, 07751 Jena-Maua,
    Tel.: 03641/6140

Quelle: Bundesärztekammer (http://www.bundesaerztekammer.de/patienten/gutachterkommissionen-schlichtungsstellen/adressen/, Stand 04.09.2016)

Stichwortverzeichnis

A

Ablenkung 49
abstrakte Denkprozesse 51
Abteilungsbesprechung 132
Act(Reaktion) 160
Admiral Sir Clowdisley Shovell 33
adverse drug events 75
adverse event 2, 61
Aktenherausgabe 171
Aktionismus 28
Aktionsbündnis Patientensicherheit 2
Algorithmus 24, 73
Amerikanische Verhältnisse 167
Analyse ,80
– von Vorkommnissen 153
Anklage 174
Anklageschrift 176
Anonymität 99
Anordnung, ärztliche 25
Ansprechpartner 26
Antragsdelikt 173
Anwenderfehler 48, 73
Anwenderfreundlichkeit 101
Anzeige 173
Arbeitsabläufe, einheitliche 37
Arbeitsbedingungen 15
Arbeitsgemeinschaft der
    wissenschaftlichen medizinischen
    Fachgesellschaften (AWMF) 41
Arbeitsgruppe 26
Arbeitspensum 28
Arbeitsplan 28
Arbeitspsychologie 20
arbeitsrechtliche Konsequenzen 54
Arbeitssystem, lernendes 108
arbeitsteilige Behandlung 25
Arbeitsumgebung 54
Arbeitswelt, komplexe 48, 116
Arbeitszeit 65
Arbeitszeitregelungen 64
as low as reasonably
    practicable(ALARP) 124
Assistenzsystem, elektronisches 73
Audit 89
Auditierung, externe 90
Auditor 90
Auffassungsfähigkeit 55
Aufgabe, administrative 32
Aufklärung 179
Aufsichtspflicht 179

Auftretenswahrscheinlichkeit 123
Ausbildung, praktische 69
außergerichtliche Einigung 182
Auslöser, lokaler 59
Ausnahmeverstoß 53
Aussageverweigerung 174
Austausch im Kollegenkreis 132
Auswertung, zentrale 86
Automatisierung 66
Autorität 34
Aviation Safety Reporting
    System(ASRS) 97
awareness 66

B

Balanced Scorecards 160
Barcode 76
Beanspruchung, physische 65
Beauftragter 152
– für Patientensicherheit/
    Risikomanagement 154
Beeinträchtigung
– behandlungsimmanente 10
– krankheitsimmanente 10
Behandlung, arbeitsteilige 25
Behandlungsablauf 92
Behandlungsdichte 15, 57
Behandlungsfehler 3, 148
– grober 181
Behandlungspfade 43
Behandlungspflege 32
Behandlungsschema 43
Behandlungsstandard 42
Behandlungsteam,
    interdisziplinäres 30
Beinahezwischenfall 88, 151
Belastbarkeit 64
Belastung
– außerberufliche 59
– psychische 65
Belastungsfaktor 64
Belegarzt 179
Benchmarking 160
Berichterstattung 171
Berufsanfänger 17
Berufshaftpflichtversicherung 182
Berufsverband Deutscher
    Anästhesisten (BDA) 22
Berufsverband Deutscher Chirurgen
    (BDC) 22

Berufung 177
Beschlagnahmegefahr 170
Beschlagnahmung 171
– von Beweismitteln 105
Beschuldigter 174
Beschwerdebogen 93
Beschwerdemanagement 93
Betriebsblindheit 35
Betriebsklima 59
Bettgitter 130
Bewältigung potenzieller Risiken 125
Bewältigungsstrategie,
    Wirksamkeit 126
Beweisaufnahme 176
Beweislasterleichterung 180
Beweislastumkehr 170, 180
Beweismittel 104, 174
Beweisstück 170
Bewertungsverfahren 121
Bildung von Projektgruppen 117
Blisterverpackung 45
Body-Count 4
Bottom-up 152
Brandschutz 68
Bundesinstitut für Arzneimittel und
    Medizinprodukte 4
Bürgerliches Gesetzbuch (BGB) 177
Burn-out-Syndrom 53

C

Check(Überprüfung) 160
Clinical Pathways 43
Confidential Safety Reports 99
Critical Incident 61
Critical Incident Reporting
    System(CIRS) 97
Culture of blame (Kultur des
    Bestrafens) 83

D

Datensammlung 82
defensiver Pessimismus 151
Defensivmedizin 150
Defibrillation, halbautomatische 74
Defizit, fachliches 48
Delegation 17
Deming 160
Denkprozess 50–51

Printed in the United States
By Bookmasters